如何提高中医临床疗效

熟读经典勤临床，多拜名师悟性强

名医汇讲——

铿锵中医行 _{第一辑}

赵进喜 贾海忠 主编

全国百佳图书出版单位

中国中医药出版社

图书在版编目（CIP）数据

名医汇讲：铿锵中医行 . 第一辑 / 赵进喜，贾海忠

主编 . —北京：中国中医药出版社，2018.11

ISBN 978-7-5132-5147-1

I. ①名… II. ①赵… ②贾… III. ①中医临床

IV. ① R24

中国版本图书馆 CIP 数据核字（2018）第 175036 号

中国中医药出版社出版

北京市朝阳区北三环东路28号易亨大厦16层

邮政编码　100013

传真　010-64405750

保定市中画美凯印刷有限公司印刷

各地新华书店经销

开本 880×1230　1/32　印张 9.5　字数 226 千字

2018年11月第1版　2018年11月第1次印刷

书号　ISBN 978-7-5132-5147-1

定价　49.00元

网址　www.cptcm.com

社长热线　010-64405720

购书热线　010-89535836

维权打假　010-64405753

微信服务号　zgzyycbs

微商城网址　https://kdt.im/LIdUGr

官方微博　http://e.weibo.com/cptcm

天猫旗舰店网址　https://zgzyycbs.tmall.com

如有印装质量问题请与本社出版部联系（010-64405510）

名医汇讲——铿锵中医行（第一辑）

编委会

主　编　　赵进喜　贾海忠

副主编　　肖永华　朱　立　孙惠怡　刘　宁

编　委　　（以姓氏笔画为序）

王　昀　王若溪　尹笑玉　申子龙　朱　立

刘　宁　刘轶凡　刘鑫源　关秋红　许继宗

孙瑞茜　孙慧怡　肖　遥　肖永华　吴　双

汪伯川　张耀夫　岳　虹　赵翘楚　姜　苗

贺忠宁　袁慧婵　贾　冕　倪博然　黄　锦

黄为钧　黄晓强　傅　强　储真真

前　言

　　中医生生不息几千年，在科学昌明的今天仍能傲然医林，而且还在发扬光大，日益为全世界人民所喜爱，最关键的原因是其确切的疗效。如何提高中医临床疗效？优秀的临床人才培养是基础。而中医如何成才？熟读经典勤临床，多拜名师悟性强，可以说是必由之路。但具体如何读经典？如何做临床？如何拜名师？如何提高悟性？如何适应现代社会发展与疾病谱改变，以更好地服务现代临床？许多问题，在中医界实际还存在很多争议。

　　面对社会经济发展与疾病谱的改变，几千年前的中医经典理法，对临床是否还有实际指导价值？中医临床思维与西医学临床思维有什么不同？中医重视辨证论治，是不是不辨病？如何处理好辨病与辨证的关系？师承学习，要求跟师像师，是不是只应该拜一个老师？大学教育水平综合评价，唯 SCI 对中医高等教育是否合适？中医临床家是否应该搞科研？中医科研过程中如何发挥中医药特色？中医四诊有什么特色？如何看待所谓 "仅凭脉诊，病家不必开口，便处汤药"？中医如何辨体质？中医辨体质与辨病、辨证是什么关系？中医方剂学成就突出，古方治今病，是不是还能取得良好疗效？如何在临床上更好地利用古今中医成方？中药肝肾毒性受到关注，临床上如何保证用药安全，尤其是如何对待所谓 "毒性中药"？中医特色疗法包括针灸、推拿以及中药外治法等，丰富多彩，临床上如何发挥中医药多种疗法相结合综合治疗的优势？学好中医，悟性很重要，悟性是天生的吗？如何提高自己的悟性？如何博览群书，尤其是如何通过多读书，包括多读哲学书以及文史书，以提高自己文化修养与科学素质？

所有这些问题，都直接影响着我们对中医临床医学体系的理解与优秀中医临床人才的成长。非常值得深入思考。

北京中医药大学东直门医院内科是教育部重点学科，中医内科学是国家级精品课程，中医内科教研室是国家与北京市精品课程教学团队，秦伯未、董建华、胡希恕、宋孝志、廖家桢、印会河、焦树德、王永炎、吕仁和、田德禄等名师云集，具有深厚的学术积淀。秦伯未重视《内经》，倡导脏腑气血辨证；董建华融合伤寒与温病之学，倡导脾胃病"通降论"；胡希恕擅用经方，重视辨方证；宋孝志学遵汉唐，擅长治疗杂病；廖家桢治疗心脏病，倡导益气活血；印会河提倡中西医结合，主张抓主症选方；焦树德强调合理选方用药，提出尪痹温肾通督治法；王永炎提出"毒损脑络"学说，倡导中风病化痰通腑思路；吕仁和治疗糖尿病与肾病主张分期辨证，提出糖尿病肾病"微型癥瘕"与散结消聚治法；田德禄治疗脾胃病，重视脏腑辨证与气机升降。各具特色，丰富多彩。作为唯一进入"211"建设的高等中医药院校的第一附属医院，最早的博士、硕士学科点与博士后流动站，医院不断实践中医高等教育与师承相结合的教育理念，在中医临床人才培养方面积累了丰富经验。针对如何提高中医临床疗效这个中心议题，组织长期在临床一线工作的学有所长的专家，对中医药临床与临床人才培养的经验，进行充分讨论，系统总结，以集思广益，取得共识，具有十分重要的意义。

　　基于此，北京中医药大学东直门医院中医内科教研室，经贾海忠教授提议，积极组织专家，筹办"铿锵中医行"专家论坛，并于2014年10月24日召开第一期学术活动。"铿锵中医行"得到《环球中医药》杂志李宏亮社长与张磊主任支持，开设专栏以充分展示京畿中医名家风采。栏目受到中医界与前辈专家高度评价。姜良铎、毛嘉陵、陈明、王暴魁、肖相如、樊永平、黄金昶、冯学功、李海松、杨桢、马淑然、肖延龄、王玉光、田元祥、马同长、王世东、张洪钧、刘宝利、姜苗、杨承芝、张惠敏、牟新、刘宁、庞博等先后应邀参加讨论，无私分享临床经验，并提出了许多先进理念，可启发中医临床思维，并对中医优秀临床人才培养具有重要的借鉴意义。在此需要说明的是，为了尊重专家本人学术主张，提倡学术百家争鸣，本书如实记录了参与讨论专家的学术观点，只是对个别口语化语言进行语句疏通和加工。学术观点仅代表专家本人，供大家参考。

　　而今又蒙中国中医药出版社领导支持，在王利广主任的多次督促之下结集出版，我们深感荣幸。在此，谨对所有对本书出版付出心血的朋友，包括参加整理的诸位年轻研究生同学，一并致以衷心的感谢！

赵进喜

2018年5月1日　于北京尊仁居

"铿锵中医行"论坛专家简介

赵进喜：医学博士，主任医师，教授，博士研究生导师。国医大师吕仁和教授学术继承人。现任北京中医药大学东直门医院大内科副主任，中医内科教研室主任。国家中医药管理局内分泌重点学科带头人，糖尿病肾病重点研究室主任。兼任世界中医药学会联合会糖尿病专业委员会会长、内分泌专业委员会副会长，中华中医药学会糖尿病分会名誉副主任委员等职。先后师从黄文政教授、王永炎院士、吕仁和教授等，霍英东教育基金会高校青年教师奖、中华中医药学会薪火传承高徒奖、首届全国优秀中医临床人才项目优秀奖获得者，第二届百名杰出青年中医，北京市高校教学名师，曾荣获"人民好医生"称号。

贾海忠：医学博士，主任医师，教授，硕士研究生导师。曾任职于中日友好医院心血管科。现任职于北京慈方医馆。全国第二批优秀中医临床人才，全国名老中医史载祥教授学术继承人。长期从事中西医结合临床工作，尤其致力于中医智能化、数字化研究。曾研发慈方数字名医服务系统，已在多家医馆推广应用。曾荣获第二届北京市"群众喜爱的名中医"称号。

姜良铎：医学博士，主任医师，教授，博士研究生导师。现任职于北京中医药大学东直门医院，教育部中医内科学重点学科带头人，全国第四批名老中医药专家学术经验继承工作指导老师，全国第一位中医内科学博士。师从名老中医董建华院士、国医大师张学文教授等。

毛嘉陵：教授。现任北京中医药大学中医药文化研究与传播中心主任，中华中医药学会中医药文化分会副主任委员，北京中医药文化传播重点研究室主任，北京市中医药人才培养计划文化导师，国家中医药管理局中医药文化科普巡讲专家。

陈明：医学博士，教授，主任医师，博士研究生导师。现任职于北京中医药大学基础医学院伤寒教研室。中华中医药学会仲景学术委员会委员。师从伤寒大家刘渡舟教授等。

王暴魁：医学博士，博士后，主任医师，教授，博士研究生导师。现任北京中医药大学东方医院肾内科主任，兼任中华中医药学会肾病专业委员会常委，北京中医药学会肾病委员会副主任委员、北京中西医结合学会肾病委员会委员，先后师从国医大师张琪、李辅仁教授等。

肖相如：医学博士，教授，主任医师，博士研究生导师。现任职于北京中医药大学基础医学院伤寒教研室。中华中医药学会肾病分会常委。师从时振声、李培生、梅国强教授等。

樊永平：医学博士，主任医师，教授，博士研究生导师。现任北京天坛医院中医科主任。兼任中华中医药学会内科分会委员、中华中医药学会博士研究会常委、中华中医药学会脑病专业委员会常委，北京中医药学会理事、北京中西医结合学会理事、北京中医药学会脑病专业委员会主任委员、北京中医药学会青年工作委员会主任委员。师从国医大师王绵之教授等。

黄金昶： 医学博士，主任医师，教授，博士研究生导师。现任北京中医药大学第三附属医院肿瘤微创治疗科主任。兼任中华中医药学会肿瘤专业委员会常委、外治专业委员会常委、新型给药协作组委员，中国医药技术国际发展委员会肿瘤专业委员会委员等。师从国医大师李士懋、全国名中医聂惠民与肿瘤名家张代钊教授等。

冯学功： 医学博士，主任医师，教授，博士研究生导师。现任北京中西医结合医院神经内科主任，兼任北京中医药学会仲景学说专业委员会主任委员，中华中医药学会脑病分会常委，全国第二批优秀中医临床人才。

李海松： 医学博士，主任医师，教授，博士研究生导师。现任北京中医药大学东直门医院男科主任，中华中医药学会男科专业委员会副主任委员，北京中医药学会男科专业委员会主任委员，中国性学会中医性学专业委员会副主任委员，北京中西医结合学会生殖委员会副主任委员，北京医师协会男科专家委员会副主任委员，中国医师协会中西医结合男科专家委员会副主任委员，国家中医药管理局重点学科男科学科带头人。师从"首都国医名师"李曰庆教授等。

杨桢： 医学硕士，副教授，副主任医师，硕士研究生导师。现任职于北京中医药大学基础医学院方剂教研室。中华中医药学会方剂分会委员。

马淑然： 医学博士，教授，主任医师，博士研究生导师。现任北京中医药大学基础医学院中医基础系副主任，中医基础理论课程负责人。中医名家刘燕池教授学术继承人。

肖延龄： 医学博士，博士后，主任医师。现任北京同仁堂中医医院副院长。

王玉光：医学博士，主任医师，博士研究生导师。现任首都医科大学附属北京中医医院呼吸内科主任。兼任国家中医药管理局突发公共卫生事件中医药专家委员会委员，中华中医药学会感染分会常务理事兼副秘书长，中华中医药学会肺病分会常务理事，北京中西医结合学会呼吸分会副主任委员，北京中医药学会肺病分会副主任委员。师从名中老医周平安教授等。

田元祥：医学博士，博士后，教授，副主任医师，硕士研究生导师。现任职于中国中医科学院中医临床基础医学研究所。师从全国名中医翁维良教授等。

王亚红：医学博士，主任医师，教授，博士研究生导师，现任职于北京中医药大学东直门医院心血管科。全国名老中医郭维琴教授学术继承人。

马同长：主任医师，教授，曾任河南省安阳市脉管炎医院院长。长期从事中医药治疗周围血管病临床工作。

王世东：博士，博士后，主任医师，教授，硕士研究生导师。现任北京中医药大学东直门医院内分泌科主任，兼任世界中医药学会联合会骨质疏松专业委员会副会长、糖尿病专业委员会常务理事兼秘书长，中华中医药学会糖尿病分会常务委员。师从吕仁和、赵进喜教授。

张洪钧：医学博士，博士后，副主任医师，副教授，硕士研究生导师。现任职于北京中医药大学东直门医院治未病中心。

刘宝利：医学博士，博士后，副主任医师，副教授，硕士研究生导师。现任首都医科大学附属北京中医医院肾内科副主任。北京中西医结合学会肾脏病专业委员会委员，北京市仲景学说专业委员会常委。师从伤寒名家陈明教授、经方家冯世纶教授、中西医结合肾病专家陈以平与肾病大家谌贻璞教授等。

姜苗：医学博士，中医传承博士后，主任医师，硕士研究生导师。现任北京中医药大学第五附属医院副院长。兼任中华中医药学会疼痛分会青年委员；中国老年学会保健康复专业委员会常务委员，北京抗癌协会中西医结合专业委员会委员，北京中医药学会肿瘤专业委员会委员，世界中医药学会联合会管理委员会理事等。

杨承芝：医学博士，主任医师，教授，硕士研究生导师。现任北京中医药大学第一临床医学院教务处副处长。全国第三批优秀中医临床人才。

张惠敏：医学博士，副教授。现任职于北京中医药大学基础医学院医学综合中心。师从国医大师王琦教授等。

牟新：医学博士，副主任医师。现任浙江省杭州市红十字会医院内分泌科副主任。

刘宁：医学博士，副主任医师。现任职于北京中医药大学东直门医院针灸科。全国名老中医刘景源教授学术继承人。

肖永华：医学博士，副主任医师，副教授，硕士研究生导师。现任职于北京中医药大学东直门医院中医内科教研室。兼任世界中医药学会联合会糖尿病专业委员会理事、中医内科专业委员会理事，《中华糖友》杂志副主编。师从国医大师吕仁和教授等。

朱立：医学博士，副主任医师，副教授。现任职于北京中医药大学东直门医院中医内科教研室。先后师从河北名医赵玉庸、全国名中医王庆国教授等。

庞博：医学博士，中医传承博士后，副主任医师。现任职于中国中医科学院广安门医院国际部。

孙慧怡：医学博士，主治医师。现任北京中医药大学第一临床医学院中医内科教研室秘书。

申子龙：医学博士，主治医师。现任职于首都医科大学附属北京中医医院肾内科。

傅强：医学硕士，主治医师。现任职于北京中医药大学东直门医院内分泌科。师从赵进喜教授与施小墨先生等，目前攻读国医大师吕仁和教授的传承博士学位。

储真真：主任医师，教授，硕士研究生导师。现任职于北京中医药大学东直门医院，师从陈信义教授，从事中医药防治肿瘤临床科研工作。

施怡：医学硕士，副主任医师。现任职于北京中医药大学东直门医院治未病科，师从陈信义教授等。

杜宏波：医学博士，副主任医师，副教授，硕士研究生导师。现任北京中医药大学东直门医院脾胃科主任，师从叶永安教授等。

王昀：医学博士。现任职于首都医科大学附属北京中医医院顺义医院，师从赵进喜教授与赵海滨教授等。

许继宗：医学硕士。现任职于中国人民解放军第306医院，师从朴联友教授等。

目 录

一 结合临床，刻苦读经典；慎思明辨，直面新挑战

——如何学好中医经典以提高临床疗效

引言：中医药学源远流长，两千年生生不息，生命力源自临床疗效。如何提高中医临床疗效？王永炎院士提出的"读经典、做临床、参名师"已成为中医界共识。那么究竟应该如何读经典？如何将经典与临床相结合？在疾病谱改变的今天，中医学面临着诸多新挑战，面对多种现代多发病以及疑难病、危急重症，如何学好经典，运用中医学原创思维，以提高临床疗效，本期"铿锵中医行"对此展开了热烈讨论。

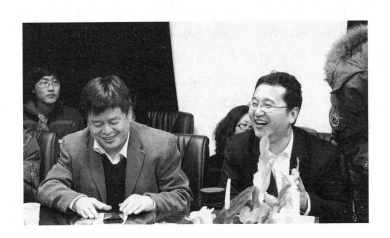

本期主要嘉宾：赵进喜　黄金昶　王玉光　姜苗　傅强

赵进喜：我们经常讲中医生生不息几千年，主要是靠临床疗效。如何提高临床疗效？王永炎老师提出"读经典，做临床，参名师"，这基本上已经成为咱们中医学界的共识。我们也经常说"熟读经典勤临床，多拜名师悟性强"。就是说，熟读经典、勤临床、多拜名师与悟性是中医成才的四要素。强调熟读经典，是因为要成为一个好的中医，必然要有经典作为基础。勤临床，即扎根临床，多看病，以前董建华老师经常讲"早临床，多临床，反复临床"，提示临床实践非常重要。拜名师，就是说勤于跟师，多向有心得的老师学习。另外，还要有悟性。当然了，悟性不完全是先天的，也有后天训练的因素。怎么提高悟性呢？还是需要读经典、做临床、参名师，如此就可以逐渐提高自己的悟性。

咱们今天开坛第一讲，讨论的题目是"如何结合临床读经典"。古人经常讲，"善言古者，必有验于今"。以前经常讲"古为今用，洋为中用，学以致用"，吕仁和教授经常强调"咱都是为了有用"，学习经典也是为了服务临床。应该说，中医生生不息几千年，之所以能存在下去，都是因为有临床疗效，所以必须结合临床来研究中医。其实，中医学好多的疑难或争议问题，并不是来源于临床本身，而是总有在文献上钻牛角尖者。有一个说法叫作"古训还得训诂求"，不能说这个说法是错的，但是作为医学文献，本就是为了临床实用，若脱离了临床，光用文字学、训诂学的方法去研究，很难说能有真知灼见。基于这样的想法，我就抛砖引玉，先简单说一下我学习经典著作的一些体会。

首先，学习经典著作应当读原文，不主张先读注释书。只有熟读原文，甚至做到背诵，你才可能理解原书。其次，要把经典著作放到特定时代里去学习，比如说《伤寒论》《金匮要略》，应当参照同时代的《黄帝内经》《神农本草经》学习，互相印证，而如果用李时珍的《本草纲目》来解释仲景用药，就很难理解仲景的本意。更重要的还是扎根临床、结合临床来研究经典著作。好多争议的问题解决不了，就是因为不是来源于临床，所以各说各的理，纠缠不清。

比如说结胸病，一个"胸"字，就让很多人认为小结胸病是痰热互结于胸，大结胸病是水热互结于胸胁，或者就认为是胸腔积液。那结胸病到底是个什么病？病位在哪？大家搞不清楚。我念本科时在邯郸实习，馆陶县有一个非常有名的民间医生叫吴书海，是祖传十几代的名医。我们经常交流，他有一首治疗胃痛的家传方，就三味药：瓜蒌、黄连、半夏。当时我就心想：我们看了那么多《伤寒杂病论》及《方剂学》方面的书，没人明确说过小陷胸汤能治疗胃脘痛，而这位民间医生不说小陷胸汤方名，却知道这三味药能治胃痛，就已经把"胃"这个病位点明了。再结合《伤寒论》原文"小结胸病，正在心下，按之则痛，脉浮滑者，小陷胸汤主之"，说得很清楚，"正在心下"不就是胃吗？"按之则痛"不就是腹诊有压痛吗？实际上小陷胸汤最主要的就是治疗胃病，病位并不在胸胁，张仲景也说得很清楚，只是咱们教材上、课堂上没说清楚，只强调痰火阻滞气机等，一个"胸"字就把整个病位给带错了。后来我就用小陷胸汤治疗胃部疾病，包括胃炎、糖尿病胃轻瘫，甚至冠心病等，只要确实有"正在心下，按之则痛"的典型腹证，不管诊断什么病，我就用小陷胸汤，往往可以取得非常好的临床疗效，如果在腹证基础上伴有脉浮滑、舌红苔黄腻，那不就是一般人所说的痰火吗？

大结胸病被好多人解释为水热互结于胸胁，将其理解成结核性胸膜炎或胸腔积液。实际上张仲景也说得非常清楚，它的典型症状是"心下痛，按之石硬"，如果更厉害的，是"从心下至少腹硬满，而痛不可触近"，这是典型的板状腹表现，应该就是局限性腹膜炎或者弥漫性腹膜炎的表现，局限性腹膜炎或者弥漫性腹膜炎现在治疗起来难度也是很大的，在那个时代当然治疗效果就更一般，疗效不好的时候可出现感染中毒性休克，常见到烦躁不安、精神不振、发热等症状，所以在《伤寒论》上就明确地讲"结胸证，其脉浮大者，不可下，下之则死""结胸证悉具，烦躁者，亦死"。那个时代一个弥漫性腹膜炎的病人，治疗难度当然很大，仲景认为这就是死证。前几年就有西医外科团队研究用大陷胸丸化裁治疗局限性腹膜炎，还获得了北京市的科技成果奖，人家西医大夫反倒理解了这个病可能是局限性腹膜炎。所以这很值得咱们中医人思考。

所以说，如果脱离了临床，仅仅就原文去训诂，从文字学上去做文章，不一定能得到有意义的真知灼见。

实际上我也在思考，为什么原文说位置"从心下至少腹硬满，而痛不可近者"，或者说"心下痛，按之石硬"，但又讲成大结胸病？我们怎么理解呢？其实，在汉朝的时候都是用隶书写字，隶书是上下排版的，"胸"是上面一个"匈"字下面一个"肉"字，"胃"字是上面一个"田"字下面一个"肉"字，仅仅就少一撇，这两个字非常类似，所以我理解很有可能是个"小陷胃汤"或者是"大陷胃汤"，当然这仅是一家之言，不一定对，在这里谈这个只是为了抛砖引玉。

黄金昶：我最近正结合临床研究《内经》《针灸甲乙经》和《针灸大成》，因为中医不仅运用中药，还包括针灸。其实有时针灸比药的疗效更快，比如肿瘤，针在局部的作用比药要快。我觉得经典要读，但读的时候要去慢慢思考、分析，然后去临床上运用，带着临床的问题回到经典，再思考，如此反复。再者就是，面临一些古人没有论述的具体问题，就要我们在经典著作的基础上自己去想象、去琢磨，然后再回到经典中去。

比如"风""劳""鼓""膈"是古代的四大难症，肿瘤科常见"鼓病""膈病"，腹水属于"鼓病"，食管癌属于"膈病"，一下占了一半。以胸腹水治疗为例，一开始我们治疗胸腹水是极不成体系的。李佩文老师常用补气、利尿的药物来治腹水，发现效果还不是很满意。所以我就回到经典中找办法。《内经》"病机十九条"中提到"诸病水液，澄澈清冷，皆属于寒"。这个"水液"不一定就是痰、鼻涕以及小便，其实胸腔里面的液体也是可以包括在内的，好多患者放出来的胸水以及腹水是特别清淡的，那就是"寒"。对于胸水的治疗，西医早先用的是核糖核酸，再注射顺式二氨基二氯络铂，但效果不是特别好，后来西医推崇使用IL-2，有效，为什么呢？静脉给IL-2，如果用量比较大的时候，毛细血管通透性会增加，会引起皮肤潮红，那从中医上来理解IL-2肯定是热性的，所以它效果好。后来我发现血性的胸水用血凝酶的效果好，为什么？血性的胸水是热象，而血凝酶是从蛇毒里提取出来的，性偏寒。通过经典的阅读、临床的观察与实践，我就思考到可以使用热药来治疗胸腹水，所以我们就用了些温阳利水的药治胸水，也使用过艾灸来治疗胸水，可以明显提高疗效。

单纯从胸腹水颜色辨寒热来治疗胸腹水有时效果还不理想，这时你还要深挖经典。这时要将经典中相关条文汇总分析，展开丰富想象，有时可使我们茅塞顿开。比如临床常见到腹部手术出现胸水，胸部手术出现腹水，这是为什么？胸水是什么？古称"悬饮"能给我们什么提示？用十枣汤为什么效果不理想。其实认真琢磨，仔细分析，就往往可以得到真知。胸水其实就是"悬饮"，就像是"堰塞湖"，解决方案只有把山石移开。如何把山石移开？研究经络发现，人体胸胁肋部有四个"门"，即云门、期门、章门、京门，恰是主管水液代谢的肺、肝、脾、肾的募穴，针刺四门将山体移开，再结合《素问·上古天真论》"肾者主水"之论，配合水道、归来和中极、关元，启动肾气，胸水就非常容易解决了。因此，学习中医，读经典，一定要善于思考。

再看腹水，古人没有影像学检查，不能认识腹水，自然无相关资料可供参考。与腹水比较接近的有关材料，《内经》有"诸胀腹大，皆属于热""诸病胕肿，疼酸惊骇，皆属于火""诸湿肿满，皆属于脾"等记载，到底哪些资料对我们临床有指导意义？不那么容易理解，甚至会让人感到一头雾水。《针灸甲乙经》将腹水归为"肤胀"，有专门论述，临床仍无所适从。有学者将腹水分为阳虚、血瘀、气滞，临床效果不佳。后来想到了"大腹属脾"，究竟腹水和脾的什么方面有关系呢？是与脾为气血生化之源有关，还是与脾湿有关，还是有关脾胃气机升降斡旋的功能？研究发现，脾经腹部就四个穴：腹哀、大横、腹结、府舍。大家知道穴名与主治密切相关，在研读到府舍穴时，发现府舍是体内与体外三焦气血津液交通的通道，也就是针刺府舍可以将蓄积体内的多余气血津液排出体外，自然可以治疗腹水。三焦与膜原有何关系？少阳、三焦、膜原系统论很有指导意义。仔细研究可以发现膜上有许多血管、淋巴管，也就是三焦气血津液循环通道。气是能量不可见，但血和津液可见，血液和津液阻塞可引起腹水和胸水。从膜的角度就能很好理解为何腹部手术出现胸水、胸部手术出现腹水了。原来腹水与脾密切相关，腹部脾经穴位就可以治疗腹水。当然，腹水治疗较之胸水更为复杂，涉及气滞、阳虚、血瘀，需要综合考虑。

还有，临床发现腹水有时局限在肝周、脾周，多数是弥漫在腹腔、盆腔，这是为何？为何胸水和心包积液局限在某一空腔内，而脑积液、腹水多与器官组织混在一起？古人有解释吗？自然没有！这就需要从饮邪和湿邪特点来分析，胸水、心包积液以及腹腔局限性腹水多为饮邪作祟，弥漫性腹水和脑积液是湿邪为患。膜原理论很好解释了腹膜肿瘤为何多局部复发而不容易远处转移的原因，也提示我们用柴胡达原饮治疗与膜相关的肿瘤。

至于"噎膈"病，多为食管癌、贲门癌。《素问·阴阳别论篇》记载"三阳结谓之膈"，一般认为三阳是太阳，我认为是少阳、阳明、太阳多因素互结为病。少阳关乎火、瘀，阳明关乎阴虚与燥结，太阳关乎寒、痰，食管癌多为气滞血瘀、阴虚、痰阻、阳虚等。目前缓解食管癌梗噎症状用生理盐水配合庆大霉素、山莨菪碱效果明显，庆大霉素清热，山莨菪碱抑制腺体分泌祛痰湿，西药印证了我们古人的认识是正确的。而中医方面，历代医家治疗食管癌方药很多，效果并不如意。这是因为我们用的药不够猛，还是我们对食管癌的中医辨证认识不到位？出现这种情况我们会很迷茫。还好，除了中药，我们还有针灸、按摩导引等中医独特的诊疗方法。食管居任脉、督脉之间，是人身体居于任督二脉之间最长的器官。任督二脉通过手足阳明经在口腔以及魄门处交汇。"噎膈"存在胃气上逆，属于阳明经病变，自然与督任相关。胸部与胸腹连接处、胸颈连接处有天突、膻中、巨阙、廉泉诸穴。天突的"突"有烟囱之意，天突可祛痰降火；膻中可通阳调气活血；巨阙是心经的募穴，能祛痰火。上述三穴可解决痰、火、瘀。而天突上面有廉泉一穴，可以养阴润燥，解决患者阴虚，此四穴很好地解决了三阳结的问题。如能配合背俞穴刺血拔罐，改善食管癌的梗噎症状用"效如桴鼓"一词绝不夸张。假如食管癌患者今天晚上只能勉强喝稀粥的情况下，针刺后明天早晨可以吃包子。我们通过针灸验证了"三阳结谓之膈"确有很大的临床价值。这是"读经典，做临床"的第一阶段。

食管位于纵隔，纵隔里的肿物是否也可以这样针刺呢，临床证实可以的，也有很好效果。这是问题的再思考，也是对经典理论的发挥和临床推广。此外还发现胸骨柄跟肋骨交界的地方留有很多空隙，即肋间隙，横向针刺调节气机作用明显。我曾治疗胸腺瘤（B2型）患者，术前疼痛甚剧，夜不能寐，行超声心动、PET-CT 提示与心包有粘连，不宜手术。如法针刺 1 次后疼痛明显减轻，4 次后再次检查肿物边界清，与周围组织无粘连，得以顺利完整切除肿瘤。可见读经典必须结合临床，勤于思考，方能悟道。

赵进喜：黄金昶教授平素重视读经典，而且还善于思考，清代温病学家吴鞠通讲："进与病谋，退与心谋，十阅春秋，然后有得。"孔子说"学而不思则罔"，所以通过思考再进一步加深对经典的理解，然后再指导临床，就能提高临床疗效。刚才黄教授还提到了病机十九条，能从"诸病水液，澄澈清冷，皆属于寒"，想到胸水、腹水治法。所以学习经典需要广开思路，充分思考。经典，"经"是常的意思，它有恒常的意思，它有千古不变的普遍性的指导意义，有跨越时空的指导意义，所以它才能成为经典。

我们平常看糖尿病、肾病，好多病人没有典型的症状，只是血糖升高，或者蛋白尿、血尿，这些都是化验出来的，所以好多病人可以说是无症可辨。无症该怎么治啊？《素问·至真要大论》讲"谨守病机，各司其属，有者求之，无者求之"，实际上就是说具备典型症状，要抓住病机，不具备典型症状，还要抓住病机，核心病机很重要。刚才黄教授讲肺癌胸腔积液，如把胸腔积液的机制搞清楚了，后面用针用药就能有疗效。不重视病机，而是光在症状上思考，那还是得不到真实有意义的临床手段，更谈不上发展中医学术，提高临床疗效。

比如糖尿病，我们强调"热伤气阴"的病机。为什么现在好多人都说中药降糖效果不好？我们觉得临床上中药确实有很好的降糖作用，早期的糖尿病病人吃上中药后，能够把降糖药停掉，甚至多年不吃降糖药。有很多胰岛素加口服降糖药血糖控制不好的加上中药以后降糖效果变好了。为什么还有人说中药没有降糖作用？那是因为没有抓住基本病机，你看到他没力气，你就说气虚，看见他口干，就说是阴虚，看见他腰酸腿软，你就说他肾虚，黄芪、生地或六味地黄丸吃了一阵，症状有点改善，一化验血糖、糖化血红蛋白还是那么高。为什么啊？没抓住病机，他为什么乏力、咽干、口渴、多尿？那不都是因为高血糖引起来的吗？高血糖又是什么原因呢？我们认为这是热伤气阴，所以因为有热才有气虚、阴虚，你不去清热，光去补气养阴，实际上违背了中医治病求本的精神，你治的不是本，你治的是标，你光看见这症状了，没看见隐藏在这个症状背后的中医病机！没有典型症状才更考验功夫，所以你看《内经》中黄帝问道：盛者泻之，虚者补之，我把这些都告诉方士了，而方士用之，为什么不能像拔刺雪污一样疗效显著呀？实际上很多的疑难病症都常是虚实夹杂、寒热错杂的，都是需要你把隐藏在症状背后的病机理解深刻了，才能提高临床疗效。糖尿病如此，肾病如此，好多疾病都有这个特点，以前都说中医辨证不辨病，实际上中医肯定是辨病的，为什么会有证呀？因为先得了病以后才会有证，我是这么想。下面请王玉光教授谈一谈。

王玉光：卫生计生委立项请我们编一套住院医师规培教材，名称叫《中医临床思维》。在写这本书的时候，我向赵老师请教过什么是中医思维。这个问题不解决，我们年轻一代、中年一代中医临床疗效是提高不了的。什么叫中医临床思维？中医临床思维与西医临床思维有什么不同？哪一点不同？我们在编这本书的时候反复讨论，仍然不得其解。

遇到一个新病怎么办？我们的老先生都说，就去看经典吧。看什么？看仲景，看东垣，看温病……现在我总回想起SARS。2003年我是亲历者，很多同事和亲人都牺牲了！面对这样一个新病，我们中医能解决什么问题呢？到现在，我们是否解决得了这个问题？SARS，肺变白了，包括H7N9、H1N1，肺也白了，我们能解决大白肺的问题吗？到了大白肺的时候，能不能用中药解决？到现在为止，对于SARS、H1N1、H7N9真正的重症，我们解决了吗？应用我们固有的理论与古代名方能不能解决这些问题？实际上，我们需要新的理论，这是根本性的问题。对于SARS我们也做了很多工作，对于很多并发症、纤维化，包括肺间质病，我们确实有一定作用，但是解决根本问题了吗？没有，肯定没有。到底是六经的病变，还是卫气营血的病变，我现在也说不清？是按卫气营血辨证，还是按湿热辨证，还是按伤寒辨证？大家看看关于SARS的文献，什么提法都有，这是第一个困惑。

又比如手足口病，大家特别重视它，每年成为全国最大的传染病。我在病房当主治医师，一晚上做十几个腰穿。一晚上十几个重症（肌无力），重症（肌无力）最大的表现是什么呢？软瘫，肢体软瘫。然后是什么呢？神经源性肺水肿，突然就咯血，肺也白了，肢体的瞤动，最后是休克，当时就看着病人死呀！我们的理论，传统的温病理论、疫病理论能解决这个问题吗？在这里面也有收获，就是发现它跟乙脑、流脑、普通脑炎最大的区别是软瘫。另外，真正的高热不是太多。还有一点呢，就是古人所说的瞤动特别多，面部和四肢抽动，但它绝对没有惊厥、角弓反张、出血，我没见过一例。当时我也请教了很多著名的老师，包括河南李发枝教授。老先生跟我讲《金匮要略》的风引汤治热、瘫、痫、瘛，它明显讲的是一种软瘫、痫，而不是惊厥。风引汤在很多重症发病之前用，效果非常好。那么，该怎么解释呢？我们认真思考，这个病是夏季发病，舌苔都是腻的，脉都是软的，是软瘫。然后我们在《湿热病篇》里读到了一个湿热动风的概念，尽管古人很少谈湿热动风。我们创新性提出了手足口的湿热动风理论，结果我们的效果就提高了一小步。我突然感觉到要与时俱进，中医的理论必须创新，面对古人没有描述的新病种，要用我们所有的理论、知识和中医原创思维，结合临床观察去探索疾病的规律，这是第一步。

紧接着，当甲型 H1N1 流感从墨西哥传来的时候，传得太重了，我们就尝试着看一看，结果就发现，跟普通感冒没什么两样。周平安老师、姜良铎老师、刘清泉教授等专家推出了金花清感，可金花清感治流感重症，问题没有全解决。H1N1 就跟 SARS 一样，也是突然肺全白了。但是在 H1N1、H7N9 和 SARS 里我们发现了一个特殊规律，就是 SARS 没有一例咯血。我见过近 200例，没有 1 例咯血的，也没有血痰。但是 H1N1 凡是有血痰的病情都转重了，大概占六七成。H7N9 更不一样了，只要早期咯血，而且量多，病情肯定重。这个血是营血分吗？没有舌红，因为输液以后舌都淡了，肢体没有一个出血点。我们《温热论》讲"再论其热传营，舌色必绛"，没有绛舌、神昏，只有一点咯血，这叫血分吗？古人没说。而且这个血不是鲜红色，是一种血痰。我百思不得其解。后来周平安老师让我看《温病条辨》上焦篇第 11条："太阴温病，血从上溢者，犀角地黄汤合银翘散主之。有中焦病者，以中焦法治之。若吐粉红血水者，死不治。血从上溢，脉七八至以上，面反黑者，死不治；可用清络育阴法。"但是最后讲了，温病有六种死法，其中作为典型描述了全身变黑，这明显是呼吸衰竭。这说明什么呢？说明我们古代这种病都是死证，按照古人的理论、治法，像这种 H7N9 发展到咯血痰、全身变紫的，没有氧疗，没有呼吸机，没有及时抢救都是死。这就给我们提了个问题，普通流感很好治，但是这种病人该怎么治呢？要有崭新的理论！必须根据它的特点提出新的疫病理论，如果没有新的理论，这个病的治疗不会有任何突破。

再说到今年的登革热病，我亲自看过，有一个特点，早期就有出血点、高热。还有什么症状呢？早期怕冷，但是非常短暂，当天体温就升到39℃，而且疼得特别厉害，哪里疼呢？头疼，头疼得想撞墙，还有腰特别疼，必须让人捶凿才舒服。消化道症状也特别突出，皮肤有出血点，血小板下降，很快就内脏出血，最后死亡。我好像在哪看见过类似的症状，翻看余师愚《疫疹一得》后感到太吃惊了，清瘟败毒饮有30个主症和22个兼症，主症是头痛如劈、腰痛如杖、恶寒、出疹等，表现为典型的柴葛解肌汤证，但余师愚讲，用伤寒法无一生还者，于是创立了清瘟败毒饮。经过这个我就感悟新的疾病、新的疫病是中医理论发展最主要的推动力。但是怎么坚持中医的临床思维，怎么创新，才能解决新发疾病？如何传承中医的原创思维？中医临床思维的核心到底是什么？

我这20年一直在思考，后来我重读了《伤寒杂病论》，有很多体悟。举个最简单的例子，我们的呼吸系统疾病，肺或者大或者小，这相当于肺胀和肺痿，一个是阻塞，一个是限制。仲景怎么在两千多年前就发现了这个规律呢？他讲，大了是什么症状？烦躁、喘、咳嗽。另外，其中非常典型的症状"咳而上气，此为肺胀，其人喘，目如脱状"，我总也不理解，就问周平安老师。周老一句话就解决我的问题——这是二氧化碳潴留导致的球结膜水肿，越婢加半夏汤是用发汗的方法解决呼吸衰竭的问题，一下子把我点透了。另外，肺痿吐涎沫，是说吐涎沫是肺痿最主要的症状，以前我见的肺间质纤维化少，后来见了两百多例后发现，这种吐涎沫是肺间质纤维化的突出表现，大概在病人中占1/3，真是吐那种非痰非水的白沫子，但是西医学对肺间质纤维化的观察还没有仲景观察得细致，西医学一直都没描述这个症状。我突然发现，在病情的观察和治疗上，中医有独特的长处。

还有一个问题，中医的原创思维到底是什么？我认认真真地思考过，也跟周平安老师、李发枝教授、李士懋教授、王永炎院士聊过很多次。我慢慢体会到，我们从古到今认识疾病的一个基本方法就是八纲，一定要用阴阳、表里、虚实、寒热这种看问题的方法去认识疾病，这就是中医的临床思维。《伤寒论》在讲八纲、东垣在讲八纲，包括景岳等人，没有一个人脱离八纲，疾病学、临床学都强调通过四诊合参在这八个方向来反复体会疾病的病因、病位、病性、病势、转归。八纲是中医整体认识事物的根本原则，但要结合各种学说，结合古代医家的认识去丰富它，运用各种理论、方药、经验去解决临床中出现的新问题，最好是能创造一个新理论，这是目前我的认识。

赵进喜：很好，玉光主任结合他自己的成长历程和实践，反思了怎么用中医经典的临床思维发展中医理论，解决临床的新问题，应该说是一个非常重要的思路，相信对大家会很有启发。

姜苗：周平安老师现在还在学习《内经》。对于重读《内经》，周老体会最深的是"和"的思想。对于流行性感冒，用"和"的思想去治疗。其实，我们今天讨论的就是古方能不能治今病的问题。举个例子，其实今天肿瘤科的很多病人都有放化疗后的副反应，这在古代是绝对没有的。还有就是关于西药的中医化，很多人提过，比如从中药药理上分析，易瑞沙是热药，紫杉醇是凉药，这可能为经典思维与现代临床的结合提供了一个思路。

申子龙：请教王玉光老师，《金匮要略》里提到风水、里水，治有越婢汤、越婢加术汤、越婢加半夏汤，这几个方剂在呼吸科疾病治疗中有什么区别？

王玉光：《金匮要略》中提到风水的概念总共5个，关于里水，《金匮要略》是没有具体定义的。越婢汤和越婢加半夏汤在《金匮要略》中总共出现3次，实际上它们治疗水饮和肺胀的机理是一样的，都是通过宣发的作用来治疗肺气不宣导致的肺胀或风水，即肺胀急性加重期，或者说风水的加重期。"咳而上气，此为肺胀，其人喘，目如脱状"很形象地描述了一个慢性阻塞性肺疾病急性发作期的典型症状。另外呢，读一读肺痿肺胀篇，是怎么形容呢？"上气肩息，脉浮大"。肩息就是呼吸张口抬肩，形容得非常好。"上气喘而躁者，此为肺胀"，我们知道，COPD的病人如果缺氧，最先出现的症状就是烦和躁，然后是呼吸困难。仲景在肺胀篇还有个典型的方子，小青龙加石膏汤，它们的症状又有所区别，这些方证怎么理解？怎么区别？射干麻黄汤、厚朴麻黄汤、小青龙加石膏汤、越婢加半夏汤都可以治肺胀，区别是什么？所以咱们应该带着一种思考去读经典，这样方能体悟现在的呼吸系统疾病。我们现在这个时代理解《伤寒论》，就应该与以往的时代截然不同，但是不能离开八纲，离开我们最原始的思维。必须在传统思维的基础上，结合西医学的认识来理解《伤寒论》。

说到传统思维，比如"支饮胸满者，厚朴大黄汤主之""痛而闭者，厚朴三物汤"，小承气有很多条文，三个方子组成一模一样，剂量明显不同，主治证也截然不一样，"支饮胸满"与"痛而闭"，一个作用于胸，一个作用于腹，这就是中医的思维，剂量稍作调整，主证完全变化。我们古人在理论指导下原创的经验理论，是不是学到这么细更好呀？

再说说我们如何结合西医学的认识。大建中汤条文是"心胸中大寒痛，呕不能食，腹中寒，上冲皮起，出见有头足"，什么叫出见有头足啊？大家看过肠梗阻的肠型吧，一会儿这出来一个，一会儿那出来一个，一会儿像头，一会儿像脚。上下痛而不可触近就是形容特别痛，这不就是急性肠梗阻吗？伴有腹中寒，上冲皮起，说明是寒性的。但怎么判断寒，必须有中医理论吧，必须用阴阳表里寒热虚实来判断它的病机吧，是不是这样更好？

赵进喜：王老师说得特别好，学习经典著作咱们经常讲辨病辨证，尤其在汉唐以前，主要是辨方证，《伤寒论》就是辨方证，当然它也强调在辨病的基础上辨方证。汉方不传之秘在于药量，同样一个方药组成，但剂量不一样，不仅仅方名不一样，最关键的还是适应证不一样，这就能解决不同的临床问题。所以学经典就得下功夫，就得下到细处。毛泽东曾经说过，语言不是随便就能学好的，非下苦功夫不可。中医也是非下苦功不可，这些都是细功夫。水平高低，疗效如何，取决于对方证理解得多深，包括用量，并不是说一味地大剂量，而是强调药物与药物之间的配伍比例，这个比例很关键。

刚才王玉光教授说要用中医最原创的理论思维来理解中医，这也是很重要的一方面。但是，在教学的过程中，我发现咱们许多同学由于受教材的影响，过多强调理性层面的东西，一说大建中汤就想到脾胃阳虚，一说杞菊地黄丸就想到肝肾阴虚，但却对脾胃阳虚、肝肾阴虚的临床表现都不清楚，这就是应试教育的产物。我在教学过程中特别反对图表式教学，图表教学把一个病简化为几个证型、治法和方药，没有临床表现，更没有加减和剂量。实际上临床见到的病是千奇百怪的，比如一个胃脘痛，是肝气犯胃，还是肝胃郁热，还是郁热伤阴，证候是在不断变化的，什么时候用柴胡疏肝散，什么时候用四逆散，什么时候用逍遥散，什么时候用加味逍遥散，是肝脾不和还是肝胃不和，这都是有区别的。而大家往往记住了肝脾不和以及肝胃不和证，却没理解肝脾不和与肝胃不和的临床表现，所以选出来的方子用的也是疏肝理气药，大体上好像是对了，却得不到很好的疗效，可见学经典还得下真功夫。

傅强： 施今墨先生在八纲辨证的基础上加了一个气血辨证，我们称为十纲辨证，临床上确实很好用。我现在有个困扰就是，如何理解经典与特殊用药的关系，如何解释民间验方的疗效。比如鼓楼中医院某位老师治疗前列腺增生的方子中使用了鹿角粉，剂量1次大概是0.5g，并随着患者年龄增大而逐渐增量。据说鹿角粉是该方的点睛用药，一般是3剂见效，而且效果持久，比起非那雄胺片、盐酸特拉唑嗪片效果更好。

赵进喜： 施今墨施老提出的十纲辨证对内伤杂病的治疗具有重要意义，因为气血是物质基础，与脏腑联系密切。实际上八纲辨证也好，十纲辨证也好，多种辨证方法，如同武术家的拳种，不同拳种可以说各有特色，"一招破一式"，各有最佳技击目标，临床究竟选择什么辨证方法，关键要看临床表现，看哪一种辨证方法最合适。作为学者应该尽量多地掌握多种中医辨证方法，不能早早就自封什么"经方派""时方派""寒凉派""扶阳派""伤寒派""温病派"，作茧自缚。武侠小说中武林霸主、天下第一高手，往往是实实在在、勤奋好学、能够融合各家所长之人。学中医，读经典，也应该像像这些高手一样，结合临床可能遇到的各种新问题，多种疑难疾病，掌握各种辨证思维方法，以最终解决临床实际问题，发展中医学术。刚才黄金昶教授讲到针灸，《灵枢》曾说："九针之宜，各有所为；长短大小，各有所施也，不得其用，病弗能移。"就是说，不同的针有不同的适应证，只有选对恰当的治疗技术，才能取得最好的疗效。

黄金昶：说到辨证，其实临床上可以选择自己最为熟练的辨证方法，不是说哪种辨证方法重要，而是看医者自己对哪种辨证方法最熟练，用起来就更顺手。因为中医看病本来就是多靶点的，药物的多靶点、病机的多靶点、思路的多靶点，认识到这一点，疗效会有很大提高。比如六经辨证，目前大家不重视六经辨证，与大家不重视针灸、不懂经络有关。六经辨证是很实用的一种方法，我认为这种辨证方法是将经络和脏腑联系到了一起。我用乌梅丸治疗胰腺癌就是通过厥阴病提纲悟出的。再说民间验方，我认为民间验方有效的关键往往是因为找到了疾病的基本规律。

王玉光：第一点，辨证的问题。我与现在参加住院医师规范化培训的大夫交流，他们的困惑与傅强大夫是一样的，何时用六经辨证？何时用脏腑辨证？何时用三焦辨证？何时用卫气营血辨证？何时用东垣的内伤学说？如何恰当地选择辨证方法，这可是最大的问题。回顾历史，《伤寒论》所处的年代，正值历史上的寒冷期，同时经历一场大疫。据历史记载，曹植替父劳军，当时要跟东吴开战，却因淮河结冰而不能开战。《内外伤辨惑论》与《温疫论》创作的时期也正经历瘟疫。我们的理论都是在与新的疾病斗争的过程中创造出来的。所以不同的理论能解决不同的问题，每个医家的方法都有它的适应证，先把框架把握好，这是首要的。我们当年对于经典都能做到逐条背诵，这样遇到疾病才会运用。

第二点，民间验方的问题。我们的任何验方在使用时都要找到它的适应证。我曾向祝谌予祝老的嫡孙祝勇请教过敏煎的用法，他讲通过分析过敏煎的组成（银柴胡、黄芩、乌梅、防风、五味子），可以看出这是一个肝阴亏虚、肝体不足导致的风！它治疗的过敏症状肯定跟肝相关。用我们既有的理论框架去思考民间验方的适应证，这方面周平安教授是典范。他有十几个"三两三"，每一个都定位出治疗哪一种疾病、哪一种证候。

赵进喜：好多民间验方看似没有章法，其实是有自己道理的，也许人家还是经典名方，只是咱们有所不知而已。如中医一般用炒麦芽来回乳，实际上效果非常一般。郭志强教授就有一个方，叫免怀汤，组成很简单，有椒目、牛膝、当归、红花等药物。我曾给好几个病人用过，都是应手而愈。后来我在《医宗金鉴·妇科心法要诀》发现了这个方，叫免怀散。但是其中有什么道理呢？我曾经向北京中医药大学东方医院的刘艳霞大夫请教，她是郭志强老师的学生。她说这就是引气血下行啊！一句话，还是有中医的道理，只是咱没有理解而已。民间验方看起来有点特殊，跟教材上不完全一样，但按照中医理论来说它也有非常精华的东西，将来随着科学技术的进步，也会有揭开它科学内涵的一天。

黄金昶：是的，气血很重要。比如疝气，使用中药熏蒸，一受热就能回复。又比如腹胀，我用火针围着肚子扎一圈，把气血往外一运，压力小了，自然就不胀了。

王玉光：其实中医有些道理就这么简单。不要把简单的问题复杂化。

赵进喜："知其要者，一言而终；不知其要，流散无穷"，以前说"真传一句话，假传万卷书"。虽然道理很简单，但你还是得先有万卷书，尔后才能真懂那一句话。

王玉光：我们的老先生，没有不下苦功夫的。古人云"道易知而难行"，读经典看似简单，实则不然，如果不能真正钻进去，下几年狠功夫，很难入其门、得其要。李东垣的《脾胃论》很难读，如不沉下心去读十几遍，根本不可能融会贯通。比如河北名医李恩复教授曾下苦功，对《脾胃论》的理论进行系统梳理，融会贯通之后创立了胃肠病"凉润通降"辨证体系。第二届国医大师李士懋教授，每天早晨4点起床，苦读经典，整理《伤寒论》之类证、类方、类脉、类药，创造了平脉辨证体系，发扬了脉学理论。

赵进喜：我亲眼见过李恩复教授功成名就之后，出差还随身带着《伤寒论》《黄帝内经》等书阅读。所以大家通过王老师刚才介绍的就知道自己的差距了。下不到这功夫，你就很难在临床上得心应手。所以刚才各位老师都强调要努力。我大学本科那时候学《伤寒论》，购买了市面上关于《伤寒论》所有的书，买不到的书就在图书馆手抄。正是因为下过苦功，所以后来才有了关于"三阴三阳系统论和体质论"的构想。

王玉光：我原来读仲景书的时候，认为很多东西是随文演绎的，认为脉学是空洞的，但是越学越知道并非如此。譬如说缓脉与紧脉，风性开泄，寒性收引，风开泄的脉是缓脉，寒收引的脉是紧脉，这关系到我们对桂枝汤和麻黄汤的把握。原来我认为这不过是一种形象的比喻，后来才知道这是古人的思考，一见缓脉就用桂枝汤，一见紧脉就用麻黄汤，麻黄汤的麻黄八证见紧脉就用，没有任何问题。另外，有湿就是濡脉，精血虚可见细脉，饮邪肯定是弦脉。这是中医最原始的思维，我们学到了多少？学习经典，虽然要结合西医学，但是也要坚持中医思维，离开了这些思维，中医最后只会被西化。我建议大家读读高建忠教授的书，其中提到的升降，绝对是东方的思维啊！这才是我们读经典要传承的东西！要传承最原始的、最精髓的疾病的认识观，看它怎么把握疾病的。比如风啊，寒啊，暑啊，千万不要小看它！这里面有非常深刻的内涵。为什么我们北方的流感季是十月份到四月份，南方的流感季就是夏季？就是气候的不同，我们古人早就认识到了这一点，于是它们的脉象就是不一样的，它们的临床表现就是截然不同的。西医则是用不同的病因学去思考。我们东方文化的认识观终将会被西医学所接收，那是时间早晚的问题。

黄金昶：中医认识问题非常深刻，中医看问题有一个大局观，有时甚至比西医还要深刻。我在2008年就提出，肺癌的指南是有问题的。因为我用中医的大局观去分析，就能分析出它这个东西是不对的，循证医学也不一定对。

中西医各有好处，各有能治的病，还可以互相借鉴。比如我治慢性咽炎，就是那种滤泡生成、血管比较紊乱的，刺激局部血液循环，血液一循环，马上就把病邪都带走了，咽炎就好了，简单极了。但我们要是不受西医的启发，不去看咽后壁，就看个舌苔，就没有这个思路。所以西医对我们临床思维有很多影响。

中医是需要你慢慢去琢磨的，在四十岁之前我对中医还没有这么喜欢。肿瘤需要化疗，西药用的机会多，但是后来发现不能纯靠西医，我们得有自己的路。比如西医不承认中药消瘤，很多人吃中药就是为了减轻放化疗后的反应，但我们中医得自己去琢磨怎么消瘤，怎么辨证。就说"膜原"概念，也许你不相信膜原吧！但是从《内经》里就有膜原，不能轻易地否定，你得去琢磨啊！刚做完腹部手术为什么出胸水？这和局部的膜结构有关，膜上面有血管、淋巴管，是气血津液的循环通道。所以要多读书，多思考。

王玉光：赵老师培养研究生总强调建立中医临床思维。这里面有个问题，就是用什么材料进行思维？首先大家要有中医的理论基础，理论基础就是经典，包括历代医家的名著，有经典则思考有源头。我记得《论语》里面有句话叫"博学而笃志，切问而近思"，后世将司马迁的一生做学问的特点总结为"好学而近思"。我们现在跟师，实际就在传承他们如何学习经典，如何发扬经典的思想。

黄金昶：还要找到适合自己的方法，有时不要只盯着一方一药，要有大的思维，这很关键。

赵进喜：咱们今天是渐入佳境啊！听了各位专家的发言，大家肯定觉得非常受益。学经典，强调中医原创思维，要带着问题，结合临床实际来学习，下苦功来学习，最后还要顺应社会需求，以提高临床疗效，促进中医学术发展。希望今后大家继续一起谈经论道，交流思想，多搞一些头脑风暴，为提高中医疗效，发展中医学术做出贡献，做出一番无愧于这个时代的事业。

结语：中医学经典著作是中医学的根基，临床疗效是中医学的生命力所在。学习经典，首先应当熟读原文，直入虎穴，方可不囿于成见，不为注家所误；其次应强调临床与经典互证，结合临床，思求经旨，方可让经典变得活泼明朗起来。在疾病谱改变的今天，我们还应当勤于思考，敢于创新，重视中医原创思维，灵活运用经典，以适应社会需求，解决临床新问题，提高中医临床疗效。

（整理者：王昀、刘鑫源、岳虹、赵翘楚、吴双、汪伯川）

二、重视传承，多参名师；
着眼创新，服务临床
——如何学习名师经验以提高临床疗效

引言：徐灵胎读书破万卷，叶天士拜师17人，传承名老中医经验，培养优秀临床人才，王永炎院士倡导"读经典、做临床、参名师"，说明"参名师"至关重要。为何拜名师对于成才如此重要？如何更好地继承学习老师的经验以提高临床疗效？本期铿锵中医行紧紧围绕此话题展开了热烈讨论。

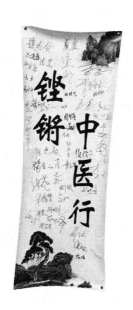

本期主要嘉宾：赵进喜　肖永华　王暴魁　马淑然　刘宝利　姜苗　庞博　王世东

赵进喜：这次的主题是"如何通过传承名老中医经验提高临床疗效"。咱们这个沙龙发起的主旨就是王永炎院士讲的"读经典，拜名师，做临床"，这是中医人成才的关键。要想提高临床疗效，关键在人才，要想培养人才，就得读经典、参名师、做临床。山东周凤梧教授等主编的《名老中医之路》，我经常向研究生推荐，让大家去看看这些近代名老中医是怎么成长起来的。可以说，这些中医名家都有拜师学习的过程。不光中医，武侠小说里的那些大侠，比如胡一刀、郭靖郭大侠，刚开始也都是傻小子，拜了好多武林高手为师，最后学有所成，独步武林。

王暴魁：初学中医的时候，我喜欢死读书，成绩虽然不错，但是上了临床之后效果一般。毕业后我和一个同学在同一家医院工作，当时有个扁桃体炎患者找我看病，20岁左右，症状是嗓子疼，我看到扁桃体不是很红，辨证为阴虚内热，结果吃了药没好。后来他找我同学去看，我同学给他用普济消毒饮治好了。这对我的触动挺大，扁桃体不红竟然可以清火，这和我上学时的认识是不一样的。还有一个患者也是先找我看病，他一到秋冬季手部就严重脱皮，我先后用了六味地黄丸、大补阴丸之类的方剂，效果不好。病人又去找我同学看，我同学的方法就是用生地100g煮水，让患者一部分喝掉，一部分用于洗手，过了一星期就好了很多。这两件事很刺激我，在学校读书的时候，我一直名列前茅，他也就是中等，可是他疗效总是比我好。当时非常沮丧啊！为什么我看病不如他？实际上，我们这位同学在实习期间曾跟随一位名医学习，而我就缺乏名师指点，所以当时我就下定决心考研，一定要拜一个名师。

现在的临床人才培养强调"读经典，拜名师，做临床"，其中拜名师是至关重要的。何谓名师？现在是一个"教授满街走，大师多如狗"的年代，我们一定要先搞清楚自己想学什么。有些老师理论造诣很高，有些老师则临床疗效很好，而二者兼精的人太少了。我们缺乏像张锡纯那样的大师，能带给我们震撼心灵的东西，所以如果你想要踏踏实实干临床，就要多跟随临床疗效好的老师。《名老中医之路》里那些著名的医生基本都受到名师的指点，而且不止一位名师。因为老师也是人，都有长处也有不足，只跟一个老师会受到局限，所以要多拜师。

跟师学习过程中，首先要做到尊重老师、从细节上关心老师。我跟张琪老师学习的时候，如果有学生迟到了，张老的脸色就非常难看，所以我从不迟到。"亲其师，信其道"，但也不要把老师神化。有段时间，我发现老师的用药风格有明显变化，后来我才知道原来老师也在学习，也在与时俱进。其次要善于提问。平时跟诊只是记录患者的四诊信息和老师的处方用药。至于老师的思维是怎样的，我们就不知道了，所以要善于提问。再有，还要善于总结。你光埋头抄方肯定是不行的，学到的最多也就是很浅显的那个方。你学习一个病，比如说糖尿病肾病，你肯定要总结一下老师的辨证、处方用药，再看看近10年的文章、综述，中医怎么治，西医怎么治，把那些常用药查一查，肯定会收获巨大。此外，还要了解老师的成长之路。在20世纪80年代我读不懂吕仁和老师的书。因为我没有跟吕老抄过方，有时候甚至分不清他写的术语到底是中医的还是西医的。比如说消渴病肾病，这是一个中西医结合的语言，吕老书中类似这种语言是比较多的，当时非常纠结。为什么吕老这么棒，我却看不懂吕老说什么。后来我才知道吕老早年曾经学过西医。结合吕老的履历，慢慢就理解了吕老的文字。这就说明了解老师的成长经历可以更好地理解老师的学术。

再说读经典。我非常崇尚经典，我的办公桌上、床上都放着经典，没事就看。经典是什么意思？就是纲领，就是范例，能带给我们很多启发。遗憾的是我上大学的时候没有把《神农本草经》（以下简称《本经》）作为经典去读。《本经》是非常朴素实用的，譬如说白术，《本经》曰："气味甘温，无毒，治风寒湿痹、死肌、痉疸，止汗、除热、消食。"里面明确说白术具有止汗作用，所以玉屏风散里用白术，还明确说白术可以消食，说明消化不好就能用，临床证明的确如此。如果强加解释说什么健脾益气、健脾消食，反而显得狭隘。经典的光芒之处就是在药物与功效之间画了一条直线，这就超越了很多理论。就肾脏病而言，《内经》《伤寒论》《金匮要略》和温病学经典都极为重要。但经典不是万能的，先有继承学习，让根基稳固，再立足于经典进行发展创新，创造出新的治法和方剂。继承是根本，但发展更是每一代人的使命，是让古老的中医学焕发新生的重要步骤。

赵进喜：王教授讲得非常好，我也觉得拜名师是中医成才的一个非常重要的环节。中医人才培养，仅仅靠在大学念教材，然后去医院见习，这个方法肯定是学不好。有时候可以说连入门都入不了。我经常讲，西医就好像是生产线上的不锈钢锅，只要按照一样的工艺标准，就能生产出99%合格的不锈钢锅。中医就好像紫砂壶，即使工匠很用心去做，做十个，真正是精品的也就一个。它是个手工活，全靠老师调教。在座各位专家每位都跟过很多名师。我在河北医学院上学的时候，就私塾刘渡舟、李克绍教授。我当时还跟过张贵印先生，虽然他职称不高，但却是带我入门的老师。还有我常讲的治疗急性肾炎五字诀"清、活、利、凉、补"就是张老师的经验，即清热解毒、活血化瘀、利水消肿、凉血止血、滋补肾阴。在临床上应用，确实疗效非常好。我在天津上研究生时候的导师是黄文政教授，黄老师虽然是肾病的专家，实际上治消化病也是很擅长的。他用加味小柴胡汤、左金丸治疗胆汁反流性胃炎，仙方活命饮治疗糜烂性胃炎，还有半夏泻心汤治疗结肠炎，疗效都非常好。好多人都说中医不可重复，不可重复就说明你没有学到真东西。比如说仙方活命饮治疗糜烂性胃炎，黄老师经常用的就是仙方活命饮原方加蒲公英。当时我亲眼看见两例病人，其中有一例复诊是做过胃镜的，病理都改善了。我在天津的时候还跟过王世福教授，他治疗风湿、类风湿和哮喘效果很好。他治哮喘最常用的方子是定喘汤和麻杏石甘汤，但他的用量是正常的两倍。姜良铎教授讲课的时候说过："咱们跟老师学习唯一的途径，除了抄方，还是抄方。"抄方是一个非常重要的过程，你跟老师抄方，把经验拿到临床一用发现有效，这经验就变成你自己的了。

另外，就像刚才王教授说的，不能光继承，还要有创新。施今墨先生治疗糖尿病强调脾肾同治，把健脾助运和滋肾养阴放到同等重要地位，所以他主张"黄芪、山药""苍术、玄参"药对。祝谌予教授作为施老的继承人，他进一步发展上述药对，把它变成"黄芪、生地、苍术、玄参"，加上"葛根、丹参"活血对药就是所谓降糖基本方。施老治疗糖尿病还没有打破三消辨证，到祝老时就明确地把它变成分型辨证，而且还加入活血化瘀的治疗思路。咱们吕仁和教授在这个基础上又进一步发展，吕老师说光分型辨证不行，还要分期分型辨证。所以说传承是一个不断总结老师经验，然后融合各方优秀经验，逐渐发展的过程。举个例子，我治疗小儿抽动症、多动症，有好多成功的病例。关于这个病我理解的是"五脏藏神"——虽然按西医学看这是轻微脑功能障碍，但按中医讲，还是认为"五脏藏神"。肝藏魂，心藏神，脾藏意，肺藏魄，肾藏志。临床上，小儿如果表现出任性、冲动、爱着急，动不动就闹，可能是肝火比较盛；如果注意力不集中，饮食不节，营养不均衡，指甲上有点，或者眼里有虫影，很可能就是与脾胃有关。那些安神、息风，都是治标之法。只有通过调整五脏，才能起到治本的作用。著名的"小儿王"刘弼臣教授，"少阳理论"和"从肺论治"是他最重要的学术思想。他喜欢用山豆根、板蓝根、黄连、黄芩、木瓜、伸筋草、钩藤、苍耳子、辛夷花这些药。"从肺论治"就得宣通鼻窍，利咽喉。实际上，抽动症的病人，按西医讲好多都与病毒感染有关系，好多小儿都伴有鼻炎、咽炎、扁桃体炎这些肺热症状，所以刘老就强调"从肺论治"。我学了刘老这个经验后觉得，因为五脏藏神，所以仅仅谈肺热是不够的。我就提出"五脏调神、宁神益智"，按照这个思路治疗，疗效明显提高。我想强调这一点：我们学习名老中医经验的时候，不能因为老师"从肺论治"，我也就"从肺论治"。我们完全可以在"从肺论治"的基础上，发展老师的学术，进一步提高疗效。所以，我们一方面要总结前辈的经验，另一方面还要在前辈的基础上有创新的思维，中医就是这样一代代发展起来的。假如每个人学中医的时候都是从零开始，到门诊上再自己摸索一辈子，那中医怎么能发展？

马淑然：咱们今天的主题是传承，我主要说三点。首先，为什么要注重传承？传承问题的提出是针对目前全国中医的临床现状。在众多三甲医院里，常是西医为主，中医辅助，所以现在临床上全靠中医辨证论治把人治好病的越来越少，疗效也越来越滑坡。基于这种情况，咱们国家提出来"传承"的战略思路，希望通过多跟师、多传承，提高中医疗效，让中医走独立发展的道路。

其次，到底怎么传承？第一，要学习老师的做人。第二，要学习老师的思维方法。我们不要只抄方，要看老师方子体现的思路，这是非常重要的。病人来了，老师是怎么思考的，对病是怎么认识的？老师怎么根据主诉去诊断和鉴别诊断的？又是怎么抽丝剥茧地分析主症、病因、病机、病位、病性的？比如看到便秘的病人，大便干，学生可能只想到用大黄、芒硝泻下，但是老师会接着细问大便怎么个干法：如果细软难排，可能是气虚便秘；如果是羊屎状，可能是阴虚便秘；如果又粗又硬，可能是胃肠实热。再比如湿疹的病人，很多年轻医师单纯用消风散效果不好，但老师会加一些血分药在里面。因为"治风先治血，血行风自灭"，所以除了清热燥湿止痒外，还要加活血药。所以老师的思维方法在诊疗中起到很大的作用，后学者要跟老师学思维方法。

第三，要学习老师的用药剂量。很多老中医处方的药量常常是"不传之秘"，很多老中医的方子乍一看组成是一样的，但是药量不一样，疗效就不一样。比如我的导师刘燕池教授治疗便秘经常用酒大黄 3g，他说如果随手用生大黄 10g，泻下造成的肠蠕动会导致腹痛，而用酒大黄 3g 则不然，首先酒入血分，其次 3g 的用量主要是为了降气。腑气一降，大便就通了，还没有副作用。

第四，要学习加减法，掌握该不该加、怎么加。有老师说到治疗失眠要加半夏，苔白腻加半夏顺理成章，但如果病人是少苔无苔怎么办？该不该加半夏？虽然西药药理研究半夏有治疗失眠的作用，但我们临床上要结合西药药理和中药药性来用，不能仅以药理研究结果为依据。我在临床上基本是病人苔黄腻的时候加半夏，如果病人是少苔无苔，可能稍加养阴药会更好。

第五，要把西药药理和传统中药药理结合。比如，同样是热证，同样是清热药，选哪种清热药？哪种在西医药理上也证明有好处，就优先选用。比如我曾经跟随妇科的梁秀珠大夫学习，妇科病人她都用银花。我以前觉得银花是解外感毒邪的时候用，而她就是结合西药药理，认为银花可以抗菌消炎，在治疗妇科盆腔炎症时用。

第六，注意宏观辨证和微观辨证相结合。有时我们会遇到病人在宏观上没有证候。比如子宫肌瘤，宏观上没有症状，这时候就要结合检查结果——她有肌瘤，是局部有瘀血存在，从瘀论治。比如卵巢囊肿或多囊卵巢综合征，就可以从痰湿论治。

另外，我想谈一下中医传承过程中要处理好的三个关系。

第一个是继承与创新的关系问题。继承是跟老师学习，创新则要广泛阅读，勤于思考。比如刘燕池老师推崇朱丹溪，滋阴派。他认为北京人工作压力大，生活条件好，火热伤阴的病人多，所以大多数病人他都用滋阴清热法，养胃阴用沙参、石斛、玉竹，滋肾阴用生地、玄参、山茱萸等。他的处方中从来不用附子。而我有一段时间看了很多火神派的书，后来有个病人因为耳软骨炎来诊，耳朵局部红肿热痛，在协和用了很多抗生素都无效。我一看他舌淡胖、苔白腻微黄，是阳虚水泛之象，脉象是寸关滑数尺弱，我要是用清热泻火药肯定会损伤他的阳气，很发愁，然后突然就想到潜阳封髓丹。我分析这个病人阳气虚，虚阳浮越日久化热，所以上面是热毒而局部红肿，下面是阳虚。最后我试探性地用了潜阳封髓丹合普济消毒饮，加小柴胡汤引经，当时还不放心，又加了五味消毒饮合清营汤外洗，结果一周后红肿热痛消退，两周后痊愈。后来我就琢磨这是什么道理，为什么用抗生素无效。我想是因为抗生素从中医药理讲是寒性的，越用越伤阳气。咱们中医治病讲究"神使"，张介宾注释《素问·汤液醪醴论》的"神不使"时说："行药在乎神气。施治于外，则神应于中，使之升则升，使之降则降，是其神之可使也。"我们人体的生命力、生命活动就是神机。如果阳气本身虚了，任何外在的治疗都无效。所以我温阳、潜阳，再加上清热解毒，效果就好了。我后来跟老师交流这个问题，老师觉得也有一定道理。这就是我继承老师思想，再学习火神派之后有了心得。再比如"足大烧"的病人，一般我们认为手足心热是阴虚火旺。但我曾经治过一位联大的老师，他足心热，可是站在凉地板上不舒服，同时还有像郑钦安描述的"目见五色光、大便干如羊屎"的症状，你说这该按阴虚辨还是按阳虚辨？最后我用了潜阳封髓丹合增液汤，还加了调胃承气汤，阴阳双调，滋阴潜阳，一周后病人脚心不热了，大便也通了，效果很好。这个病人我的体会就是阴阳可以并补，不像有些火神派的人所说的"滋阴药有掣肘之弊"。

第二个是中医与西医的关系问题。现在很多年轻医生，尤其在医院工作的，来了一个病人马上就输液，用抗生素，中医则是放在一个辅助的层次上。我记得王琦教授说过："做中医人，铸中医魂。"要想做好中医的临床，要首先用中医思维统治自己的头脑，然后再适当借鉴西医。比如说面部痤疮，有的人长在额头，有的人长在两颊，有的人太阳穴上长。怎么判断病位并辨证论治呢？课上我们常讲阳明经走额头，还讲额头对应心肺上焦，那这个病人到底是清胃、清心还是清肺，应该综合运用中医思维，并适当结合西医观点来分析。首先根据全身症状辨证，如果有胃肠道症状就按脾胃来辨，如果有心、肺的症状就按心、肺来辨。同时，结合《内经》"诸痛痒疮，皆属于心"的论述，适当清心火；结合西医雄激素高的病理机制，适当清相火，泄肝火，研究表明可以对抗雄激素的药物有连翘、银花、丹参、虎杖等。这样辨证疗效才会高。

第三个就是理论和临床的关系问题。"读经典，拜名师，做临床"，我觉得这三者有一个层次递进的关系。我们首先应该读经典，这是前提，只有建立知识储备，才能在跟师的时候看得懂、有心得。只有学会了老师怎么用，才能把临床做好。所以跟师是连接理论和临床的桥梁。我以前有个学生，下了课就跟我抄方，除此之外还跟东直门医院很多医生抄方，所以在跟我讨论的时候就能说出张三怎么治李四怎么治，遇到一个病可以给出多种方案。他跟师后有了这个思维的积累，以后遇到病就能把理论知识转化为临床实践。我觉得临床疗效好不好，关键在于能否把对的药用在对的地方，光记住不会用也不行。比如大家都知道半夏泻心汤用于治疗寒热错杂痞证，但是好多人不会判断什么是寒热错杂。其实你跟了老师之后就知道判断方法非常简单，几句话就可问出来。先问病人"喜欢吃凉的还是吃热的？"如果病人说喜欢吃凉的，那他肯定有胃热；再接着问他"吃完凉的舒服不舒服？"如果病人说不舒服，这就说明胃中有虚寒。凭这两句话就可以判断。或者病人说"我就喜欢吃热的"，但舌苔黄腻或者有口苦症状，这也是寒热错杂。所以你只要跟着老师学过，判断用药用方就会比较准确，疗效很快就能提高。

刘宝利：听了大家的发言受益匪浅。我是西学中的，为什么学中医呢？是因为中医治好了我的病。高二的时候我得了病毒性心肌炎，我记得当时是发烧，下肢冷痛极其严重，一位老中医说我是感冒传经了，开了银翘散、桑菊饮之类的方子，吃了半年没好，开始频发室早二联律、三联律，于是休学了。我父亲又给我找了一个偏方，用狗心煮朱砂，导致我后来白细胞、血小板都降低。

马淑然：确实有这样的偏方，用猪心包朱砂治疗心病。

刘宝利：后来上大学了，我选的西医。因为按照之前的经验，我觉得中医根本治不了病！我上大学还是频发室早，那几年就没有体会过健康人的快乐。最后有幸遇到河北名医高濯风，他治疗心肌炎和心肌炎后遗症很有经验。老先生开了方，跟我说吃3个月包好，我当时根本不信。但是咬牙吃了3个月，真就好了。我在博客中写道：频发早搏七年，在中医学面前成为过眼云烟。这对我冲击太大了。大学毕业后我被分到玉田县医院，在药房上班，天天从药库往门诊拉药。我不想当搬运工，就决定要学中医。报了河北中医学院自学考试，每周去唐山听课。我1991年开始学习，1996年毕业，很幸运拿到了中医本科自学考试的学位。既然学到这份上了就再学呗。我姨夫是华北煤医肾内科主任，他推荐我学肾病。于是从1996~2000年，一到周末我就跟朋友们到北京来看专家怎么给人看病，曾偷着去吕仁和、彭建中等老师的门诊学习。吕老的门诊随便进，我就进去看病人，抓紧记了五六个，赶紧把方子写下来，回去琢磨。我现在还留着很厚的一沓吕老的方子。那时候没钱，我记得最舒服的时候就是在北京的立交桥上吃煮玉米。我从2002年开始考研，第一年没考过，后来看了陈明老师的几本《伤寒论》的书觉得很厉害，就去找陈老师说了考研的事。陈老师说："行啊！"2003年很幸运地考上了陈老师的硕士。但是考硕士前两周，因为晚上熬夜看书，好了五年的早搏又开始犯了。我当时特别痛苦，难道真是老天爷不让我考？而且血小板、白细胞全少，我崩溃了，心里想怎么又得了血液病了？那一年每天都查血常规，不查血常规我睡不着觉，现在家里还有个桶，留着2003年查过的血常规化验单。尽管身体条件这么差，我也下定决心必须要读硕士，哪怕我拿到硕士录取通知书后倒下了，我也是个研究生。

这期间我看了很多书，第一本书是张琪老师的《临证经验荟要》，里面有专门一章讨论病毒性心肌炎。考上研究生后，早搏还是严重困扰着我，直到有一次在小摊上看到一本胡希恕的书，冯世纶老师写的。我跑到中日友好医院找冯老看病，冯老给我开了炙甘草汤的原方，生地用了60g，加黄酒。吃了4周的药，先是下午早搏没了，后来上午早搏没有了，到了2004年，早搏彻底没了。后来拿到硕士学位之后我看望了两个人，第一个是高老先生。我专门去找他，对他说我感激您，您治好了我的病，又因您而学习了中医。第二个是张琪老师，我全家人专门去黑龙江拜访了张琪老先生。我也是发自内心的感激，毕竟我直到看了张老师的书才确信中药可以治疗病毒性心肌炎。硕士毕业后我想考赵进喜老师的博士，但是因为北中医要考《内经》，难度大，就考到了上海。跟随陈以平老师学习肾脏病。我因为自己的病而学了中医，后来为了给更多人去治病而矢志不渝地继续学习。

马淑然：你刚说吃的什么方子？

刘宝利：第一次吃的是高老的经验方，有太子参、麦冬、五味子，还有桂圆肉、甘松，这个方子2003年《河北中医》杂志上高老的学生总结发表过。第二次就是冯老的炙甘草汤原方。用的这个甘松，后来吴以岭院士搞的参松养心胶囊里就有。

马淑然：甘松有中枢镇静作用，可以抑制早搏，治疗心律不齐效果非常好。

刘宝利：曾有人问我：人生最痛苦的是什么？我说人生最痛苦的是跟老中医抄方。找有水平的老中医太难了，好多人就是头痛用天麻、钩藤，腰痛用杜仲、桑寄生，就这样。王主任说的拜名师，什么叫名师？名师太难找了！就像我，没学过中医的人，怎么知道谁是名师？你说疗效好的，什么叫疗效好？病人多就能说明疗效好吗？我认为要能像赵老师一样，培养的学生也是名医，这才是真正的名师！能教会别人看病，让别人疗效好，说明真有水平。北京的专家病人都很多，都说疗效好。但我觉得学生的水平高才说明老师的水平高。譬如说冯世纶先生，冯老的疗效好吗？冯老确实善用经典。更难能可贵的是，冯老思想影响了很多人。冯老从72岁开始网上给全国中医爱好者义务讲《伤寒论》，先不说讲的对与错，这种精神本身就太可贵了。他每周六上午出完门诊，下午花两个小时在网上讲课，一分钱都不要，在全国培养了很多学生。

我学中医肯定受西医影响，我喜欢用脏腑辨证，因为和西医思想类似。西医看病怎么看呢？就是分型，做病理，明确诊断，然后选择药物。脏腑辨证也是，先辨病位，再辨病性，然后选方药。这两个的思路是类似的。六经辨证的思路就不是那样。但是六经辨证与脏腑辨证之间有千丝万缕的联系。六经辨证、脏腑辨证结合起来可能更好。

王暴魁：用六经辨治肾脏病很有意义，我想你肯定会有收获。但是不知道你沿着这个思路能走多远。

马淑然：它们本质上是一致的，比如说少阴经管着心和肾，手少阴是心，足少阴是肾，太阴经管着脾和肺，足太阴是脾，手太阴是肺，所以经络辨证和脏腑辨证分则为二、合则为一。其实脏腑辨证和八纲辨证，也是一回事，八纲辨证是高一个层次的，八纲辨证下面再具体定位就是脏腑辨证。每个脏的虚，比如肾气虚、脾气虚，都是整体气虚的一个部分。所以八纲是楼的大框架，脏腑是大框架下的小房间，每个房间都是属于这个楼的。

刘宝利：我硕士读伤寒，所以受到六经辨证的影响也比较大。可能运用不同的辨证方法，最后也会走到同一条路上。包括中西医学这两种医学模式可能也是一样。我觉得中西医结合是要培养中西医结合素质的人。这个人西医基础要好，中医思维要强，面对一个疾病知道什么时候选择西医治疗，什么时候选择中医治疗，而不是西药、中药一堆，就叫中西医结合。有的病人血肌酐已经1000μmol/L，有的老中医还给吃中药呢！开完药，我都偷偷告诉病人：你不能只吃中药，还得抓紧造瘘。肌酐都

1000μmol/L多了，还只吃中药？竟然还有中医说全世界只有他能治某某病，这已经疯狂了，这个思想肯定将学生引向邪路。还有人号称：吃我一年的中药，血肌酐能从1000μmol/L降到200μmol/L。你说血肌酐从1000μmol/L降到200μmol/L，这肯定是急性肾衰啊，是吧！所以为什么说有些人不认可中医，这些话让人家怎么认可？

我在上海学习期间，内分泌科的徐蓉娟教授，就是扶阳派徐小圃的嫡孙女。曾讲了一张方子，叫连附磁龙汤。组成有黄连、附子、磁石、龙齿等，跟二加龙骨牡蛎汤特别像，黄连对白薇，附子对附子，龙骨、牡蛎对龙骨、磁石。有的老师对遗精、阳痿、早泄，来的都补肾壮阳，用什么海狗肾、海马，搞得有的病人来了就说：大夫，你这次多给我加点海马吧！个个都补肾壮阳，这真是让我们年轻的大夫困惑。我去年看过一个黑龙江的病人，一个17岁的孩子，平时身上总是没劲儿。我说17岁的孩子怎么可能没劲儿呢？他妈说他遗精3年了，还伴有怕冷、腹痛、大便不成形、手脚心热。据此我就想到这是上热下寒证，可以用二加龙骨牡蛎汤，即桂枝龙骨牡蛎汤加白薇、附子。因为他还有腹中痛的症状，我还想到黄连汤，于是我就用二加龙骨牡蛎汤合黄连汤加减。吃了三次药就再也不遗精了，而且此后未再发作。所以治疗遗精不一定非得补肾壮阳。

王暴魁：他的遗精主要是心动造成的，心动更重要。他心一动就会遗精，唯让心不动，才不会遗精。我前段时间也治了一个病人，遗精20余年，每当紧张、做梦时发作。我也没有用补肾的药，用柴胡加龙骨牡蛎汤加甘麦大枣汤，很快就好转了。之前他曾找了很多医生，疗效都不甚理想。因此我认为有时候心神安宁是非常重要的。所以在这方面思路还是应该要广一些，不能一味补肾。因为有些时候遗精不是因为肾虚导致的。

刘宝利：如何继承，关键在于人与方法。现在很多西学中的医生，说到阳痿一定是补肾。因为西学中的知识是大量灌输的，而且现在很多老师在教学时也比较死板，所以真正能辨证很难的。

赵进喜：咱们学生在读书时一定要珍惜机会。你们现在有充足的时间跟师，通过学习名师的立法方药掌握他们的用药特色。至于刚才宝利说的二加龙骨牡蛎汤、连附龙磁汤，其实你看了秦伯未的《清代名医医案精华》就知道，这些治疗遗精的思路在清代就已经很常见了。我平时也爱讲"炉中扶炭"和"盏中加油"，煤火快要熄灭的时候，你加炭加多了，火就灭了；加炭加少了也不行，还得微微再加点，不加很快也就灭了；你捅它，它也会灭。所以虚阳浮越，虚火要上来的时候，你单纯去温阳是行不通的，得温阳和潜阳相结合、温阳与敛阳相结合、温阳与引火下行药相结合。这种病人是很常见的，尤其是老年人。我刚工作的时候曾经用肾气丸配磁朱丸治疗七十多岁的马老先生，高血压，头晕，失眠，伴有水肿、阴囊潮湿、冷凉等症状，效果特别神奇。他吃了六盒金匮肾气丸后，几十年的阴囊湿冷、水肿、头晕目眩症状都明显好转，血压也控制了。

庞博：今天我主要结合自己的经历谈谈传承的科研方法。我目前主要在做名老中医经验传承方面的研究。现在北京这个领域做得最好的大概是刘保延研究员和任廷革教授。最开始，我做了一个校级课题"基于贝叶斯的吕仁和教授经验的挖掘研究"，还跟着王老师做了一个首都发展基金委的研究，有这么一点基础。后来读了朴炳奎老师的博士后，做了一个"基于证据体和基于循证思路的朴炳奎的思想研究"。我其实不喜欢做实验，又不愿意违背自己的意愿去做一些假的科研。认为传承对中医来说是一件很有意义的事。而且我个人好像也更擅长做传承方面的工作。比如说，我的博士论文课题，我的论文在传播量方面仅输于严季澜老师两个学生的文献研究。我参与过国家"十五""十一五"科技攻关与支撑项目课题，跟着做了不少工作。后来做施今墨学术流派传承，主要是施今墨、祝谌予、吕仁和、赵进喜四位老师，他们之间有明确的传承轨迹，一共收了980例医案，然后做了一个研究。后来我又申请了一个"基于机器学习的名老中医诊治肺癌的认知模型的构建研究"。认知模型是什么？认知模型是人类对真实世界进行认知的过程模型。认知通常包括感知、记忆、语言、推理等方面，构建认知模型是为了研究人的思维机制，特别是人的信息处理机制，同时也为设计相应的人工智能系统提供体系结构和技术方法。在传承这块实际上就是建立一个体系，解决临床过程中对疾病、证候、体质等一系列临床信息的加工处理问题。最后通过这个认知模型，可以直接输出药物组成，而"法"和"方"都是蕴含在其中的。我在传承博士后答辩的时候，提出一个"点线面"的说法：赵老师是一个"点"，施今墨学术流派是一条"线"，而全北京搞糖尿病的专家是一个"面"。再推广一下，将来整个燕京医学流派，内、外、妇、儿，医、针、药，所有的这些临床工作者就是一张"网"，那这张网也是一个大的认知模型。我觉得学术流派要传承，首先得有核心的学术思想，其次得有非常明确的传承轨迹。但是现在确实有很多学术流派的研究中，划分出的流派之间差异性并不明显，比如赵炳南学术流派和朱仁康学术流派多被划为两个不同的流派。但朱仁康老师和赵炳南老师在治疗银屑病、冻疮等皮外科的疾病方面，他们核心的学术思想差异并不大。所以这个学术流派应该怎么定义，仍有待继续探讨。

我觉得名老中医传承在中医学术研究里永远处在基础性和战

略性的地位。王永炎院士说过："名老中医学术思想和诊疗经验是中医药知识的精华与载体，发现其中的概念、原理、规律、法则是肯定疗效、规范标准、发现机理、传承学术的基础。"如何去发现其中的概念、原理、规律和法则，很多时候老中医自己也说不出来。而名老中医经验传承项目旨在探讨不确定条件下——比如我不知道下一个来的病人是谁，人类是如何处理信息数据的，数学模型是如何解释人类认知过程的。我认为这就是我申报"国自然"能立项的一个重要原因。怎么做呢？首先要收集尽量丰富的名老中医的临床经验资料，进行分析和挖掘；在挖掘出数据之后，下一步就要引入循证思路——我们如何让这个数据挖掘的结果真实可靠、可重复，能够推广应用，同时要更深一步地研究名老中医的认知，用认知模型去阐释名老中医思维的机制；在机制的基础上，我认为再下一步的研究热点就是元认知。元认知就是对认知过程的认知。只有你认知了名老中医是怎么继承经验、怎么学习、怎么看病，你才能去复制这个认知的过程，你才能提高悟性，才能从根本上推动中医学术的发展。所以中医传承数据化的研究实际上是中医学科、信息学科、心理学科的一个交织的点。如果从这个点深入研究下去的话，我想这条道路是光明的。

但是关于传承的科研，现在的问题仍非常多。

第一，现在的研究方法仍然是以文献综述、频数统计为主，缺乏实质的量化。部分也有量化的研究，但仅局限于证候学和用药规律方面，即关联规则，观察两个药支持度之间的关系。但这样最后容易出来一个什么结果呢？就是桃仁与杏仁关联比较大，茯苓与猪苓关联比较大，赤芍与白芍关联比较大……这没有意义。我们关注的点应该是名老中医诊疗过程中他得到的信息和他反馈的信息之间的关系，而非方药之间、证候之间的关系。因为那样相当于割裂了治疗的过程。

第二，大多数研究都是基于特定疾病特定证型，而基于特定疾病特定证型得出的传承经验缺乏推广意义。就好像将来赵老师在自己的简介里写上"擅长治疗糖尿病肾病阴阳俱虚型"，谁也不会来看的。

第三，这类研究的数据录入和调用的效率特别低。学生要双人录入病案，再按照一定规则进行索引，一天下来最多处理五六个病案，直接结果就是样本量太小。

第四，现在我们常用的访谈研究，也缺乏相应的规范。所有人好像都在做访谈研究，访谈的方法、分析法也有很多。但一直都是缺乏公认的循证访谈方式。另外，在证候规范的制定方面，由于各个专家的临床背景与知识水平不同，对于同一疾病、证候往往有各自不同的认识。因此很难制定出一份大家都能够接受的标准方案，这也是影响传承研究的一个关键。

最后，就像我上面说的，在经验传承的研究中，鲜有针对名老中医思维机制和认知规律的研究。但其实这是最核心的部分，当然也是最不容易解决的部分。因此，在没有触及其核心的情况下，所有目前的经验总结、传承研究的问题依旧难以解决。

下面介绍一下我做科研使用的几种具体的工具。软件方面，我平时就用 Excel，这些数据都是这么输进去的。我博士毕业的时候，900 例病案 1 个月做完，都是真数据，都是我一个人输的，录入和调用的效率还是很高的。另外，咱们大学任廷革教授研究的一套系统非常好。例如"医案数据处理系统""中医药智能处方分析系统"等，做个案分析思路也非常好。还有一个是 CPIIS 公开的网络系统。这个用于处方分析特别好。我非常同意刚才王老师和刘老师的意见，个案的处方是最终体现治疗的因素。你如果能把处方的特点分析清楚，那么对于个案和群案的研究就确实做到位了。算法模型方面，我用了贝叶斯网络和支持向量机。我用支持向量机分析赵老师治疗糖尿病肾病的经验，发现赵老师在临床上强调的所有要素，比如内热伤阴耗气、清热解毒、微型癥瘕、浊毒为患、五脏相关……全都有。它能把赵老师的学术思想从一个简单的量化关系中提炼出来——完全是提炼出来的，不是挑出来的。所以能非常清晰地反映出赵老师的病机理论、辨证思路和基本处方，并且非常符合临床实际，这就是赵老师学术思想的灵魂了。

再多说几点我的跟师心得。

一个是跟诊学习的时候不能光抄方，应该仔细听老师怎么问病，仔细看老师怎么开处方。比如开始跟诊祝肇刚老师，老师突然问："你腰疼吗？"如果患者说疼，那就加几味药。要记住加了哪几味药，这个对临床的启发其实更大。如果不盯着他问诊开方，可能这张处方你根本看不明白。另一个是多读书。进入赵进喜老师门下之后，我发现赵老师每天很早就在资料室读书了，这种治学态度震撼了我。受赵老师影响，我在自己的 ipad 里存了 3500 多本书。咱们学医的都比较忙，可能没有整块的时间看书。但是零碎的时间特别多。在车上、工作间隙，都能利用起来看看书。读名老中医经验，相当于跟好多位名老中医临证学习。一些书比如干祖望的《医话》、朱进忠的《中医临证经验与方法》、赵老师的《伤寒论与中医现代临床》，还有黄金昶老师的好多书，对我的启发都非常大。

再一个，要广泛挖掘学习资源。像超星、CADAL 中美合办的数据图书馆、国家图书馆，这三个网络数据库都是不多花钱就可以下载到书的地方，就看你想不想。中美合作的这个 CADAL 图书非常全面，所有民国的书都有，许多大学不出版的书籍都可以在上面找到。还有医脉通、临床智库、医学金字塔、医学在线和中医世家网等网站，中医世家网下载的 CHM 可以全文检索。祝老带我的时候说，说通行十二经的药物一共就 3 味。当时我特别纳闷，真的就只有 3 味吗？我通过 CHM 全文检索，检索到古代本草记载的药物中一共有18味药能通行十二经。另外，GoogleScholar、Wikipedia都是获得西医学资源的捷径，利用NCCN之类的软件，也能够同步得到国外最新的医学资讯。

王世东：传承名老中医学术首先要重视医德的学习。在我们开始工作的时候，患者对一个年轻大夫的容忍程度，很大程度上取决于你的医德。吕老师也说过，他跟施今墨、祝谌予老学习的时候，施老、祝老在患者就诊时仔细倾听患者对自己疾病的感受，这就是医德的体现。这样可以让我们对疾病建立起更深刻的认识，也能让患者感觉到医生的和蔼可亲，愿意跟医生进行更多的交流，患者依从性也会更好一点。在学习老师医德的时候，老师的这些待人处世的做法，确实有利于我们在从业时跟患者交流、积累个人经验和学习老师经验技术方面有所收获。学术传承这一方面，到底怎么传承？刚才庞博说不能完全局限于一个疾病里面去看这个老中医的经验，我有不同看法。老专家的经验源于对某一个疾病不断的学习与尝试，所以如果把疾病割裂开，这个经验很可能会变得更加虚化了。这样我们学到的这些知识推广到另一个疾病不一定能用得上。所以要和疾病相结合，更强调学习他们如何看待这个疾病，同时也强调辨病和辨证的结合，同一个疾病在不同情况下的治疗，他的处方是不一样的。

我们除了学这两点以外，还要学习老专家对疾病的把握程度。有时患者认为治疗不顺利，但是专家还是很淡定地继续给患者维持某一个治疗方案，原因就是他对疾病病机的把握，因为他知道疾病到了某一个阶段它的进展速度是很慢的，在另一个阶段进展速度是快的。所以往往这一次处方是三服或七服，而在下一次处方是一个月或两个月，对于这个疾病的认识和把握，或者说对病机过程的把握也是很重要的。当然也就像刚才刘老师说到的那些，我们一定要学会老人家是怎么用药的，毕竟药物是这个方子最基本的组成元素。很多老专家在学习药的时候，他对这个药的理解和现在教科书是不一样的。既源于导师的经验，又源于自己的摸索和对一些经验文献的阅读。所以说他用药我们看不懂，有时候就是源于他对药物药性的认识和你不一样。因此，经常药物疗效好，但我们却不知道为什么，这个还是得问。另一个就是剂量，我之前见彭建中老师治疗慢肾衰的一个处方，那个处方熟大黄用了3g，我当时觉得用熟大黄3g可能效果不会太好，这个病人的大便两天才有一次，如果加量到10g或者15g，至少排大便就好了。是不是真的更好了呢？不一定！就像刚才马老师说的，它是以调理气机为这个用药的关键。而不是以大便次数越多而治病效果越好。当然在有些特殊的时候，本身大便没排出来的时候，患者的肌酐、尿素氮更高一些，大便排出来以后暂时是好的。但是维持这个大黄的剂量的话，又会发现过一段时间就会出现疗效和剂量不成比例，同样剂量疗效更差了，这些指标又升上去了，会出现这种情况。所以，这个用药的剂量也是需要我们学习和关注的。

我们首先要把老师的疗效传承下来，别我们学半天之后，尽管我们也学会了这些处方，却没有好的疗效。名老中医师带徒考核，要求跟师像师，要求徒弟跟老师的处方80%以上一致才行。但实际上我们老师也不要求我们一模一样，关键是我们要盯着老师处方的认知过程是怎么样产生的，老师这张处方经验是怎么形成的。这个会启发更多，而不仅仅是这张方子。

王暴魁：还有一点就是，你怎么让老师教给你东西。一个是笨办法，就是你站老师旁边，看老师的举动，他问什么做什么、开什么药。另一个是你要让老师愿意讲给你听。可能你体会半天，也不如老师跟你说一句话。我觉得跟老师处好关系也是很重要的。这就是为人处事上的修养了。你得真诚，踏实努力，尊师重道。要是老师觉得你不可靠不愿意跟你讲，你再看也隔一层纸。我觉得听老师讲，反而是最简单的方法。

马淑然：跟老师抄方是一个方面，回去还得研究这个方子。方子里药很多，把它归归类，活血的是哪几个，行气的是哪几个，清热的哪几个，这方子一共用了哪几种法，你得多体会，多积累，然后就逐渐悟出来了，再有不明白你就问问老师。

王世东：也就是基于某一个病下面的若干张处方，找出它们共同的规律。

马淑然：对！分析每一个方子用了哪几种法，比如治胃痛的，是用了行气法？活血法？酸甘化阴法？还是辛甘化阳法？同一个病，你看老师怎么立法选方。实际上我现在立法选方的体会就是：首先，分析病理因素是很关键的，这个病有哪几个因素，邪气方面无非是寒、热、气、痰、瘀，正气方面无非是气、血、阴、阳虚，所有的病都是这几个病理因素。然后，看病位在哪里，有时候胃是寒的，脾是虚的，有时候肠是寒的，膀胱是热的。把病因、病位、病性各种因素都搞清楚了，最后，根据分析来选方用药。这就是现在最新的一个学科叫作处方方法学。所以你要分析老师方子里的法，这是很关键的。如果就一味地抄方子，你永远没有提高。

王暴魁：我赞同您的说法，有些人喜欢从理法上考虑去用药，有的人则侧重于用成方。岳美中老师为代表，喜欢用成方，岳老用方基本很少加减，好处在于成方本来就具有严密的配伍，做到方证对应就能取得佳效，这就要求我们掌握很多方剂，并且掌握方剂的适应证。擅用成方者岳老为代表，而熟谙药性者朱良春老师为代表。朱老对药的理解很透彻。对于初学者而言，掌握更多成方，研究药物的专能是一个捷径，而自己用理法去组方是更高境界，难以掌握。

赵进喜：实际上，你比如说像施今墨、祝谌予、张琪这些著名的中医大家，想把他们的经验全部继承，像王世东教授刚说的"全面传承"，那真是穷尽一生之力，也未必能都传承下来。但是一般意义上的老中医经验传承，以提高个人临床疗效为目的，实际上没那么复杂。我在天津上学的时候跟过多位老师，一般来说7周就差不多了。因为大部分专家都有他最擅长治的疾病，比如王世福就治哮喘和类风湿，常用麻杏石甘汤、乌头汤、银翘散等方，剂量倍于常用量；而武成主任长于治疗哮喘和胃病，病人来了以后就常用旋覆代赭汤、五磨饮子、麻杏石甘汤，比较强调这些疾病应用调肝理气。对这些咱们同学一般还是可以很快掌握，到临床一用就有效，就这么简单。

肖永华：我的博士论文就是做的传承方法研究。中医传承是要继承老先生的经验，但老先生们的体悟能力已经远远高于一般人，他们的经验和思想是非常丰富的，我们的传承很多时候是片面的，所以我们可能需要更好的办法和技术去继承学习。此外，中医的传承一定要在实践中证明传承效果。

姜苗：对于名老中医的传承工作，不能专门为了创新而去创新，强调创新却遗忘了经典是得不偿失的。学习中医学有一些经典的做法，譬如说有采药、制药、抓药、抄方、背书。过去的传承，师徒如父子，学生往往住在老师家里学习，甚至照顾老师的饮食起居，这些生活上的近距离接触、情感上的密切交流，在过去是不可或缺的。而现在的研究生不懂得跟老师交流，难免很多老师不全面地传授自己的经验。所以有一些"经典"的做法是需要我们重新关注的。在经典的基础上,还要强调"现代"。现代就是要把一些更先进的方法和技术为我们所用,用在传承中医上。结合经典与现代临床实际,才能更好地传承名老中医经验,让中医学在临床上真正发挥作用,显示出中医的根本生命力。

另外,学习中医的时候,也要接触社会、广泛学习,走出去才能更好地成长。回想一下我们的先贤,真正有大成就者,绝非闭门造车之人。所以诸位同学要开阔视野。我给研究生开学讲第一课就强调"不设藩篱,大开户牖",这才是我们中医应该有的胸怀,兼收并蓄一直就是中华民族精神,也是我们中医要传承下去的精神。

结语:师承是中医临床人才培养的重要环节,院校教育与师承相结合,有利于中医人才成长。在跟师学习过程中,既要重视对于名老中医具体经验的学习和挖掘,又要重视对于老师医德的学习。传承中可以引入数据时代的科学方法和技术手段,以揭示名医特色诊疗思维,研究名医成才规律。还应重视名老中医传承工作的成果转化,开展循证医学研究和新药研发,服务中医科研,促进中医学术进步。

(整理者:岳虹、肖遥、刘轶凡、吴双、刘鑫源、黄为钧)

三、综合治疗，突出中医临床优势；谨守病机，内治外治各有所宜

——如何发挥中医外治优势以提高临床疗效

引言：中医学在长期的实践与发展中，不仅总结出多种朴素实用的特色疗法，包括中药内服、外治法以及针灸、推拿、气功等，而且还形成了完备的理论体系和独特的综合治疗思路。临床上如何合理应用这些中医特色疗法，全面掌握综合治疗的临床思路以提高临床疗效？铿锵中医行第三期特邀请擅长应用中医综合疗法的临床大家与学有专长的中青年医师，共同研讨中医综合疗法相关问题。

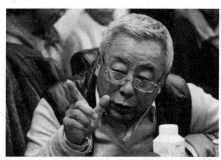

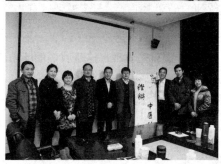

本期主要嘉宾：

肖永华　姜良铎　贾海忠

赵进喜　姜苗　刘宁

赵进喜：中医自古重视综合治疗，除了中药内服以外，还有中药外治、针灸、推拿等丰富的治法，疗效也很确切。目前许多中医大夫仅限于开中药，忽略多种中医特色疗法而不用，实属可惜。反倒是大陆地区之外的中医从业者都是多面手，诸如澳洲、东南亚、我国港澳台等地的中医师，中药、针灸、拔罐、推拿并用，尤其是针灸，已经成为中医药走向世界的先行者。因此，研讨中医综合治疗，对提高临床疗效，突出中医特色优势，具有重要意义。

姜良铎：说到中医综合疗法，首先我们要理解中医的学术特点。中医学重视定性，重视"整体观念"和"辨证论治"。大家首先要深刻理解"整体观念"，"整体观念"是什么？就是一个整体上的说明而不是细节上的说明，这一点我们务必要明白。比如说脉象，二十八种脉象对应着N多种症状和表现，所以脉象就是定性，不能定量。我曾经碰到一个人摸脉，给人摸脉之后说"你长了三个肌瘤"，我说你怎么知道是三个？要是四个呢？要是两个呢？光靠脉象如何能知道它是三个还是四个？这是不可能知道的。结果他答不上，只好承认说："兄弟我就是混碗饭吃"。其实我们靠脉象能知道的是：当女性患者出现脉细涩的时候，可以考虑此人很可能有子宫肌瘤，很可能有乳腺增生。"很有可能"，这已经是我们所能达到的最高水平了。至于说到底有几个，这不是我们这个学科能做到的事。你要是说"有几个"，你就是谬误；你要是说"很有可能"，那就是真理。这是我们的能力所限，再高的我做不到，必须要仪器来检测。

前一段时间网上有个事情很热，一个西医向中医发起挑战，要摸脉来判断胎儿性别。有人问我怎么看这事儿，我说："这个完全可以不予回应"。一个滑脉对应数个病因病机，一果多因，一果多机，那你怎么能判断是怀孕还是痰饮、瘀血、阳气衰？现在有人要把它变成一一对应的关系，这完全就是曲解中医。判断怀孕中医过去的办法是看乳房、问经期、看反应，最后拿脉来印证。如果综合判断是怀孕，就算脉象不支持也可断为怀孕。

我们一定要明白中医的能力所在，能办什么事，不能办什么事。我们的诊断，无论脏腑辨证、经络辨证，都是针对状态的宏观诊断，而不是细节的说明，你如果自己硬说出细节，那你是荒唐的。这既是中医的优点，也是中医的短处。所以中医的分科绝不能太细。我在国外遇到一个专家专治头痛，我问他为什么专治头痛，他说他在东北学了三个月针灸，常用合谷、列缺、肩井、太阳、大椎、睛明、攒竹……他就只会这几个穴位，所以专治头痛，这就是把人误导了。我认为中医到三级学科就不能再分了，再分下去就势必不是中医。我们不能分出来某某病的中医，不能分出来中医什么病专家，而实际上应该说在某某病上中医如何解决。中医判断的是一个综合的状态，西瓜只有在完整的时候是那个西瓜，切开就不是那个西瓜了。中医也是这样，不是把西瓜切开看，而是挑西瓜。再举个例子，看一幅油画，最佳距离是多少？已经有人做过研究——2.8米的距离，在这个距离看到的是个图；再走近一点，看到的已经不是这幅油画了，实际上看到的是色彩；你再近一点，看到的就只是色点，两种颜色；再走近就只有一种颜色。所以维持其整体观念的那个距离，就是我们中医的最佳位置，再往前走就不对了。曾有人报国家自然科学基金课题，大概的立题意思是认为所有中医的病都是阴阳失调，我就用两个方子，一个调阳的，一个调阴的，就治遍所有病。我说不予支持，不予通过。这个道理很简单，把一个具体问题简单化了。还有课题研究"气血的实质""肾阳的实质""三焦实质"，这类立题都是有问题的，因为它们并无实质。中医的辨证术语是一种状态的描述，是一种认识上的单位，但不是形态和解剖上的单位，当然它包括了形态上的一些概念，这就是中医藏象学说的核心。

董建华老师当年跟我说过这么一句话，我现在体会最深。董老师说："研究中医的人如果不看病，最终就会研究到反对中医。"因为中医是一种思维方法，按照那个思维就能把问题解决了，但是你一定要把它当作一个实体来研究，结果你当然认为它抓不住、摸不着，最后认为它是不行的。这几十年我回味老爷子说的这个话，还真是个真理！你看研究中医走上歧途的人很多。所以现在我的感觉就是，咱们中医人一定要把中医理解成是一个看病的医学——不是伪科学，而是科学的医学。中医最大的绝招就是能够应用这样的科学思想解决临床上的问题。从这个意义上说，这门科学要保持永久不断的强盛，只有临床才是唯一的出路。要是单纯从理论上研究木火土金水如何相生相克，你最后就会走上反对中医的不归路。所以咱们这个教学要把这个点找准了，不要找偏。比如你天天研究徒手一摸脉能诊断出来一个什么病，这个路根本就不通。

中医分这么几种档次：第一个档次叫"有是证用是药"，就是咱们所说的辨证论治。这个"证"字代表证据，这是第一个档次。第二个档次叫"根据证候用药"，"候"是信息的意思，代表病因病机，第二档次大夫的水平是方剂辨证，比如说大小柴胡汤证、麻黄汤证、桂枝汤证，所对应的是一组同时出现的证候，包括症状、脉象。我们现在培养的标准化人才主要就是一档和二档，大多数就是这样。第三档是这两者加起来，"有是证用是药"和方剂辨证相结合。第四个档次是"根据病因、病机设计治法，根据治法选择方药"，这是最高档次。裁缝的最高境界是量体裁衣，看一眼就知道你穿多大号的衣服；司机的最高境界是：有一条路车能不能开过去，司机看一下就能估计出可不可以开过去。从来没有一个司机下来拿尺子量完比划一下再开，绝无此人，绝无此事。医生也一样，我们需要做到的就是看一眼就知道行或不行。现在我们经常会遇到这样的问题：蛋白尿怎么治？头痛怎么治？我们现在也有一些现成的理论，比如头痛分外感头痛、内伤头痛，但都没有回答这个问题。这个问题实际上是：某人在何种状态下的头痛，应该用何种治法？所以中医的综合疗法就成为解决这个问题的必需手段。因为同样的病，一个情况有一个治疗的对策，不是所有的病都靠吃药能治好，也不是所有的病能靠扎针扎好，要根据具体的病来制定治法，这才是真正的综合疗法。我写过一篇文章发表在《中医杂志》上，标题是"从息论态，综合施治"，就是说从抓到的信息论他的状态，最后的落脚点是综合辨证。

比如我最近碰到一个肿瘤病人，肠胃功能已经完全紊乱，化疗得嘴也张不开了，完全吃不了东西。所以第一阶段我给他设计的方案是下鼻饲管，进食部分流食。另外必须输注静脉营养。为什么呢？因为对这个人来说不加静脉营养不可能恢复啊！那个人已经鱼际下陷，大小鱼际下陷是大虚之候。最后我就设计了这个静脉营养支持加经鼻饲管给流食，少量反复地入。几个月以后，口逐渐张开了，也不是一吃就吐、一吃就拉了，这个时候就把静脉营养停了。后来这个人又牙疼，但是抗生素不能用，清热解毒药也没法吃，因为肠胃功能受不了。于是我又设计了一个方案：两种药——芒硝、枯矾各10g，化水，纱布湿敷，解毒消肿，牙疼很快就缓解了。这就是根据病人具体情况设计治疗方案。所以应该根据病人的状态设计治法，而不是事先想好治法去套，综合治疗也就是这个意思。我还有一个尿毒症病人，毒素在体内损害细胞组织器官。要解决尿毒症，唯一有效的办法就是把毒素排出去，所以我就开了个中药灌肠方，其实就是排毒降浊，用三味主药——生大黄、芒硝、槐花，生大黄和芒硝能把毒素排出去，槐花可以起到凉血解毒的作用。煎好药，用注射器接上导尿管，进肛门15cm左右，进行直肠点滴灌肠，并且保留时间要在一小时以上。我让病人学会操作，可以在家自己灌。

赵进喜：是啊，病人自己得学会。灌得多了，很多病人自己就能掌握灌肠的体位、下管角度、药物温度等。

姜良铎：这个灌肠的效果取决于肾脏毁坏的程度，假如GFR在50mL/min以内，他还有40%多的能力时，这个灌肠效果是非常好的。假如他只剩20%，那不会有效的。这就是说，这些现代检查对于我们中医来说，实际上是完善了我们的知识，而不是发生了冲突。我认为，当代中医要积极利用西医学的成果和手段，以帮助我们分析病情，要把西医学的检查纳入我们的体系——不是简单地纳入，而是把它当作一种信息来纳入，它也是一种"候"，"证候"的"候"。比如胃镜，你可以理解为望诊的延伸。所以，重新站在信息的角度上，一切东西对于我们都是可以有用的。当然，这个信息的采纳需要医生的能力。这就像法庭判案，律师都滔滔不绝，但是有些本庭不予采纳，而那些有用的，我们把它拿过来。比如他有蛋白尿了，我们理解为它是肾脏损害的标志，是精气外泄的标志，这两条信息我们可以采纳。至于说它是肾小球基底膜发生的什么改变，更细节的东西对我们来说利用不到，我们只到某个水平，够指导我们开药就行了，这个就是利用现代指标的方法。我所谓的"从息论态"就是要抓住可能的一切信息，把一切信息作为当前状态的判断依据，根据这一判断确定病因病机。病机可分为三个基本病机——主要病机、次要病机、潜在病机，这三个病机的存在决定了它当前这个状态，根据病机我们就能设计出不同的治法。

我再跟大家说个病例。中医很早就有经络辨证，但是自二版教材以来把经络辨证纳入了脏腑辨证，从此经络辨证完全处于一种被无视的状态，至今没被主流接受，导致好多病都不是从经络考虑，光从脏腑上考虑，本来归纳不到某个脏腑，还非要往那归纳。其实经络辨证在临床上也是很常用的。举个例子，有一个领导家属找我看病，就是觉得难受、憋气，在阜外医院做的造影、安贞医院做的肺部检查，没有任何问题，但就是上不来气。《内经》说："谨守病机，各司其属，有者求之，无者求之，盛者责之，虚者责之。必先五胜，疏其血气，令其调达，而致和平。"这里头最重要的就是第一句"谨守病机，各司其属"，是哪个病机，你就治哪个，这才算治到点上。这个病人其实就是督脉损伤，这种病人我后来发现还不少。我现在看病都这么坐，桌子在这，病人要面对你，我一眼望过去就看清楚他这两个肩膀是不是平衡。这种病人一定是肩膀不平衡，扭扭歪歪。

这是什么道理呢？按照过去中医的理解，人体的内脏——心、肝、脾、肺、肾，全部在脊柱上挂着。你现在脏器没什么问题，但悬挂的钩钩出现了病变，就是所谓的"骨错缝、筋出槽"，你这种情况需要"正大梁"。这个代表什么意思？在形体上来说是骨骼软组织有问题，在奇经八脉来说是督脉已经出现了堵塞。由于它堵住了背上阳气，所以它反映出来的第一个症状就是胸闷、憋气。这就是说，假如钩钩出问题了，症状可能像脏器的问题。假如光是"有是证用是药"，你无论吃多少药都治不好。其实这个解决方法很简单，通过按摩把它松开，背上一扳，什么问题都解决了。上回我遇到那个病人，我找了咱们医院按摩科大夫，通过手法整理脊柱、理顺督脉，就解决了。这种手法治疗和针灸治疗是药物所不可能代替的，综合疗法是这么个意思。

还有一个病人，从赤峰来的，半身凉、失眠，上半身疼下半身麻，在北京找了八个专家看，一致认为他是心理毛病。病人对这个诊断不满意，后来通过一个出租车司机——也是我的一个病人，找到了我。我认为他这个病就是出大汗后着冷风，营卫阻塞、经络不通导致的。跟他一解释，他说："神医！就是你说的那样！我那天上山，满头大汗，一股冷风吹来，当时一冷，回来就成这样了。"这个病人要用咱们《伤寒论》里的那个治法——刺期门。整个少阳经堵了，要刺期门，伺其气动。就比如暖气管，它上面有个小排气阀，排气阀如果堵上它就一半热一半凉，是不是啊？你把那个排气阀拧开，它自己就热了，这个期门穴就是起到拧开排气阀的作用！最后我叫针灸科给他刺期门，期门穴下一针，再开个药，一个礼拜以后他说好多了。针灸呀，还是很有学问的！它不在于你怎么捏怎么扎，而在于扎进去以后针尖下得气的感觉，这才是它的秘诀。所以你学这个左边捏三下、右边捏五下，烧山火、透天凉，你还是烧不起来，因为你不知道它实际的意义是指针尖底下那个得气的感觉。我过去练这个"烧山火""透天凉"，我在自己手上练了，我才知道是这个意思。"透天凉"效果很差，"烧山火"比较快，当然在肌肉丰厚的地方做才行，廉泉穴就不能做。

这些病例证明，你必须分析清楚病人的情况，才能找到合适的综合治疗办法。上面这个人如果不扎针，光吃药还是不灵。所以各种医疗措施的综合应用，那是根据病机设计出来的，并不是我们事先想好的，这是目前综合疗法需要关注的地方。综合疗法不是简单地把各种治法用上就叫综合疗法，而是根据病机和病情需要，该外用的你外用，该用针的用针，该用罐的用罐。

再给你们举一个拔罐的例子。咱们病房住了一个病人，咳嗽持续状态。我们常常说哮喘持续状态，他是咳嗽持续状态，咳嗽到不能连续说两个字，一次只能说一个字，满头大汗，人已经因为咳嗽虚衰得很厉害。以前我治这个，都是天突穴扎一针，顺着胸骨扎下去，但有个不好就是容易搞出气胸来，后来我改成了拔罐，拔罐不会导致气胸。但是拔罐的时候，假如病人脖子仰起来，你是拔不住的，必须叫病人头低下，头一低就拔住了，因为肌肉松了。具体治法是这样的：先用闪罐拔背部肺俞穴，这个疾病大部分是寒气，用闪罐一拔，里面的寒气就出来了，肺气就通了；然后一招叫作"开笼放鸟"，大椎穴拔一罐，肩井穴拔两罐，这就三罐了；最后关键一罐在天突穴，这一罐不能闪，一闪就疼得不行。用肺俞、大椎、肩井、天突治疗，这个病人我给他做了半小时的拔罐，老人长出了一口气，说感觉这个气下去了，痉挛的状况得到了解决。当时我还开了一剂中药，下午给他喝上，当天晚上老人就睡着了。对于这种情况，如果光靠吃药，缓不济急，解决不了问题。所以说中医是完全可以治急症的，但是中医治急症比西医学难度要大一些。因为你要"现场量体裁衣"，这活儿比较难做，要练到这个水平比较难。

赵进喜：关键是高水平的中医少。

姜良铎：综合疗法疗效的取得，是要靠对病机进行判断，再根据病机的判断设计出药。所以就出现这种局面——有时候根据病机设计出来的方法都是书本上没有的。书本上是标准病例、规范病例，我们现在面对的是非典型病例，但医生的功能就在于非典型疾病也得能治。我有个骨化性肌炎的病例，台湾的孩子，人称"珊瑚儿"，孩子不能碰，一碰肌肉就长成骨头了，长得跟珊瑚一样，很可怕，四处看病十来年了，都没有疗效。这个病人来了以后，台湾的电视台扛着摄像机要来录像，他问我说

"你们有经验没有"，我说"没有，我的经验不多"，当今世界上对这个病有经验的人也不是很多，因为该病的发病率才五百万分之一。我说看是可以看！因为不能简单地认为中医是一门经验医学！所谓的经验医学应该是指经历过的会看，没有经历过的就不会看。中医是一门医学科学，没有经历过的，也可以在中医理论指导下辨证选方用药。我们可以理直气壮地这么说。这个骨化性肌炎我也是第一次治，这个病人是个紫红舌，我认为这是营血分热刺激了筋骨的转变，所以我采取的治疗手段就是清营凉血，就这么一个招。这个病人后来控制得比较好，这十来年，新发的病位基本都拿下，但是陈旧的还不行。后来我发现这种病人都有一个特征，他们的大脚趾是直的，几个都这样。以前治疗这个病我采取的是中医疗法，用凉血解毒法控制。后来我想能不能来一个放射疗法，就像打仗要先把敌方信息切断，我们用放疗把骨质增生的信息通路先截断，中药再清除就容易了，否则它"镇压"不住。这个放射剂量不需要用到治病的量，用极小的剂量，不引起副作用。

这里头还发生了一个插曲，这个病例在网上发布以后，上海复旦医院副院长的女儿也得了这个病，最后这个院长就找放射科的大夫做了三次放疗，再加上我开的中药，新起来的包都打下去了，现代设备使用了一下，结果非常成功。后来这一类病人我都采取这一办法，外边可以再用中药洗，局部如果有红肿热，以芒硝为主；反之则不用，因为它可能由寒引起的。这样的病人现在控制得都不错。

赵进喜：刘海若的经历不也是很传奇吗？（注：2002年5月8日，凤凰卫视主播刘海若与另外两名台湾女记者结伴到英国旅游时遇上火车出轨意外，两名台湾女记者死亡，刘海若经英国医院抢救后被判定脑干死亡。刘海若的家人无法接受这一现实，要求中国专家一同会诊。在有关部门的安排下，北京宣武医院神经外科主任凌锋飞往伦敦会诊，推翻了"脑死亡"的判定。根据凌锋回忆，虽然刘海若伤势严重，带着呼吸机，但发现她是自主呼吸，因此肯定不是脑死亡。后经北京宣武医院精心医治，刘海若逐渐恢复了健康）当时不也是综合治疗吗？

姜良铎：刘海若的治疗包括中医针剂加丸药，当时用的中药注射液——鱼腥草注射液，那个时候还可以用，吃安宫牛黄丸，也吃汤药。她那个治疗也很复杂，既有清热的石膏，也有人参、大黄，这个病例资料都还在。

以上跟大家谈的这几点，意思就是说，关于综合治疗，医生要解决的核心问题是从各种现有的症状、体征以及西医检查结果出发，经过信息的处理，对病人作出一个状态的判定，然后找到这种状态形成的三个以上的基本病机，针对病机设计出不同的治疗方法，这样才能把病人的状态扭转，最终治愈疾病。

关于中医脉诊所说的"左手心肝肾、右边肺脾命"，不能看死板了。真理和谬误只是一步之遥。比如这个耳穴诊法，现在好多人说耳穴能反映胆囊炎、冠心病，这完全是个误区。其实它并不能诊断。因为诊断冠心病不是靠耳朵上有没有反应点，这不是诊断条件。实际上耳穴反映的是经络通与不通，这个就对了。这个地方有反应，是少阳经不通，但你要说这个不通了就是胆囊炎，这是错的。我一个学生做这个实验，我辨证，他在耳朵上找反应点，吻合率百分之七十。比如阑尾炎我辨证是阳明经的，他在那个点上找，这比盲找准确率提高了，那就可以了。而且我悟出了这个道理：不是阑尾炎要去耳朵上找反应点，而是阑尾炎的时候经络可能不通，可以提示哪个经络不通，我们临床逐渐发现了这个诊断的意义。

我再说几个诊断的简单方法。带状疱疹早期，用手把这块皮肉抓起来，手这么一抓，问病人感觉，如果里边疼得厉害那应该不是带状疱疹，如果靠近手掌这边疼得厉害那就一定是，没发出来也是。再一个，诊断学里不是有这么一句话，"测肌肉之强弱，知脾气之虚实"，这个怎么来诊断呢？就摸胳膊或腿肚子。这样一摸以后，你要体会这个肌肉的滑利程度如何，甲状腺病就能这么诊断。301医院的一个大夫是我老乡，他带来一个病人请我看，我往他胳膊摸了一把，我说你甲状腺机能减退。凡是甲状腺机能减退的人，皮肤肌肉像个皮子一样，手底下摸着僵直，很死板的。可是我这不是靠这个诊断，要诊断还是靠抽血化验。

赵进喜：这个也是切诊，望、闻、问、切的一个重要方面。

姜良铎：结果马上去做一个甲状腺功能检查，果然是甲减。上个礼拜来了一个病人，40岁左右，形容丑陋，脸拉得老长，手掌又疼痛，我说这是脑垂体综合征吧，结果核磁共振一做出来——垂体瘤。当然我们不能靠那个诊断，但是我们能够"候"出来，我的意思就是医生的价值就在这个上面。你要"候"出来这个情况，你就可以把这个病解决掉。你一摸没一点感觉，你怎么诊断？现在的医生要花大力气来研究病人的状态，研究病人的病机，然后再研究治法，最后把你的治法综合起来，这才是真正的有机综合的疗法，我就说到这。

赵进喜：听姜老师一讲，真有种豁然开朗的感觉！平常咱们说起综合治疗，一般就认为是多种疗法优于单一疗法。但综合疗法更应该是综合四诊信息、综合分析、审察病机、选择疗法，最终才能取得满意的效果。

贾海忠：刚才姜老提到董老的那句话我特别同意，学中医不干临床的话，很可能就会走向中医的反面，这一点我们都是深有体会的。咱们在座的学生，如果还不知道将来的路该怎么走，我建议你们无论如何都要干临床，那怕到小医院，那怕回村里自己干。如果只做与临床不相干的工作，那你真的会离中医越来越远。

关于综合疗法，刚才姜老讲得也非常深刻。之所以采用综合疗法，是因为不同的病，它有不同的病机，所以采取不同的疗法。从医学本身来说，在中国，最初的医学就是中医，后来西医来了，医学被加上了"中"的限定，中西医分而论道。虽然现在分开，但是最后还会融合，那时候就是"中国医学"——融中医和西医学为一体的，也就是毛主席当年提出的"新医药学"。这一天一定会到来的，我深信不疑！

我大学毕业到现在30年了，一直在做一件事。我们总说中医整体观强，西医比较细化。我一开始也是这样想，但后来觉得不是。就拿高血压来说，西医治疗就是降压，你说它细吗？中医看病，我要看看这个病人整体的表现，分出一些类型来，然后辨证用药，西医看病分型吗？不分。你用钙拮抗剂，这个病人的钙代谢途径有问题吗？你用 β 受体阻滞剂，病人的 β 受体这个系统有问题吗？也没做检测，也不知道有没有问题就给人家用，是不是瞎用？虽然血压降了，但人更难受了，这不是治病是添乱。中医绝不会这样用的。西医有时候要比中医盲目得多。因为我是搞中西医结合的，我对这一点深有体会。我觉得中、西医整体与细化的问题，不是中医和西医的差别，而是角度不同。中医细化的部分西医不知道，西医细化的部分中医也不了解。所以谁也没错，如果结合起来会更好。你看西医现在的发展趋势，也是逐渐走向整体了，很多思想越来越类似中医。所以我说中医是一个早熟的科学体系，学习中医是值得自豪的事情。我年轻的时候，也一直想把中医科学化，想用西医的东西来把中医解释了，最后我发现这条路越走越不对，走回来才是对的。我们有独特的东西，能解决西医解决不了的。当然，也有我们解决不了的西医能够解决。所以说中西医不要对立，要团结，要互相学习。听我讲了，结果你们去搞对立就错了。

综合治疗还涉及医学思想。姜老刚才谈到阴阳五行，我以前是反对五行的，后来我发现我错了。但我觉得阴阳可能是对的，因为属于辩证法。另外大家都在强调"朴素唯物主义"这个概念，我当时也觉得是对的，毕竟是遥远的古代，能先进到什么程度？随着不断的临床和思考，我发现古人其实已经达到了一定的高度。中国古代哲学思想对医疗行为的指导作用是非常大的。"一生二,二生三,三生万物"这个论述大家已经很熟悉了，如果没有一元的气，就无以谈虚实；如果没有二元的阴阳，就无以谈寒热；如果没有多元的五行，就无以谈脏腑关系。很多内容都是环环相扣，关系密切。万物统一于你看不见的那个东西，你能想象它有多微小，它就有多微小。所有东西只有到那个极其微观的层面上，才能互相转化，就像物理学里面粒子的关系一样。所以越是微观层面的东西，越是万物统一的一个基础。我们古人没这个技术去发现粒子，但是能想到有这个东西，它叫作"气"。元气，本源之气，万物由此开始。然后随着气的运动状态不同，有了阴阳。如果气的运动状态都协调一致的话，那实际上是一个无极状态，就是"太极"，混沌未分，难赋其形。那么有了阴阳以后各种不同的变化状态也就都有了。这时候人们就要认识它们之间的关系，五行就是描述这个的，是一种极其简化的关系，生、长、化、收、藏，都以"土"为中心。《尚书·洪范》曰："木曰曲直，火曰炎上，土爰稼穑，金曰从革，水曰润下"，大部分书都没有解释"土爰稼穑"中的"爰"字。"爰"，加上"扌"旁是支援的"援"，是帮助；加上"日"字旁或"火"字旁，就是"暖"或"煖"，是给予阳光和温度。所以"爰"是支持、给予的意思，这个土就是在中央，生长收藏离不开这个化。

受此启发，我们历史上出了一个非常有名的医家——李东垣。李东垣重视脾胃，但他的用药量极小，一服药下来一共二三十克，有时比我们用的一味药量都少，但是疗效出奇地好。我把《脾胃论》反复研究透了，才知道什么叫四两拨千斤。因为"土"是根本，如果它出了问题，生长收藏全会出问题。所以李东垣始终以脾胃为核心来调节生长收藏，他的水平已经到达了一个高度。

刚才姜老师说反对中医分科太细，我很同意。现在中医课题竞相在做分子水平的研究，按照我刚才说的大家想想，真到了万物一体的"气"的层面，连生命都没有，研究啥？人是一个有机的整体，你执着于核酸水平的研究，那样不行，那个已经离生命很远了，各种细菌也都是那样的，跟人有啥关系？那么我们研究人的时候，我们研究人各个部位之间的关系，不同系统之间的关系，其实中医最精华的东西就是在关系。我认为我们研究脏腑时，疾病的病机不能简单地归到一个脏腑上，应该最少在两个脏腑上。因为中医在讲关系，两个脏腑之间的关系出了问题才会有那么复杂的临床表现。如果离开了关系，那你的疗效不会高到哪里去，知道了关系才能够四两拨千斤。比如说现在屋里有个人，你想让他出去，你推他推不动，你告诉他：你妈妈生病了，现在在急诊，他听了就跑出去了。你用的是什么方法呢？是关系，绝对不是在他身上发力，对不对？所以说我们一定要搞好关系。人有各种社会关系。人体内脏腑组织之间也有关系，关系搞不好，就是不和谐，就是病了。我为什么讲这些，因为当我们了解了这些关系以后，就知道综合治疗应该从哪里入手，在哪里发力了。

另外，综合治疗不仅要关注人体内的各种关系，还要重视人与环境的关系。比如发汗，把病人放在冰天雪地里发汗和放在暖屋里发汗，用药能一样吗？效果能一样吗？所以有时仅仅改变环境就能治病。有一部分哮喘病人，冬天去海南，不在北京这个寒冷有雾霾的地方，自然就不发病了！所以这种时候吃药、扎针通通都不需要，改变环境就解决了。咱们中医一般都不把这个当成治疗技巧，只是一个自然而然的考虑，但其实这是非常重要的。

再有，综合治疗要重视语言交流。有时候病人来了，家属推着进来的，看完病自己站起来就走了。其实有时候就几句话，病人马上就能缓解很多。语言的治疗是最深刻的，是直指人心的。你吃什么药都吃不到心里去。但是语言直接就进去了。所以在综合治疗中千万要重视语言和心理治疗。怎么提高语言的水平？需要智慧。那么智慧从哪里来呢？医学之外，包括历史、文化、宗教、哲学。作为医生，知识面要打开。不但学中医、学西医，还要学非医学的东西。只有你的高度不断提升，你的疗法才更加丰富。对你的病人来讲，你要善于去从思想上改变他，不要背条文。说《道德经》怎么讲，佛经怎么讲，你要用一个具体的事来讲，用智慧的思想解决他切身的问题。

下面再谈药物治疗。药物治疗是我们的主打，但这个主打实在是太有限。我想这一块不管是内服还是外用，大家都知道得很多，在此就不展开，我说几点其他的。

首先，药物里有一部分是药食两用的。不要小瞧食疗，我们经常有病人问："大夫，我这个吃点啥好？我不应该吃啥？"病人都有这个需求，而我们学校讲课缺乏这一部分。当一个人久病，体质虚弱，我们都要吃补药。其实吃补药不一定那么好，吃啥最好呢？小时候吃啥长大的，你就吃啥。为什么南方人吃面容易饿，北方人吃米容易饿，因为肠道是有记性的。当我们的消化系统见到它小时候常吃的食物，就愿意多吃一点，也更容易吸收。大家有没有这种体会，放假回家感觉家里的饭特别可口。其实生病之后也是这样。恢复从小养成的饮食习惯，对人体就是一个巨大的补益作用，这个比补药还要好。当然，配合起来用就会更好。

其次，现在的医疗环境下，做中医太难了。你们见到的病人有可能是这样：糖尿病，吃着二甲双胍、阿卡波糖，打着胰岛素，这样怎么辨证？刚才姜老讲了，我就根据你现在的状态辨证。行不行？行！因为你必须在这个基础上给他治疗。但你要知道他现在的表现可能不是疾病本身的症状，而是药物引起的，你忙了半天只不过在治那个药的副作用而已。那你中医成啥了？成给西医"擦屁股"的了，那样不行的！你要搞清楚西药对中医的证候产生什么影响。比如说我们心血管病病人，来了一看面红目赤、急躁易怒，这似乎是典型的肝阳上亢、肝火上炎。实际上还真不是，他就是吃硝苯地平控释片吃的，是药物的事，减药就能好。那为啥硝苯地平这类药容易导致这类病人出现这类的情况？这个病人从中医辨证来看是个热证，但是用上这个药以后，虽然血压降下来，但病人感觉更难受。所以我认为西药也是有寒热温凉属性的，只是我们没有认识到。

我很早以前就在想西药辨证应用的问题，那时候我管它叫"西药中药化"。15年前我发表相关论文的时候，杂志社给我修改了一下，叫"西药辨证应用"，我觉得改得特别好。所以我现在用西药治病，首诊有效率要比西医的高。他们根本不知道根据病人状态用药，就是采取用了不行再换的方法。我们一看，这个病人最适合 β 受体阻滞剂，那个病人最适合钙拮抗剂，那个适合利尿剂，我们都已经总结出规律了，所以现在西药的辨证用应该纳入中医的研究范围，我和我的研究生一直在做这个工作。实际上你看，用西药也是一种综合治疗，但已经不是单纯的加法了，而是中西医一种很有机的结合。

最后我再说说非药物疗法。其实很多东西我原来都反对，但后来我不断发现我的认知还不全面。第一个是气功，气功疗法的效果是我在上大学的时候认识到的。那时候我肠胃不好，老拉肚子，吃点药就好，一停又犯，反反复复。有一天我看杂志，讲"辨证施功"，脾胃病的内养护，我就照着练，练了19天就好了。我觉得太神奇了，从此就开始研究气功。后来研究真气运行，真气运行是李少波老师创立的。我为什么练真气运行，是因为我特别怀疑中医经络的存在。真气运行讲，你练到一定程度之后就可以感觉到经络的循行。因此我想我得练一练，因为我怀疑经络，所以就练。我练了50天，通了！真的是任督二脉通了！我不信都不行了，因为我真的感受到了。

西医总说中医主观，我们以前搞科研的时候只需要客观指标，老是把病人的症状不当一回事。其实主观症状对医生来讲就是客观，别人的主观就是我们的客观。什么是客？外来的都是客。那外来的精神异常难道不是客观的吗？怎么就成主观的呢？所以在这个主客观上，把精神和身体、心理和生理之间割裂开来是不对的！对医生来讲，客观包括病人的主观症状、客观体征以及检查结果，这里面哪一个都不能忽略。可是，我们受西医的影响太注重客观指标了，把主观症状这块给忽略了，可是病人来找你看病首先是因为主观症状痛苦才来的。

说远了，说回气功。气功有三个要素——调息、调心、调身。要什么姿势，要怎么呼吸，意识状态要怎么调整，所有气功都离不开这三点，只是有所侧重而已。我现在认为气功是中医里最优秀的疗法之一。这一点恰恰和大多数人的认识相反。中医人现在特别容易受西医的影响，认为这是糟粕的东西，甚至有些不求甚解的、不去实践的中医人，就贸然代表中医，说自己是中医，中医里这些那些是糟粕，把自己优秀的部分否定。所以我们一般情况下不要轻易否定老祖宗留下来的东西。很多不是不对，是我们没有认识到，要再去认识。我过去也是老犯这个错误，现在总结出来经验教训，就是不能轻易否定。

第二个是点穴。当你理解了气功、经络的时候，你才能理解这个点穴的作用。因为经络是联系脏腑组织的。通过点穴、针刺调节经络气血运行，肯定能治病。因为你是在调整关系，对不对？刚才提到研究真气运行的李少波老师，我在他100岁时才见到他，那是2008年我出版《贾海忠中医体悟》的时候，提到了自己这段经历，在刘观涛的帮助下，得知李少波老师在兰州，当即飞过去拜见。见了老先生本人，100岁的人呀，鹤发童颜！当时我就请求拜师，李老说那得考察考察。回来以后我把我的一些书寄给他，最后老先生同意收我为徒。一个月以后我专门飞过去拜师，后来还选了老先生做了"全国中医优秀临床人才"的导师。其实，除了真气运行法，老先生还有很多其他的临床经验。他原来是搞针灸的，有很多绝招。我想我得给他整理下来，于是我找机会在那里待了一周。当时老先生传授的是点穴。从那时候起，我才开始接触点穴。我问要用多大力？老先生比划了一下，说就这么大力。我心想老先生老了没力啊？我问要点多长时间，老先生说三五个呼吸就行。我更惊讶了，这能治好病吗？后来在病房里验证，果然能，太神奇了！后来，我们给老先生出了书，叫《李少波真气运行针灸推拿实践》，里面详细介绍了他的学术观点和经验。

第三个是针灸。虽然我搞内科，但是针灸一直在用，疗效不错，还有一些自己创新的东西。针灸是我们中医非药物疗法里最重要的一个，治疗急症比药物快得多。以后有机会再详细介绍。

另外，还有一些看似更不可信的非药物疗法，有时也是很有用的。比如看似荒谬的念咒语。我把我的思考与体会和大家交流一下。李少波老师教我六字真言的时候，我想这个能治病吗？但我做完了之后就觉得，这个不治病才怪呢！你把那几个字念一念，你会感觉到每一个字是从身上不同地方发出的，那就和按摩一样嘛！就是调动身体肌肉自发地去按摩。为什么人一生气就老爱叹气，爱发"嘘"的音？你们念一念试试，你会发现"嘘"是两侧胁肋部在用力。一念这个"嘘"，肝气就疏畅了，人就舒服了。我们还有一本书，讲念数字治病，比如000、111、39900，不同的病念不同的字，给你开一个数数的处方，我试了确实有用。比如念0或6，过一会儿你嘴里边唾液特别多，生津止渴效果就很好，确实可以治病。我原来没有进入到这个领域，等我进去了，发现自己犯的错误太多了，中医教育犯的错误太多了。这么好的东西，在学校都要被当作糟粕对待，你说是不是我们的教育体系出问题了？

总体来讲，整个综合治疗就像用药配伍一样，也存在相须、相使、相畏、相杀的关系，有的合起来用是增效，有的则是大幅度减效。所以我们在挑选不同治法的时候，不要以为加上了就一定好。大家只要知道中医最智慧的一个法则就是"随证治之"，就好了。

赵进喜：贾教授不但总结了综合治疗有哪些内容，还强调了很多咱们平常不注意的东西。我想这些对咱们临床大夫有警醒的意义。对老祖宗的东西轻易否定是不可取的。

刘宁：聆听姜老师、贾老师的经验真有醍醐灌顶之感！非常有收获。我就是针灸科大夫，同时爱用汤药，自小练习武术、气功，所以对两位老师所说很有共鸣。中医和西医是互不排斥的东西，因为它们背后的终极真理是相同的，研究对象是相同的，最终目的都是把病治好。但中医和西医的关注层次和治疗方法又有区别。在人体的研究上，西医研究的是实体和物质，中医研究的是无形的象，中医认为人体最根本的状态是气。刚才讲到太极本无极，我们练内家拳，一开始就是站桩，这是一种无形无相的状态，首先调心，其次调息，然后调形。脊柱一定要正，刚才姜老也讲了，督脉不通可以导致很多疾病，整脊疗法为什么能治疗很多内科病，就是这个原因。头顶天，百会顶起，尾羽着地，脊柱自然就拔长了。我从练散打、陈氏太极、八卦掌、形意拳，一路练下来，最后恍然大悟，内家拳练的不是形体的东西，练的就是气功。形意拳讲"有形有意皆是假，无形无意方成真"，太极拳讲"进入化境"，就是说太极周身都是拳，有形有意则进不了化境；能把气集中起来，才是进入化境的一个状态。其实人和疾病的关系，就像武术对战，正常人都是正气存内，邪不可干，遇邪气冒犯，直接就顶出去了。但如果这个人失去平衡了，邪气就像对手出了一拳，一下就能攻进来。这是非常形象的一个阴阳失衡的状态。在这种情况下，中西医的应对方式是不同的。比如肺部感染了，咳嗽、喘，血象升高，西医用抗生素，抗生素是"抗"，就像要被打倒了，后面来个人撑着我，虽然暂时不倒，但我不能自己保持平衡。慢性的肺系疾病可能就是这样，长期咳嗽、喘，就得长期使用抗生素支撑着，患者无法恢复自身的动态平衡，一直靠药物介入，所以会非常难受。中医不讲对抗，而是借力用力，顺势牵引和转化，为己所用。你这来了一拳，我就顺势出一招。中医讲究要开门打狗，绝不闭门留寇；要避实就虚，调整人体的虚实结构，把邪气引出去就好了。

我觉得整体观是中医在综合疗法上的优势。首先要综合诊断，谨察阴阳之所在，调其平衡。四诊合参，包括脉诊、舌诊，甚至甲诊、耳诊、尺肤诊以及经络诊法等。中医本身就有丰富的查体和诊断方法，再加上西医的各种检查仪器，可以根据中医理论将其作为中医诊法的延伸。只要可以用来定性定位，就都应该纳入中医诊疗体系里面，这是综合诊法。

其次要综合治疗。中医有八纲辨证、脏腑辨治、经络辨证、三焦辨证、卫气营血辨证等多种辨证方法，在临床上都很常用。我认为综合采用辨治方法也属于综合治疗。我临床上有个综合经络辨证和脏腑辨证的病例：一位31岁的女性，她是某银行的大堂经理，夏天空调特别凉，时间长了就觉得浑身特别冷，伴有咳嗽、喘的症状，血象不高，西医没有什么办法，找过中医拔罐，效果也不好，迁延不愈1年多。后来我给她收入院了，根据她受寒的病史，痰涎、咳嗽的症状，我把麻黄汤、桂枝汤、五苓散、桂枝附子汤、苓桂术甘汤都试了，加上针灸，虽说都有效，但也不是特别好。后来有一次我临床带教，给学生讲肺经的循行："肺手太阴之脉，起于中焦，下络大肠，还循胃口，上膈属肺……"讲的过程中，突然意识到肺经其实就是在胃肠道里面转了一圈然后上去了，起于中焦，那应该温中啊！于是我直接给病人用了干姜甘草汤，干姜20g，甘草10g。结果效果太好了！喝上药第二天中午，病人就和我说：这药好！喝完之后胃暖暖的，背也不凉了，咳嗽也没了，痰涎也好多了。三服药以后就出院了，至今也没复发。所以我就想到中医脏腑辨证与经络辨证应该有机结合，包括中药归经理论。归经理论是非常有用的。这个病人，开始附子我给她用到20g都不管用，但用了干姜就管用了。这是因为附子大辛大热，走而不守，通行十二经脉；干姜守而不走。因此应该重视经络辨证。经络是什么？经络内连于脏腑，外络于肢节，网络周身，行气血及阴阳。经络辨证是什么？就是把内在脏腑和上下体表贯穿起来的一个辨证方法。通过这个实践，我悟到了经络辨证的重要意义。

姜苗：刚才贾老师提到咱们中医教育的一些问题，还有中医科研，还有非药物疗法的继承，等等。咱们这个论坛，不仅在讨论中医临床问题，实际上对中医教学也很有指导意义。2015年大家都在做"十三五"规划，有人说2015年是中医投资"元年"，赶上好形势了，国家支持，民间投资支持，大家都认为中医很好，无论是中医临床保健还是科研前景都很好。但另一方面，也有人说2015年是中医传承的末年。老一辈的专家越来越少了，所以一定要有人才来承担传承这个工作。中医教育的培养模式比较多样，各大院校也在进行探索。但无论是何种培养模式，中医临床实践技术是我们的同学们最应该继承的，中医的根本还是在疗效。但继承的时候注意不要走偏，我见过不少同学，在大学没有打好基础，就跟着一些民间流派养成了不好的习惯。比如病人来了，不让病人说一句话，一定要只凭摸脉判断病情。我个人觉得，都这个时代了，再去做这样的事情没有必要。古代扁鹊诊病，也要看人体的五脏六腑，他也是四诊合参、综合判断。田德禄老师提出"微观辨证与宏观辨证相结合""胃镜是我们望诊的延伸"，MRI、CT等现代化手段，何尝不是如此呢？过去我们望闻问切只看到了一个表象，现在能够通过更多的手段看到深层的地方，何乐不为呢？现代化的手段一定是综合诊疗的一部分。这是今天我想说的第一个问题。

第二个就是我们这个时代需要综合治疗。《素问·异法方宜论》指出：东方之人用砭石，西方之人用汤药，南方之人用微针，北方之人用灸焫。那个时候就讲这个。现在社会流动性大大增加，东西南北都交融了，更提示我们中医要采用综合疗法。同时《内经》还说："圣人杂合以治，各得其所宜。"虽然这属于"三因治宜"的理念，但我更愿理解为综合治疗可以发挥很大的作用。拿我们肿瘤科来讲，是最体现我们中医综合治疗的地方之一。黄金昶老师曾介绍食管癌病人梗阻之后采用背俞穴针刺放血的疗法，我很感兴趣，把黄老师的书看了看，又在临床中试验，觉得的确有疗效。平时在门诊上我也会建议病人采取类似的针灸、贴敷等疗法。我们科张洪钧大夫还把敦煌古方做成敷贴剂之后贴脐，用于治疗化疗中的一些胃肠道的反应。我本人也常用一些外用的方法治疗手足综合征，或者5-Fu、表皮生长因子拮抗剂、靶向药如依瑞沙等导致的皮肤反应。这些病毫无疑问在古人中是没有的，但我们应用古人的理念，结合现代的方法来治疗现代的疾病，古方今用，古法今用，同样取得了很好的疗效。但这些经验和疗效怎么转换成大家都认可的东西，如何被西医认可，被全世界承认，这个仍是我们面对的难题。

刚刚贾老师还提到西药中药化的问题，1982年当时的中医研究院有位叫岳凤先的人提出，肿瘤药物也有寒热之分。依瑞沙当时刚上市，治疗非小细胞肺癌中的腺癌，病人吃了最主要的表现是面部痤疮，60多岁的老头老太太满脸痤疮、脓包，又痒又疼，一看就是上火的表现，所以他认为依瑞沙是热药，治疗寒性的肺腺癌患者特别合适。另一个药是紫杉醇，这个紫杉醇是红豆杉中提取的，主要有神经毒性，有些病人特别怕冷，一遇寒神经毒性反应就加重，所以他认为紫杉醇是寒性的。类似这些理论让我们很受启发。我们面对现在这个时代，要用我们掌握的全部知识解决现有的医学问题，而不是耗费时间在中西医之争上，这是我们这代人最重要的责任。

赵进喜：看来今天依旧是一个学术的盛宴。对于综合治疗，大家从不同的侧面探讨得非常深刻，也举了很多生动鲜活的病例。当然，中医综合疗法要走向世界，必然也需要科研，这样才能让西医学信服这些疗法，要让商业保险公司认同这些医疗行为。说实话，综合疗法比中药内服更难做随机对照的试验。但是依然需要做这么一份工作，各位同仁任重而道远。

结语：在中医理论指导下，合理地选择多样化的中医治疗技术、手段和方法，可以最大限度地发挥中医整体治疗优势，提高中医临床疗效。若想发挥中医综合治疗的优势，必须做到：①明确中医综合治疗的重要地位与确切疗效；②理解中医综合治疗的深刻内涵，熟练掌握各项疗法的操作与应用技能；③谨守病机，针对患者的具体情况与疾病不同阶段病机特点，合理地选择多样化的治疗技术、手段和方法；④积极推动中医教育、传承与创新，鼓励新时代中医学子多读书、多跟师、多实践、多体悟，继承和发扬中医综合治疗；④运用现代科技手段与科研设计，验证中医各项治疗手段，推动中医综合疗法走向世界。

（整理者：吴双、黄为钧、黄晓强）

四、用经方，循经旨，需详审病机内涵；辨方证，抓主证，当重视剂量配比

—— 如何用好经方以提高临床疗效

近年来，随着传统文化回归与中医药不断深入人心，医圣张仲景《伤寒杂病论》中的经典名方，即所谓"经方"，以其药味精炼，组方严谨，配伍得当，疗效确切，受到中医界重视，"经方热"已悄然兴起。那么如何定义经方？尤其是如何应用经方以提高临床疗效？当代医家虽存在争议，却也积累了丰富经验。本期"铿锵中医行"将围绕经方应用临床思维，包括用方思路、技巧以及剂量配比等展开热烈讨论。

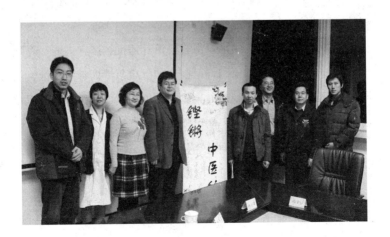

本期主要嘉宾：赵进喜　贾海忠　冯学功　肖相如　刘宁

赵进喜：我们今天重点讲经方的运用。近年来经方很热，从南方到北方，大家对经方都有一个高度的认可。冯世纶、黄煌和我都曾去澳洲讲过经方应用等，反响很大。因为澳洲有很多如半夏泻心汤、黄连汤、金匮肾气丸等颗粒剂成方，当地医生特别需要了解经方到底该如何运用。海外中医对经方应用非常广泛，对这方面经验也有非常大的需求。可以说，探讨经方运用的问题，不仅是为了提高临床疗效，还在于可以规范医生的医疗行为。

那么什么是经方呢？"经方"的概念存在争议。《汉书·艺文志》谓"经者，验也"。所谓经方应该是指经验方；而后世提起经方，大家多想到《伤寒论》与《金匮要略》的方剂。后世所说的经方实际上是指经典方，是与时方、新方相对而言。我认为这两种意思并不矛盾，因为《伤寒杂病论》中的方子就是经验方中最优秀、最杰出的代表，是最典型的经验方。关键是我们如何运用经方？刘渡舟教授在《伤寒论十四讲》里对经方的运用有很多独到之处，我从中理解和体会到很多东西。

首先，熟读原文。我们要按照经典原文的指导去重复验证，有是证用是方。

其次，类比联想。如半夏泻心汤治疗痞证，脾胃虚弱、寒热错杂、湿热中阻等多种原因均可使中焦气机阻滞而导致痞证，同时也可导致胃脘痛，胃脘痛如果具备痞证的类似病机，也可以用泻心汤来治疗，所以从心下痞可以联想到胃脘痛。又如大柴胡汤治疗头晕、口苦、咽干、便秘等症，如果高血压患者头痛、烦躁易怒，也可以使用大柴胡汤，所以我们可以从头晕联想到头痛。

第三，了解方对应的证候群。如桂枝汤有很多相关条文，但是提到桂枝汤，大家首先想到的仍是后世医家总结的发热、恶风、汗出、脉浮缓等证候群。

第四，抓病机。每个方子背后都存在一定的病机，有人由此提出了"方机"的概念，抓住病机用方就会有疗效。如刘渡舟教授曾治疗过一个类似《金匮要略》中提到的"溢饮"病人：一位山西的妇女在河边洗衣服，天气寒冷又潮湿，洗完后出现胳膊肿痛，解热镇痛药治疗无效，当地很多医生都没治好，正好赶上刘渡舟教授在当地巡回义诊。刘渡舟教授看她舌质红绛、舌苔水滑，考虑她外有寒饮，内有郁热，故用大青龙汤，后一汗而愈。这里就是强调抓病机的重要性。

第五，抓主症。现在辨方证愈来愈受到重视，日本人尤其重视。胡希恕教授曾提出"辨方证是辨证论治的尖端"，刘渡舟教授则进一步提出"抓主症是辨证的最高水平"。我博士毕业答辩时，路志正教授是答辩委员会主任，曾提问我对辨方证如何理解？我打了一个比方来回答：辨方证就好比从郑州坐火车去北京，最近的路线是京广线，如果从郑州拐到西安或天津，最后也能到达北京，但是最近的路就是郑州到北京，辨方证是辨证论治的捷径。我们北京中医药大学东直门医院内科印会河教授也特别强调抓主症，印老的《中医内科学新论》里就有诸如清利肠道方、加减益肾汤、地黄饮子等抓主症的用方，我临床运用过，疗效也比较好。曾治一青春期女孩，月经量大，心烦失眠，五心烦热，舌红苔少，脉细数。患者虽以月经过多求诊，实际上具备了黄连阿胶汤"心中烦，不得卧"的主症，所以用黄连阿胶汤加生地、地骨皮，迅即起效。这也是一个抓主症的思路。主症应该是影响整个疾病的关键，是医者选方用药的着眼点，并不一定是患者最痛苦的症状。刘渡舟教授就曾强调黄连阿胶汤的主症是心中烦、不得卧，基于此可用于多种疾病治疗。

第六，重视腹诊，辨识腹证。日本汉方医家尤其重视腹诊。

日本明治维新后，西医在日本得到很大的发展，日本医生学汉方的过程中，在继承张仲景《伤寒杂病论》腹诊的基础上融入西医触诊的内容，推动了腹诊的进一步发展。腹诊也确实是非常重要的。首先，腹诊对选方用药有很大的意义。实际上《伤寒杂病论》腹诊相关论述已经相当系统，如"小结胸病，正在心下，按之则痛，小陷胸汤主之""从心下到少腹皆硬满疼痛，不可触近，大陷胸汤主之""心下痛，按之石硬者，大陷胸汤主之"，等等。古人在腹诊方面有很多有益的知识值得借鉴，甚至某些病就是以腹证为主要鉴别点，可惜现在这些知识都有不同程度的失传。我曾与刘渡舟教授的弟子陈宝明教授合编过一本与腹证相关的书叫《古方妙用》，书中将许多经典古方的腹证都列了出来，刘渡舟教授当时为此书作序："溯源腹证，不下东瀛，千年大海，今归其宗。"他认为腹诊本来就是中医诊法的基本内容，现在是把它重新抢救回来。其次，腹诊相对简单、客观。腹证有软、硬、满、痛、少腹急结或少腹硬满等，对比其他诊法如脉诊等还是比较简单、客观。

第七，衷中参西，创立新方。柴胡解毒汤和苓桂茜红汤是刘渡舟教授治疗肝炎和冠心病的常用方，前者是小柴胡汤加用连翘、板蓝根、白花蛇舌草等清热解毒药，后者是苓桂术甘汤加用茜草、红花等活血化瘀药，二者皆是经方借鉴现代药理研究而创制的新方。所以，在经典理论的基础上，结合现代科研成果，也是经方运用的重要思路。

冯学功：如何用好经方以提高临床疗效，首先要明确经方的概念。有人说《伤寒论》《金匮要略》方是经方，有人说经典的时方也算经方。但如果说历代的经典的方子都是经方，既不便，也无益于开展经方研究，所以我比较认同前者。

那临床如何才能用好经方？第一，把握好方证对应。方证对应是经方的核心特征和基本模式，与时方的脏腑辨证模式不同。要把握好方证对应应该从两个层次去理解，浅层次即"有是证用是方"，简单规范，便于操作，也是其优势所在；深层次是将方证的内涵理解透彻，去钻研"证"背后的东西，进一步把"证"扩大化。在古代，症状的"症"与证候的"证"是不区分的，所以"证"不局限于症状，还包含病机、体质等。比如对于"心动悸，脉结代"这样描述简单的条文，就不可能一见到心动悸就用炙甘草汤。所以我们应该围绕方证对应，更深入地研究四诊、腹诊等，研究每个方子、每个条文背后所包含的深刻病机。

第二，重视合方的应用。临床疾病是复杂的，运用时方时，我们通过对方子进行加减来应对；而经方则是以合方的形式应对。我们在认识和学习经方时是模块化的，即方证对应。但我们临床上所面对的一些慢性病、疑难病通常都是寒热虚实错杂的，多经合病、并病的，这情况不是一个方子所能应对的，因此需要合方。所以应对临床复杂多变的疾病，需要提高对合方的重视。

第三，不排斥时方。我们不能把经方和时方分割开来。冯世纶教授认为经方与时方的划分关键是背后的理论体系。我们也秉承冯老和胡希恕胡老的认识，认为经方背后是八纲理论体系。时方通常也可以运用八纲体系来解释，因此在实际的运用中，也可以纳入经方范畴。所以临床上有疗效的时方，我们也应给予充分的重视。比如四妙散，我曾治一女患者，前脚掌红，脚起老皮，走路疼痛，是真菌感染，以四妙散、桂枝茯苓丸治疗后取得很好的疗效。另一下肢疱疹性银屑病患者，除银屑病表现外还有红肿、关节疼痛，予四妙散、桂枝茯苓丸、四逆散，一周后红肿疼痛明显减轻。所以有些时方的疗效不错，是历代名家反复印证后非常成熟的方子，我们完全可以借鉴过来与经方结合运用，不能说自己是经方派，就盲目排斥时方。

第四，立足经典运用经方。"问渠那得清如许，为有源头活水来"，经方的源头就在《伤寒论》《金匮要略》。不能脱离经典随意发挥，这是非常重要的。比如曾听说一位名家用小青龙汤治疗水样便腹泻的病例，看似新奇，其实也是基于小青龙汤证"伤寒表不解，心下有水气，干呕发热而咳，或渴，或利，或噎，或小便不利，少腹满"外邪里饮这个情况，这是饮邪的一种排泄途径。所以一定要记住经典，才能有更深入的理解。五苓散在《伤寒论》中治"有表里证，渴欲饮水，水入则吐者"之"水逆"。虽然我在临床上并没见过"水逆"证，但却见到过饮水后汗出多或饮后即小便的患者。我考虑这都是一种变相的"水逆"，饮后即汗或者小便，与"水入则吐"没有本质区别。所以这两种患者我都以五苓散治，均得到明显缓解，这就说明这种认识可能是正确的。所以学习经方必须重视研究经典，研究经典又必须以方证对应和方证背后的理论体系为基础，因此我们还是强调经典的背诵记忆。

第五，学习经方的态度要包容、谦虚。现在全国出现"经方热"，经方学术氛围浓厚。但个别同志缺乏包容精神，以一管之见否定他人，随意贬低不同学术观点的学者，这是不对的，学中医必须做到包容。中医是一个大体系，要从不同角度研究，需要大家从不同方面共同努力。中医存在不同的医学流派，如胡希恕胡老从六经八纲的角度，倡导方证对应是辨证的尖端。他在六经辨证体系中将少阴变成了表阴证，这与现行教材的解释有所不同。但条条大路通罗马，都有各自的疗效和道理。所以对待不同的观点，应该兼容并蓄，相互包容，不要局限于流派。

最后我想说，我认为学习经方是提高临床疗效的好方法，同时也是缩短中医成才周期的好途径，能够让年轻人看到希望、坚定信心、进入状态。但不管选择何种途径来学习，都要努力学习，不能拾人牙慧。临床上应该自己去体会每一个方子，每一味药，把功夫学到实处。学术流派很多，我们要在学习中逐渐通过自己的体会、比较及鉴别，找到适合自己的临床思维方法。

赵进喜：冯老师说得非常好，下面请肖教授谈谈自己的体会。

肖相如：赵老师、冯老师说得都很好，都是源于自己实践的体会，我简单说一下我对经方运用的体会。在大学里，我要求我的学生在跟师的3年内，必须背会《伤寒论》《金匮要略》和温病的经典著作，熟读《内经》，记忆重点篇章。我实实在在地告诉大家，我现在用的方子主要都来源于这些经典著作，应用的时方相对有限。以方剂学为例，书上2/3的方剂都来源这些经典著作。我们学习经典，背诵是第一位的，单纯通读几遍并不能真正理解，只有在背诵的基础上才能说理解。

许多医家都很重视方证，刘渡舟老师提倡抓主证，胡希恕胡老提倡方证对应。《伤寒论》流传千年而不朽，原因就在于它的疗效。作为医生，我们的使命是治好疾病，提高疗效。无论中西，为医者终生求索，总希望找到特效药，希望药到病除，只是特效药太少了。但特效药也并不是没有，我们中医有特效的东西，这就是我们今天讨论的经方。人人都说经方有疗效，但用好才会有疗效。如何用好经方？正如赵老师和冯老师刚才讲的，我们要回到方证对应。我觉得我们可以提出一个新的概念，叫作"特异性的方证对应"。西医治病的最高境界是药到病除，这是药和病的对应。中医治病的最高境界是方到证除，这就是方证对应的意义。要追求特效，就需要方和证之间有特异性的关系。我们有特效的方子很少，但这很少的一部分恰恰就是在《伤寒论》里，所以我的理解是《伤寒论》里有很多我们值得探求的地方。《伤寒论》能历经战火流传千古的真正原因，主要是内含方到证除的一部分特异性方证，而这正是我们需要去深入理解的。

　　我认为小柴胡汤和慢性肾衰的发热之间就有特异性的关系。如果仿照《伤寒论》条文的句式，我可以说："慢性肾衰并发热者，小柴胡汤主之。"举个例子，曾有一个尿毒症的患者，感染发烧，住院半月烧仍不退，我处以小柴胡汤原方，服完一服药，烧就退了。大家想一想，小柴胡汤为什么能治疗这种发烧，它与慢性肾衰发热有什么关联呢？小柴胡汤是一般认为少阳病的主方，现在大多数人认为少阳病是半表半里，这也是可以的。我想告诉大家的是，少阳病最本质的特征是人体的正气已经开始虚衰了，正邪双方都呈现出衰竭的表现。首先少阳病最特异性的表现是往来寒热，对于往来寒热大多数人理解是邪热在半表半里，但我认为这个不是重点。《伤寒论》第97条说"血弱气尽，腠理开，邪气因入，与正气相搏，结于胁下，正邪分争，往来寒热，休作有时"，就解释了"往来寒热"的发生机理。"血弱气尽，腠理开"是前提，提示这个人的正气已经不强盛了，然后才会有"邪气因入，与正气相搏，结于胁下"。这里的"正邪分争"不是我们常说的正邪斗争，仅仅一字之差，联系前后文，"分争"是一个不太强盛的正气遇到了一个同样不强盛的邪气，所以它才会是"分争"。"分争"就是正邪相持，互有胜负，这也是少阳病最典型的特征。大家都知道，太阳是发热恶寒，阳明病是发热恶热，二者都是持续性的，因为正盛邪实。而只有少阳病是往来寒热，因为一会儿正气胜一点，一会儿邪气胜一点，正气想祛邪外出，但又不具有一鼓作气将外邪祛除的力量；邪气想侵入人体，也没有长驱直入的本事。这就形成这么一个很特殊的病证，所以叫作"正邪分争，休作有时"。因此，我认为少阳病最本质的特征是正气已显不足，但非真正的虚，否则就归到三阴去了。我们还可找到少阳病正气虚弱的根据。265条"伤寒，脉弦细，头痛发热者属少阳。"脉是弦、是细的，细提示我们正气已经不那么强盛了。再比如说"热入血室"，治疗用小柴胡汤，正是经水时来时断的时候，这也与"血弱气尽"的体质相类似。小柴胡汤的组成中有人参、甘草、大枣，是用来培补正气的药物，而麻黄汤、承气汤没有，这是因为小柴胡汤证对应的人体正气已经不足了。这就是小柴胡汤证病机，人体正气虚弱，但是虚而不甚。

正如刚才赵老师和冯老师反复强调的，只有读明白《伤寒论》才能用好伤寒方。《伤寒论》里关于小柴胡汤的应用有十七条，里面有7条原文提到了发热，96条是"往来寒热"，99条是"身热恶风"，265条是"头痛发热"，229条和231条是"发潮热"，379条是"呕而发热"，394条是"瘥后复发热"。这告诉我们小柴胡汤是退烧的方子。但什么时候用小柴胡汤去退烧呢？有两点是肯定的，第一是往来寒热，小柴胡汤主之，前面已经讲到了。第二点是379条提到的"呕而发热者，小柴胡汤主之"。当遇到这两种情况时，无须考虑就可以应用小柴胡汤。关于往来寒热的机理，我在前面跟大家讲到了，这里讲一下呕而发热用小柴胡汤的机理。《灵枢·四时气》说："邪在胆，逆在胃。"这是木和土的关系。呕吐和发烧并见，这个发烧其实是少阳的发烧，与胆有关。小柴胡汤的第二个主治范围就是具有正气不足这一特点的发烧。正气不足的范围比较广，比如一些特殊的人群，老人、小孩、孕妇、产妇、大病、久病，这些人群的发烧大多数是跟正气虚弱有关。慢性肾衰属于大病、久病、虚弱的范畴，符合正气不足这一条；其实大多数时候还符合"呕而发热"这一条，尿毒症的病人会有恶心、呕吐。如果是尿毒症的病人发烧，大都符合"呕而发热者，小柴胡汤主之"。所以我说二者有特异性的关系。而"特异性的方证"绝大多数来源于《伤寒论》。虽说《伤寒论》在辨证论治、说理详备等方面不及后世的《景岳全书》等，但论及实用性和临床疗效，后世著作则难望其项背。所以我们要十分珍惜《伤寒论》留给我们的经验，要认真地去学习，去思考，学到这些特异性的方证。

赵进喜：谢谢肖老师的分享，讲得非常生动活泼，尤其是举的例子，很鼓舞学生们学习经方的信心。我们请贾老师也谈谈自己的心得体会。

贾海忠：我对经方的信心是来源于在实践中的不断验证，我举几个病例来说明吧。最早一个病例是在我大学三年级时假期回家，我亲戚的一个邻居是个女病人，西医考虑结核性腹膜炎，输液治疗无效，卧床不起，蜷卧，声低息微，必须耳朵靠近嘴边才知道她说什么。我看她四肢逆冷，身子虚弱，辨证为四逆汤证，遂予参附汤治疗，患者明显好转，但是腿伸不开，我又想到《伤寒论》29条芍药甘草汤，我就原方加芍药甘草汤，三服药患者的腿真的就伸开了。经此一案，坚定了我对中医的信心。大学毕业刚三四个月，曾治过一患者，是肺气肿，肺心病合并心衰，高度浮肿，腹水很多，病人根本不能平卧，强心、利尿、抗感染治疗一周无效。我根据"咳逆倚息不得卧，葶苈大枣汤主之"，用了葶苈子20g，大枣20g，开了两服药。结果第二天查房的时候发现浮肿、腹水、胸水都消了。经询问，这个患者的家属很忙，一次性把两服药都熬好了装在一个500mL的输液瓶里，结果患者一次全喝了，那就是葶苈子40g、大枣40g！很庆幸没有出事！从这以后我对中医，尤其经方也更加感兴趣了。再后来治过一个17岁的女孩，重症心包积液，平路上走十几步都不行，必须要扶着墙走。她找到我的时候是下午4点，我一看这是支饮病，就用木防己汤加葶苈大枣泻肺汤，然后加了一点商陆、白术，下午6点钟我看着她把药喝下去，然后我就下班走了，等到第二天检查超声就显示只有少量心包积液了，病人上下楼都没事了，之后这个病人很快就出院了。

我一直在研究《伤寒杂病论》，我在大学学各家学说的时候，发现研究《伤寒杂病论》的角度很多，唯独没有研究药物应用的。我曾用半个学期总结了张仲景110味药的使用规律，写了11万字，我对《伤寒论》的研究还是下过一定功夫的。我认为《伤寒杂病论》的价值不仅在理论上，更在临床中，但是记忆是基础，有了基础，我们对《伤寒论》的研究才能越来越细。

曾治过一个住ICU的老年患者，腹腔消化道穿孔，左胸腔积液中有癌细胞，原因不明，行胃肠减压，但尚无肠鸣音，手术与否都可能有危险。我认为他表现为从心下至少腹硬满不可触近，相当于《伤寒论》中的大结胸病，应该用大陷胸汤，但给药是难题，故采用直肠点滴给药，每分钟30滴，半日后有了大便两次，味极其臭秽，便后症状好转；但由于患者当时处于一种血压都是靠升压药维持的情况，遂改用黄龙汤，患者病情继续逐步改善；几日后该患者因腹腔脓肿、感染，体温达39度多，我常用仙方活命饮治疗腹腔脓肿发热，效果好，所以改用仙方活命饮，一剂后体温下降，之后感染完全控制了，就转到普通病房，最后用补中益气汤善后出院。患者两年后死于肿瘤脑转移，最后也没弄清楚原发部位在哪里，但病人多活了两年，病人家属还是很感谢我的。不过与其说病人感谢我，不如说我感谢病人给了我这个应用机会，证明了《伤寒杂病论》的方子真是好用极了。

我们科病房现在有一个病人，之前是甲亢，现在是甲减，房颤，心衰，胸腹腔积液，全身浮肿，糖尿病肾病，盆骨骨折。在当地医院的时候，心率最快200次/分，在我们这儿住院也达到170~180次/分。两周前我查房时用了己椒苈黄丸，己椒苈黄丸治口渴、肠间有水气，但这个病人还有一派阴寒症状，单纯用己椒苈黄丸肯定不行，因此用上了麻黄、附子，附子用30g，但起初麻黄没敢多用，因为心率比较快，就用了9g。结果吃上药之后，心率不但没增快，反而开始下降。现在麻黄是用到了15g，心率已经降到了80~90次/分，这几天体重也以每天0.5~1kg的速度往下降。这就是经方的魅力！尤其是在危重症方面，只要亲身体验过，就不可能不对中医有坚定的信心！经方好用绝对不是偶然，就像肖老师刚才总结的小柴胡汤一样，经方一定是总结出来的规律，只有在实践中运用才能体会到，所以我们一定要去实践。

但是，在使用经方的具体实践中可能会遇到这样一些问题：第一，不知道某种情况下应该用什么方。比如遇到低血压的时候，张仲景也没说怎么治疗低血压，对吧？书中虽然没写低血压怎么治疗，但有"起则头眩"，用苓桂术甘汤；而低血压病人蹲后站立出现眼冒金星、眼前发黑，即"起则头眩"啊！而水肿也可用苓桂术甘汤，心悸又可用桂枝甘草汤，低血压又常易出现水肿、心悸，实际上就是水饮病，用苓桂术甘汤治疗就很有效。再比如冯老师提到的五苓散之"水逆"证临床上其实很多见。如急性胃炎食后则吐泻，五苓散见于《伤寒论》的霍乱病篇，霍乱不就是又吐又泻吗？所以我认为五苓散不是利水药，而是治疗脱水的药，是自身输液的药。我专门做过五苓散的研究，并一直在临床上验证。五苓散的适应证包括：①发热：见于《伤寒论》中第71条、第74条、第141条、第244条和第385条。②口渴：也出于以上条文。③呕吐：见于《金匮要略》第12篇第31条。④小便不利：在《伤寒论》第156条，《金匮要略》第13篇第4条。⑤汗出、口渴：见于《伤寒论》第73条和第244条。以及发热烦躁、心下痞满、脉浮、小便不利等。所以刚才冯老师讲五苓散治饮后汗出是有效的。而吐、泻、渴、小便不利即尿少，就是严重的脱水症状！那为什么五苓散治疗水肿也有效呢？中医角度去理解就是"温阳化气行水"，西医角度看是因为它能把血管外的水引到循环系统中来，当血容量不足的时候，用上五苓散后，血容量足了，肾脏灌流增多，尿量就可增加。但如果血容量还是不足，用上也不会利尿。所以五苓散方后注中说服药后要"多饮暖水"。如果真是体内停水多，张仲景怎么可能让多饮水呢？所以我认为将五苓散作为利小便药是错误的。现代的中医都学习过西医，但却不知道如何在临床上使用仲景方，这中间实际是缺少了沟通中西医的桥梁，这也是我一直致力的一件事情。

　　第二，我们会遇到因使用经方无效而怀疑经典的情况。其实以我这么多年的经验来说，随着临床的不断深入，会逐步认识到，通常不是经典错了，而是自己原来的理解错了。比如教材中讲奔豚气是癔病，见到气往上冲的表现。癔病即神经功能紊乱，是不会死人的。但《金匮要略》中讲"奔豚气病，从少腹起，上冲咽喉，发作欲死"，会死人的。因此虽然用治奔豚气的方子来治疗癥病有效，但这不能说明张仲景讲的奔豚气就是癥病。多年的临床实践让我认识到奔豚气其实常是阵发性心律失常，这是可以死人的。而其他的阵发性气逆是不会死人的。所以临床上用治奔豚气的方子来治疗心律失常是很有效的。说明这个由古到今的中间桥梁架错了，解释歪了。如果我们不研究原文，固执于前人的解释，就会忽略事物的本质。当然，我们在学习经典的时候也不能迷信，要时刻抱着怀疑的态度，但要谨慎地怀疑，对于存疑的内容要去思考与验证，而不是盲目地弃之不用。

第三，不要拘泥于条文和前人的文字。比如中风，我们不能只想到《金匮要略》中有关中风的条文，还要根据现代临床知识来思考和理解。中风、心肌梗死或心绞痛都是因为血管出了问题，瓜蒌薤白剂可以治疗胸痹心痛，星蒌承气汤也可以治中风急性期，而且是被现代证明有确切疗效的，这说明它们的机理是相通的。但是张仲景当时治中风没有选用瓜蒌、薤白，是由他所处的时代决定的。所以我一直有个想法，就是架起中、西医之间的桥梁，从中、西医的角度去解释经典。

第四，要立足于临床实践，在读经典时遇到难以解释的内容，要在临床中去体悟。比如《金匮要略·痉湿暍病篇》说："其脉如蛇，暴腹胀大者，为欲解。""其脉如蛇"是什么？有人说是脉摸上去弯弯曲曲的，除了血管壁出问题有血管瘤，否则是不会出现这样的脉。为什么出现腹胀是 "欲解"呢？小孩高烧痉厥时，全身骨骼肌收缩，因背肌的力量强而出现角弓反张，反张时肚子是瘪下去的。如果肚子突然变大了，说明不抽了，所以"为欲解"。而高烧之前的脉弦滑有力，欲解时脉缓。我为了体验 "其脉如蛇"曾经摸过蛇，所以我知道"其脉如蛇"是摸上去脉柔和的感觉。脉缓和就有胃气，有胃气则有生机，故 "为欲解"。所以我们如果仅停留在书本上，以书解书，很容易纸上谈兵。再比如葛根汤证中有"项背强几几"，"几几"念什么？是shushu吗？告诉大家那是错的，即使有那么多文字上的考证，那也是靠不住的。问题就出在不懂方言上，应该读jiji。河南方言里说肚子疼就讲"肚子疼不几几的"，类似的还有"身上酸不几几的"，脖子僵硬就是"僵不几几的"。所以学《伤寒杂病论》不光要读书，多临证，还要多听闻、多见识、多体悟。

第五，剂量的问题。我们在学校学的剂量偏于保守，但是比较安全。李可老先生附子用量大而很少出问题，也是有方法的，那就是重剂缓投，边熬边喝，得效则止后服，这样便很安全。所以我在突破某些药物剂量时，也经常让患者将常规一天两次的服法改为多分几次服用。

第六，方证对应问题。方证对应是千锤百炼后留下的，是中医里最实在的东西。就像数学公式一样，中间是等号，左边是症加症，右边是药加药，这是准确、精确的。但也需要下功夫背原文、记方子，看药物组成、剂量，还有加减法、煎服法等。我认为方证对应实际是中医临床的指南，非常重要。

第七，包容问题。我认为我们不能为自己划派，一定要有很强大的包容精神。医者的心胸应该是很大的。中医理论也是从宇宙讲到阴阳，所以中医本身的包容性就极强。当然，这也导致容易混入一些骗子，一直给我们抹黑。但我们仍不能改变我们的包容，不能动辄言灭。我们要包容那些我们现在认为可能是错误的、不屑一顾的知识和人，因为你灭掉的可能是更好的东西。

学好中医的捷径是经方，要成为高手，也一定要学习经方。原因是经方高效。西医通过学习指南就能很快上手，而中医通过学习经方也能快速上手。学好经方，临床就能有效！当然也要包容，其他名医的名方也要学。张仲景的方子有效，受到世代推崇，也是因为能做到他序里所说的"博采众方"。我们没有一个"博采众方"的胸怀，单纯抱着仲景方是不够的，也是违背张仲景本意的！所以大家要有大的胸怀，不仅学好中医各家，还要学好西医，西为中用。

赵进喜：经方方证对应的背后除了应该掌握好经方的临床表现外，还应该重视各位老师们都提到的病机、剂量、配伍、煎服法等问题。以前一服药煎一次，一天喝三次，或不必尽剂，而当今处方多在七服以上。有些人认为现在的药材质量变差了，所以剂量应该加大，我认为这不完全对。虽然现在药物质量总的趋势是降低的，但也不能完全说明种植的药材不如野生的药材疗效好。事实上，也有很多家种药材的质量高于野生药材。比如，一般认为丹参素、丹参酮是丹参的有效成分，氯原酸是银花的有效成分，三七皂苷是三七的有效成分，种植的药材所含这些成分相比野生的药材是有增加的。当然，我们也不应该把中药的疗效单纯理解为含有丹参素、氯原酸、三七皂苷之类的有效成分。所以建议辩证地看待药典用量，单味药用量应是参考剂量，而不应是僵化的教条铁律。

更应该指出的是，与单味药剂量相比，更重要的是药物配伍之间的剂量比例。我大学本科期间曾治过一个肠易激综合征病人，中年女性，典型的"胸上有热，胃中有邪气，腹中痛，欲呕吐"，投用黄连汤原方，桂枝、干姜各用12g，黄连用量6g，服后患者虽腹痛、腹胀、呕吐等诸症缓解，但数日后出现上火牙痛，考虑主要是黄连剂量不足所致。山西名老中医李翰卿教授曾有公案，学生以真武汤加红参常规剂量治疗一重症心衰病人，不效；李翰卿认为心衰病人阳气式微，元阳易散，必得以少火生气，以其原方剂量减半，却应手而效。我当住院医师时曾遇一个麻疹后肺炎的病人，男性，30岁左右，临床表现为口苦咽干、发热、咳嗽，医生开了小柴胡汤加一些定喘之类的药，但烧就是不退；后来我把原方柴胡10g、黄芩10g改成了银柴胡、北柴胡各12g，黄芩9g，符合了小柴胡汤原文柴胡与黄芩是8：3的比例，服后烧很快就退了。可见"汉方不传之秘在于剂量"，不仅仅是单味药大剂量应用，更包括药物配伍的剂量比例。"四两拨千斤"与"重剂起沉疴"同样重要，二者并不矛盾。

冯学功：经方的剂量确实是个大问题，现在用量基本都是根据药典，而仲景时的剂量与现在肯定是有差异的，那该如何看待这个差异？若按传统的一两一钱3g的用法，剂量偏小；若按通过科学的考证以及李可的著作中用的15.625g或13.8g则偏大。所以临床中应该怎么把握？有些药剂量稍微大一点不成问题，但经方中有些药是相对比较峻烈的，像麻黄、桂枝、细辛、附子等，我们得把握好量，才能既保证疗效又保证安全。我认为不一定非得按照原量，可以借鉴其他医家的经验。比如李可15g的用法，要去上沫，还有用等量的蝉蜕配伍以预防不良反应的方法。还有一个需要注意的是煎药方法，仲景时代的煎药是煎一次，而我们煎两次，煎一次可能是循序渐进，并根据病情随时调整。

剂量虽然重要，但对证仍然是前提，应该在对证的基础上再循序渐进增加药量。比如我强调把附子用于真正的阳虚病人远比大剂量重要，病人如果不是阳虚，用大剂量也是没用，甚至有害。曾见一患者怕冷，穿衣服比较厚，找一个扶阳派大夫看病，附子用了300g，服后也未见显效，我想用四逆散类轻一些的药效果是否会更好？当然，如果是急病大病，这样循序渐进慢慢来肯定也是不行的。剂量的量效关系肯定是存在的，所以强调要在对证的前提下去调整剂量。而为了保证用药的安全性，还应有相应的办法，如仲景方子中好多都配伍姜、枣等，除了调和脾胃，还为了减毒缓和药性。又如我的同事听说川乌、草乌各30g治疗关节疼痛疗效很好，也给他岳父用这个经验治疗，确实很能解决问题，当然还配伍了大量的甘草，去替代大乌头煎里用的蜜。

还有一个因素是对药物的认识。以前的医生对药物非常熟悉，亲自炮制药材，而现在大多医生对中药材不太熟悉。但有些特殊药物还必须掌握，这就需要我们从临床中去体会。比如附子在原来北京的药房里都是黑顺片，这个附子可能是毒性不大，我常用30g炮附子，这个量不用先煎也很安全；但后来有一段时间，我还是给病人开附子30g，病人服后却出现嘴麻，减到20g也麻，后来发现是附子的来源和品种换了，而换回原来的药材就没问题了。都说李可用附子量大，可人家的用法跟你是不一样的。山东一个博士是李可的徒弟，他一次用几十克附子，根本不先煎。我曾经向他了解情况，他说他那个地方开药用的附子都是蒸过、特殊加工过的，经过研究毒性很小。所以同样是附子，人家用大剂量没事，可能因为人家的品种、来源、用法跟你都是不同的。还有半夏，这个药现在有好多问题，以前我也不知道，后来别人告诉我半夏分旱半夏和水半夏，按照传统应该用旱半夏，因为水半夏疗效差而且有毒，但水半夏便宜，所以市场上有大量的水半夏。所以医生还一定要了解、认识、研究好药材，清楚我们所用原药材的情况！

总之，剂量问题很重要，不能盲目地增大剂量，一定要在了解病人方方面面的情况及药材情况的基础上增加。其实剂量、服药频次、剂型等都应该包括在方证对应里面，不能只看着一个症状去对应，这样太局限了。

赵进喜：临床有许多由于超剂量用药导致的纠纷案例，我们要从中吸取深刻的教训。我认为从经方到时方药味越来越多，而药量越来越小，反映了医生为了保证安全与疗效以及自我保护的现象。比如经方附子汤，若真有寒，少腹如扇，用了附子汤后，如果孩子顺产，那没事，但若母子双亡，医生下次就不敢再用附子了，即使用，剂量也变小了，他有自我保护的潜意识。但剂量小了又担心药效不好怎么办？那就增加药味，单用羌活剂量不够，就羌活、独活一起用。单用荆芥剂量不够，就和防风一起用。所以傅青主在《大小诸证方论》里讲："古之时庸医杀人，今之时庸医不杀人亦不活人，使其人在不死不活之间……"，这其实是一种非常无奈的选择。想取效，但又顾忌用大剂量带来的风险，只能增加药味。而假如方子已经很大了，再用经方剂量就不必要了。事实上，剂量小点，临床上只要辨证准确，也照样能取得疗效。

此外，为什么要提倡经方？经方除了临床疗效显著以外，还可规范医生的处方行为，以避免方子杂乱冗长。用最少的药味，最小的剂量，花最少的钱，能取得最好的疗效，才是最高明的医生。这样，可减轻患者的经济负担，符合中国发展中国家的基本国情。

肖相如：当年著名作家冰心患有肾衰合并感染，经多位知名西医专家会诊后仍发热不退，后请时振声老师会诊，时老当时就是用的小柴胡汤的原方三服，结果一服药就把烧退了，西医专家都觉得很不可思议。要知道我国肾病的内外科在世界上都是有地位的，我们有世界上知名的专家，还有很好的抗生素，但却退不了这个发热，而最终用小柴胡汤原方一服就退热，效果好还很便宜，这就是经方的优势。

赵进喜：肖老师，你应用小柴胡汤中用人参吗？

肖相如：用人参，一般用10g，柴胡用30g来退烧。

赵进喜：冯老师，你是如何运用小柴胡汤呢？

冯学功：我们一般用党参30g，柴胡也是30g。

肖相如：小柴胡汤中人参换成党参，要加大剂量。

贾海忠：我们用党参多，因为当时那个时代也不可能有那么多的人参，那时候的人参是上党人参，就是党参，但是现在上党人参也不好找了，只能用普通的了。

赵进喜：但是从药效上来看，一般认为《伤寒论》中人参的功效是益气生津，好像与党参的药效不一致？

贾海忠：我觉得还是要考察形成这种现象的内在原因。首先从产量上来讲，以前野山参居多，但是现在没有那么多野山参，所以用党参代替。再一个要考虑到的是费用的问题。我出自于农村，你也是，咱回到家看病，谁给患者用人参？没力气用些仙鹤草代替人参了。所以咱们给穷人看病看惯了，喜欢小方，便宜。我一直追求的就是这个。

肖相如：选择药物的剂量是一个复杂的过程。国家制定了药典法规来规范药物用量，但这是一件很无奈的事情。比如药典规定附子用量不能超过10g，细辛不超过3g，半夏不超过9g。在中医学中，每位医家对药性的认识、用药的习惯及用药的经验是不同的，但是疗效往往殊途同归。所以药物的用量很难有一个确定的标准。随着社会的发展，很多事物都需要规范化、制度化和法规化。用法律来规范人的行为，这是西方法治社会的一个根本观点。但我们认真思考就能知道，能够用法规来约束的事物，必须具有明确的是非属性；如果事物本身不能确定是非，用法律就无法去规范。医学就是一个十分特殊的事物，大家仔细去想，很少有哪一件事情是肯定的。比如说治疗金黄色葡萄球菌感染，即使青霉素药敏实验阳性，临床中也不一定百分之百有效。医学涉及生命，它的复杂性就会无限增加，而不是一个简单的、机械的问题。所以医学到目前为止，甚至永恒的将来，也只是在不断探索。我们的探索永无止境，同时我们的认识在不断加深，对于中药的剂量，可以用探索性的法律去规范。大家都说到李可先生使用附子的剂量很大，因为李可先生看的大多是西医治不好的急危重症。治不好，病人及家属往往也不会埋怨医生。这种情况在实际临床中往往受到很多因素的影响，要求医生必须恪守职业道德，最大程度维护病人的利益，同时政策法规方面也应该对医生有足够的宽容。

关于中药剂量的问题，影响的因素还有很多，包括时代的不同，地域以及医家经验传承的不同等。我们的原则是因时因地因人制宜，可以参考经典，但同时也要遵循现代的规律，这个规律不是药典的规律，是医生通过临床探索有效而成共识的规律。现在人的体质和环境与以前相比都有所差别。在张仲景的时代，麻黄汤、桂枝汤是常用的方剂，现在临床中却很少用。我同意赵老师的观点，经方的剂量主要是强调药物之间的比例，比如桂枝汤中桂枝与芍药的用量必须等量，半夏泻心汤中如果干姜、半夏用量太大，黄连、黄芩用量太少，效果便差，所以配伍的关系很重要。具体的剂量由于医生的用药习惯和经验不同也有差别，但都必须来源于临床，应遵循辨证论治、中病即止的原则。历史上每个时代都有用量大的医家，也有用量小的医家。叶天士是一位名医，用药剂量就非常小，这与他所处的地域、治疗的病种有关。但他遇到沉疴痼疾的时候剂量也会加大。关于中药的剂量，我们可以考证，可以建立疗效标准，关键还是要如何保证安全并有利于提高临床疗效。对药典的规范，我们也不能无视。

肖相如：剂量多少为合适，还需要第三方评价，应该观察证与剂量是否相对应。我们要关心病人的安全，也要关心自身的安全。对于一些已见报道的有毒性药物，如果没有运用经验，尽量选择规避，少用或者用其他药物代替使用，比如说马兜铃等中药。

刘宁：听各位谈体会，受益匪浅！刚才肖老师讲柴胡汤治疗肾衰发热的病案，我也有体会。我曾治疗过三例癃闭的病人，通过中药和针灸的配合都解决了。第一个病人我记得特别清楚，男性，五十多岁，急性前列腺炎伴有泌尿系感染，医生认为尿道有压迫，需要做手术，头孢类抗生素用了一段时间后效果不理想，病人想配合针灸保守治疗，找到了我。病人自诉有发热恶心，头晕目眩，咽干。我开了小柴胡汤原方七服，七天后所有症状减轻，并且拔掉了尿管，可以自行排小便。因此患者还送给了我一面锦旗。

贾海忠：其实我们看看《伤寒杂病论》原书中小柴胡汤应用的内容，尤其是后面的加减，从咳嗽到小便不利，适应证很多，不仅仅是肝胆疾病。

刘宁：方证相应不仅仅是对应症状，还有对应病机的意思。还有个病人是年轻男性，前列腺炎并发急性泌尿系感染，插尿管，准备手术，症状表现为恶寒出汗，喜冷饮，辨证为膀胱气化不利，五苓散证，治疗七天，效果很好，可见经方疗效就是很好。另外一个病人是老年女性，插尿管，神经源性膀胱，易出汗，辨证是阳气虚不能输布津液，用的是补中益气汤合桂枝附子汤加减，服药一个月，出汗减轻，拔出尿管。有个学生还给我总结了一下，作为毕业论文。三个病人同样是小便不利，一个是少阳气结，气化不利，小柴胡汤使上焦得通，津液得下，胃气因和，身濈然汗出而解。病人服药后典型的描述就是出了一身汗小便就通了。另两位一个是膀胱气化不利，一个是阳气虚不能输布津液。

刚才，大家都提到中西医结合的问题，其实我认为西医与中医有很多相似的方面。比如中医用真武汤治疗心衰和西医强心、利尿、扩血管治疗心衰是很相似的。再如治疗缺铁性贫血，西医常用叶酸、速力菲，但很多效果不佳；临床我用当归补血汤，重用黄芪，通过补气生血的方法却常能取得好的疗效。另外，通过结合药理学学习《伤寒论》，如麻黄汤治疗外感风寒表实证，我认为可以理解为主要是麻黄中含麻黄碱、伪麻黄碱，兴奋了中枢、汗腺，作用于皮层，起到解表发汗的作用。麻黄把汗腺打开，桂枝用来解肌，再扩张毛细血管，邪气自然就出去了，同时杏仁止咳平喘，甘草调和诸药，所以它能取得较好的效果。我认为借助西医的病因、病理以及药理等来研究中医，也是一种思路。

赵进喜：麻黄汤因为难以掌握运用时机，导致以后医家很少尝试。比如我们讲经典课程时风寒表实证外感多用麻黄汤，而中医内科课程多用荆防败毒散之类的方剂。其实基于《伤寒论》理法，采用经方治疗感冒，疗效特别好。曾记得有一次我自己感冒，头身痛，恶寒汗少，鼻塞流涕，学生给我取来院内制剂——宣肺利鼻颗粒，结果服药后一汗而解。其实该制剂处方组成就是麻杏石甘汤加黄芩，麻杏石甘汤不仅可以治疗肺炎，治疗多种温热性疾病，也能用于普通感冒。

肖相如：临床中有很多外感疾病是从麻黄汤证转为大青龙汤证，再转变为麻杏石甘汤证的，往往是因为失治导致的。为什么会出现失治呢？就是因为没有认清疾病的演变过程，导致临床耽误了许多病人。很多病人开始就是典型的麻黄汤证，此时用麻黄汤疗效很好。但现在有几个人用麻黄汤呢？麻黄汤证采用银翘散，当然很难起效。尔后变成大青龙汤证了，那更不敢用麻黄了。再往后就变成麻杏石甘汤证，往往肺炎就出现了。所以张仲景《伤寒论》反复强调失治和误治，误治是治错了，失治是耽误了治疗的最佳机会。

肖相如：失治会延误治疗的最佳时机，特别是外感病强调准确及时的治疗，机会稍纵即逝，麻黄汤很容易就用不成了。外感病变化得快，看外感病需要很扎实的理论和临床功底，所以我们要练基本功，练治疗外感病的基本功。杂病往往也与外感病相关，比如很多肾病都是由外感引起来的，很多病人也是因为外感的因素而加速死亡，所以治外感病是治杂病的基础。《金匮要略》中提到"痼疾加以卒病，当先治卒病，后乃治其痼疾。"新病治不好，如何治得好旧病？新病就是外感病。所以《黄帝内经》说了："夫百病之始生也，皆生于风寒暑湿燥火，之化之变也。"又说："善治者治皮毛……治五脏者半死半生也。"皮毛不治，等到治五脏的时候即使所有的治疗措施都正确，也是半死半生。这是强调治疗外感病的重要性，同时还要及时准确地治疗，否则就会失治误治。

我也分享我的一个病例：一个女病人，主诉浑身难受，胳膊痛，脖子痛，腰痛，脚凉，口干，睡不着觉，心慌，一大堆症状很复杂。我想既然抓不住主线，但可以辨证为寒热错杂，就用乌梅丸原方试了一下，结果七服药后患者自诉症状大减。所以经方真是太神奇了，只要辨证准确就有疗效。所以还是要熟读经典。

赵进喜： 每次讨论都是一番头脑风暴，大家在热烈的讨论过程中，实际上也形成了许多共识，因为这都是大家用心研读经典和临床实践的体会。总的说，经方非常重要，学好经方是提高临床疗效的基础。经方运用的临床思维非常复杂，也非常丰富，其中方证对应是非常值得提倡的。但方证对应也有它的科学内涵，尤其是特效方证概念的提出，很值得大家思考。至于经方运用中的药物剂量问题，也值得研究。因为时代的改变，方药的剂量比原来小，这是实事。经方用药配伍剂量的比例也很关键。一言以蔽之，须从临床出发，对证为根本。我们应该强调在保证病人安全的情况下，尽量提高疗效。

结语：张仲景《伤寒杂病论》中的经典方是中医历代经验方的优秀代表，学经方、用经方是提高中医临床疗效的基础。历代医家皓首穷经，在经方应用方面积累了丰富的经验。掌握经方应用技巧，如辨方证、抓主症、识腹证等，具有重要意义。重视"方证对应"的丰富内涵，重视经方的煎服法和配伍剂量比例，尊重经典理法，合理应用经方是非常重要的。另外，还要充分领会经方本身蕴含的"包容"精神，博采众长，衷中参西，促进中医学术进步，提高中医诊疗水平。

（整理者：汪伯川、袁慧婵、张耀夫）

五、志在学术，服务现代临床；重视质控，加强科研设计

——如何做好中医临床科研以提高临床疗效

引言：中医学是一门以中医药理论与实践相结合，研究人类的健康与疾病转化规律及防治的综合性知识体系。中医应该不应该搞科研？如何立足临床搞科研并为临床服务？应该如何设计科学合理、符合中医思维模式的课题，利用现代科研方法和技术进行，对中医进行深入研究，以证明中医药的临床疗效，推进科研服务临床，是中医人目前所面临的现实问题。

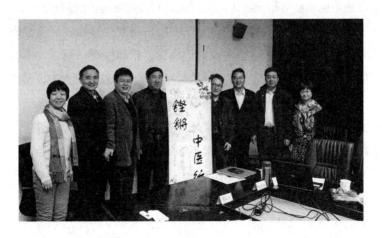

本期主要嘉宾：朱立　赵进喜　肖永华　贾海忠　樊永平　田元祥　马同长

赵进喜：今天我们确定的主题是"如何通过临床科研，提高咱们中医疗效？"现在中医进行了这么多年科学研究，中医的科研到底应该怎么做，尤其是临床科研应当怎么做，才能有助于提高临床疗效？实际上至今仍然是一个尚未解决的问题。

肖永华：《医门法律》云："医之为道大矣，医之为任重矣。"我在攻读硕士阶段对动物、细胞分子等实验都有所涉猎，但做完科研发现与临床严重脱节，不知道研究成果如何与临床联系，因此深感困惑。直到后来跟吕仁和教授抄方临证，才感悟到中医的生命力在临床，科研要着眼于临床，要不断解决临床上的问题。因此我认为，中医的科研应努力使实验方法及结论评价等更贴近临床实际，让中医科研的结论不再仅仅停留于论文的白纸黑字，而应该变成可以指导临床、带来临床疗效提高的实用性成果。

朱立：我认为中医科研要"有的放矢"，要有目标，有针对性。中医的科研还是要立足于临床，以临床应用为目的，所以最终还是应该能够指导临床。可以说，有临床应用价值的科研，才能称得上有意义的科研。例如现在很多研究生喜欢做证候学调查，往往参照某病的指南或共识意见，整理少则一两百，多则四五百例该病患者的资料，分析总结出该病的发病特点、证候特征、证治规律等。这样的课题设计对于培养研究生的科研思维和方法是可行的，但是对于探索某种疾病的中医证治规律，这样的单中心、小样本的调查是远远不够的。试验往往是在重复验证已有结论，甚至会得出错误的结论，所以对临床的指导意义就大打折扣。中医学是一门实践科学，中医科研一定要建立在为临床服务的基础上，如果离开这个前提，脱离临床实践而孤立地做科研，研究就将成为无源之水、无本之木。

赵进喜：实际上刚才我们的两位女博士提出的问题，也就是这么多年来我们中医临床科研的问题所在。我想很多人也一定都存在同样的困惑和问题。临床科研的研究和评价方法是影响中医科研的一大关键问题。美国李永明博士曾经分享过美国的一项针刺对关节痛的研究，其中治疗组是真刺进去，对照组是假刺进去，结果疗效没差异，最终得出结论——针灸治疗关节痛根本无效。这个结论在杂志上发表以后，中医界，尤其是针灸师非常气愤。实际上，到底是中医针灸没效，还是临床研究方法出现了问题？这值得进一步思考与讨论。

现在许多新药的研究虽然是基于临床疗效很好的名老中医经验进行的，但结果常是阴性。比如我们曾经见过许多中医药治疗糖尿病肾病的新药研究，治疗后尿微量白蛋白排泄率没降低，肌酐、肾小球滤过率没改善。到底是这个研究方法存在问题，还是咱们临床研究的过程当中质量控制存在问题呢？还是这个方子确实就是没效？还是因为咱们用这个随机对照、双盲的办法不太合适呢？这就确实需要大家思考。

田元祥：那我就接着赵老师的话发表点意见。我曾参与翁维良老师团队做的"十一五"国家课题支撑计划，对重大疑难疾病中医防治研究项目中的40多个课题进行质量控制。首先是从顶层设计上对每个课题把关，从方案设计开始，请专家为各个课题组提意见，然后课题组根据专家意见进行优化，之后再请专家进一步修改。其次，临床全程收集的数据，都按时间点传入到第三方质控课题组的网络数据库上，不允许自己建立数据库。如果数据传入超过时间点，在课题质量评价时就要被扣分，这样就可以最大程度地避免数据的修改。此外，课题进展全程由质控课题组聘请专家对其进行数据和现场两方面的监察，并对课题研究的质量进行评价、评估。

通过这个"十一五"支撑计划，我们得到了重要的启示，那就是顶层设计和质量控制是非常重要的。像欧美国家的一个临床研究设计，一般都需要一年到三年的时间，光做设计就要这么长的时间。凡是顶层设计得好的，课题进行的过程中出现的问题就少，而课题组对专家意见有抵抗情绪的，不优化方案的，在进行的过程中问题就多。我们的这个项目由于顶层设计比较周密，数据采集的质控很严格，因而进展十分顺利，而且最后得到的结果不论是有效还是没有疗效，都是准确而有意义的。如果中医科研能够这么做的话，就是十分有价值的。

赵进喜：确实是这样的，我们当时承担的是国家"十一五"科技支撑项目糖尿病肾病的课题，当时我们设计的是一个中医辨证治疗的方案，分成三个证候，分别采用止消通脉宁、止消温肾宁、止消保肾宁，形成进行辨证论治治疗方案与西医里程碑式的研究药物——厄贝沙坦这种 ARB 类药物进行对照。入选标准、基础治疗等都一样。我们观察的长疗程是 3 个月，平均观察 19 个月，实际上是设计了 24 个月。24 个月后用终点事件来评价疗效，观察早期糖尿病肾病中有多少发展到临床糖尿病肾病，其中肌酐翻倍或者需要透析的有多少例，由终点事件来评价。得到的结果确实很乐观，结论是中药辨证论治确实能减少早期糖尿病肾病发展到临床糖尿病肾病、临床糖尿病肾病发展到肾衰的危险性。在国内，西药厄贝沙坦在这个方面已经得到药监局的批文了，它是唯一一个食药监局批文上写着适应于糖尿病肾病的药物。厄贝沙坦的西医临床研究才做了 6 个月时间，我们做了平均 19 个月，所以我们觉得结论还是很可靠的，而且也获得了这一次中华中医药学会科技进步一等奖提名，最终得到了中华中医药学会科技进步二等奖。所以说临床研究对一个临床大夫来说是非常辛苦的，要做出来一点成绩，想让大家认可就更不容易。

中医发展到现在，不可能依靠报道临床显效的个案来证明治疗方案的疗效。因此临床研究是非常必要的，是每一个科学家或者研究生必须面对的问题。大家在成长的过程中要发表论文，要晋升职称，论证中医的疗效，并进一步探讨临床疗效机制，没有科研确实是不行的。但是科研到底怎么做，确实还有好多问题。对比我先前举的糖尿病肾病的例子，那个方子也很好，如果用它观察到 19 个月，即使尿微量白蛋白没有降低，肌酐也没有降低，也不能说明这个中药真的没效。为什么？很可能就是质控做得不好。比如留尿，到底是不是 24 小时尿，尿量准确不准确，监测的设备是不是中心实验室的，是不是统一的仪器、统一的方法做的。方法不一致，留尿也不规范，检测手法又不一致，然后把结果拿来做统计又有什么意义，最后结论即使是有疗效的，也不能证明这个治疗方案的真实效果。

另外，实验设计的合理性也十分关键。现在许多临床研究的方案设计容易犯一些错误。第一，许多临床研究的阳性药物对比是与已经上市的中成药对照。因为西医不认可你中成药有疗效，所以与它比较如果没有显著性的差距，就更说你没效了。第二，应该加强科研的质控和试验设计的问题，这也是保证临床科研水平的一个很重要的因素。如果临床有疗效的治疗方法没做出阳性结果，那很可能是质控或实验设计没有做好。如果治疗方案的临床研究证实了其疗效，试验设计也很合理，质控也很好，再将这种治疗方案推广到临床应用，就很有意义。我们研究的糖尿病肾病中医临床路径和诊疗方案被作为国家中医药管理局医政司在全国推广，这就是一个很好的临床研究示例。

樊永平：我主要想讲一个科研动机的问题。现在的形势下，中医做科研是很有必要的，但是要明确科研的目的是什么。科研就是解决一些临床的实际问题，这样才不会与实际应用脱节。切入点越小，越容易着手解决。比如我们北京天坛医院神经内科去年在《新英格兰杂志》发表文章，主题就是氯吡格雷和阿司匹林在什么情况下可以联合使用，这是很小的一个点。所以说中医科研还是要以解决临床上的实际问题为出发点。当年我们中医科的第一个课题就是来源于临床上发现的小问题，当时我们发现请中医科会诊的大多数是神经外科，会诊的原因大多都是跟术后感染发热有关，会诊记录上患者大多数都是舌苔滑腻。这之间有什么联系呢？我们就通过电脑查找术后住院超过1个月的患者，一共13000例，在病案科找到了400多例病案，然后就通过提炼总结设计出了一个方案，围绕这个我们进行了一个前瞻性研究，最终解决了这个问题。这套方案用于颅脑术后发热者，不论感染性的还是中枢性的，即使是不辨证，有效率也在60%以上，实际上用的就是咱们中医清化湿热的方法。我们从2002年开始研究多发性硬化，这个病临床需要解决的问题非常非常多。比如说，它反复发作造成的记忆损伤，抑郁、焦虑、情感障碍，还有排便、排尿的障碍。在临床上，即使是一个很小的症状，对病人来说可能就是一个大问题。解决这些问题就是我们临床科研的着眼点、着力点，这才是真正的科研的动机。

田元祥：樊老师讲的这个特别好，科研首先要以临床为导向，可以研究临床的难题与疑点。其次，可以研究中医药的作用机理。此外，还可以研究中药提取物、成药、组分药等。以后中医应该是一个团队，从临床到药品不同阶段都应该开展研究。

赵进喜：黄文政教授的夫人，我的师母，是专门研究白血病的专家，她经常用的就是六神丸、梅花点舌丹，也做了好多基础实验研究的工作。但梅花点舌丹里面哪个药、哪个成分可治白血病？六神丸里面哪个成分可治白血病？这些问题都没有得到解答。黑龙江哈医大二附院的张廷栋教授就发现砒霜能治疗实体瘤、血液病，其他好多人实际上也都已经发现含有砒霜这一类制剂成分的药能治疗血液病，但是都未能把它进一步深入研究。咱们中医大夫都比较重视临床疗效，总的来说缺乏步步深入的科研思路，研究没有越来越深化。现在陈竺教授基于此，对于之前的成果进行了进一步深入的研究，取得的结果轰动了世界。所以，无论是现在的技术也好，还是扎根临床看病也好，各方面的人才都需要。

樊永平：是啊，实际上有时候很多研究就差那临门一脚！再者，科研成果的获得有些时候也带有一些偶然性，但还是以前期坚韧不拔的毅力作为基础的。就像幽门螺旋杆菌的发现就是这样，前面已经做了几十次培养都没有培养出来，直到1982年的复活节，由于是假期，没有办法在接种后48小时去观察细菌生长情况，而在5天后上班时，这培养基上就长满了幽门螺旋杆菌！之后的工作表明该细菌生长非常缓慢，其最佳培养时间是3~5天，而之前的标本培养时间太短。

赵进喜：我觉得在科研设计方面，除了缺少科学研究的创新思想，还缺乏中医特色。在很多标书中，中医的思想很难见到。有些研究的思路并非来源于临床，所以不可能取得特别好的疗效。所以我觉得，中医科研还需要强调中医特色的原创性的临床思维。比如在治疗上体现中医的标本同治，或者扶正祛邪、益气活血等。以前心血管专家廖家桢讲他治疗心血管疾病依据"气血相关"理论，强调活血化瘀，也重视益气活血。那么在临床上益气药加上活血药是否比单纯活血药好？是一加一等于二，还是一加一大于二，抑或是一加一等于一，还是一加一小于一呢？这个临床研究就回答了一些中医的临床问题。反过来讲，这个研究对临床思路也是一个提示，我们用药的时候，如果益气药加活血药就是一加一等于三的话，那为什么不推荐益气活血的这种思路呢？如果一加一小于一，那就不要共同使用，单用活血药就可以了。所以我觉得中医临床科研里面强调中医临床思维、中医原创性与基础理论，还是非常必要的。

另一方面，我非常同意樊教授说的科研动机的问题，中医的科研需要有一个比较正确的动机。西医搞基因研究，中医也搞基因研究；西医搞系统生物学，中医也做系统生物学；人家做细胞因子，中医也做细胞因子；西医说什么通道，中医也做什么通道。总是跟在人家西医屁股后面，用西医指标评价中医治疗，最后结论说中医治这个病很可能就是通过这个通路起作用。这种研究对中医临床又有什么指导意义呢？

田元祥： 现在中医界之所以普遍注重临床，与中医依靠临床疗效进行传承的传统有关。但现代中医药若想有更进一步发展，就必须在此基础上研究其作用机理与新药开发等。不光要做到我们自己明白，还要让别人明白，让我们的中医学能够走出去，在国际上有更广阔的发展。

赵进喜： 有意义！一方面，临床上常有单一成药无效，辨证论治、随证加减具有很好疗效的情况。另一方面，也有时用汤药复方治疗肾病效果不好，用了雷公藤多苷以后尿蛋白减少的情况。所以，各方面研究都需要。

贾海忠：今天讨论的这个问题困惑了我三十多年，现在才觉得有一点儿眉目。我们国家从开始进行中医研究到现在，科技成果很多，但最终真正能够提高临床疗效的研究很少。临床医生每天都面临着真实病人的考验。如果我们研究的成果不能用于临床的话，这是有问题的。刚才樊老师讲到的科研动机的问题，就是说我们科研的动机是什么？如果是以拿课题、发表文章、晋升以及拿成果奖这些作为动机，那我们研究成果的实用性怎么能保证？有些人做科研还有一个动机，就是自己觉得中医不行，作为中医是没有底气的。所以二十多年前就已经提出来中医研究成果要与国际接轨，想被国际所承认。我觉得这种想法很荒唐，如果我们中医的科研不能巩固我们自己的阵地。不论有多少文章、成果放在那里，西医也不会承认，老百姓更不会认可。这几十年来中医研究始终抱着一种想要被承认的心态。但明明我们有很好的疗效，也被病人认可，为什么要期待被别人承认呢？所以我不看好这几十年来中医科研的原因就在于此——动机错了。

中医的生命力是疗效。如果医学研究没有以提高疗效作为目的，就不能展现中医的生命力。我们以疗效为基础去探讨西医研究中的各种表达机制，是没有任何问题的。但科研的动机和指导思想要正确才行。如果这个问题没有解决，其他都是徒劳。用西医的标准去评价中医，就像站在背面看一个人，永远也说不出来这个人有多漂亮，为啥？角度不对。我觉得我们中医站的这个角度，是一个高、全、大的角度，可是我们偏偏用一个狭隘的角度去看中医，那就像是把中医解剖了。解剖中医的结果就相当于解剖尸体一样，一块一块放在那儿，很清晰却没生命。

再说赵教授提到的这个美国进行的最终得出针灸无效结论的试验。我们每天都在扎针艾灸，疗效是十分肯定的。这个实验的研究方法，一定是有问题的。问题的关键在于他有没有按照中医的理论来进行实验设计。中医治疗是按中医的理论来进行的。实验的设计如果没有按照中医的原理来进行，这样得出的评价就是不可信的。

关于"评价指标"的问题，以肿瘤治疗为例，目前都是用瘤体的大小来评价疗效。一个病人采用中医治疗，带瘤生存了十年。另一个病人使用化疗，肿瘤迅速缩小，但3个月后死了。那请问哪个是有效的？现在西医评价，包括我们中医内部的科研评价，都会用一个单指标来评价，这是不正确的。这样的评价指标会让我们在临床上没有任何底气采用中医的办法进行治疗，对西医形成盲目的信任。我十天前就听说一个鲜活的例子，一个92岁的老太太因为发烧住院，检查时发现胆总管有点扩张，然后就特地从外院请外科来放了一个引流管，结果置管当天晚上就心梗了。因为在专科医院住院，所以马上进行了溶栓，但是溶栓以后出现了出血，最后死了，前后总共四天的时间。我就想这么高级的医生，这么专业化的医院，但如果没治疗的话，我相信她四天肯定死不了。当然，这不是西医故意的，而是西医本身存在的问题。这一点上我们不去思考，反而一直把西医的标准当成最高标准，中医的科研就很难有突破。

再说"盲法"。我认为中医科研用盲法来进行研究是不符合中医特点的。真正的中医一定会全面地收集信息，做准确的分析，然后制定出一个最契合这个病人的方案。很多人可能就会说没法按这种方法来研究，说不把中医缩小了就没法去研究。但是，缩小了的中医就不是真正的中医了，它背离了中医整体观念与辨证论治的观念。并且，现在的科研课题在三年内就要出成果，有些人因为没有成果、数据不好就会选择造假！这些都是害中医呀！所以说中医的掘墓人就在我们自己内部。如果我们自己强大，别人是打不垮我们的，但如果我们自己担当掘墓人的角色，中医必垮无疑！

现代对中药的研究，基本上就是用西医的原理去阐释中药是怎么治好病的。实际上这时中药不再是中药了，已经沦落为植物药、矿物药了。因为这些药物已经没有寒热温凉、归经等属性。这些研究看上去先进，实际上是一种倒退。就像青蒿素、三氧化二砷的发现，实际上不能等同于中药。但是我们还需要这种研究，因为我们还得跟国外交流。但同时我们必须要知道这种研究的内容对于中医临床疗效的提高作用有限，绝对不是最好的研究。中医如果一直做这样的科研，就无法提高与进步。"中医药学是一个伟大的宝库，应当努力发掘，加以提高"，但不是像这样，人人都背着镢头来刨宝贝，结果把中医药的完整性破坏了。就像去抢故宫，一个人抢这个，一个人抢那个，都抢到宝了，那故宫作为一个整体的完美呢？没了！即使以后再把抢出来的宝贝堆放在一起，也成不了故宫了。

再一点就是关于统计学的。统计学很好，但是不能滥用，不能只根据 P 值下结论。首先还是要看研究的理论基础是否正确，实验设计以及指导思想是否正确。如果以上都不对，统计的结果再好，也经不住实践的考验。因为统计学是落后于实践本身的，而且现在的统计学方法确实是不足以用来研究中医这门复杂学问。

说到底，我们中医的科研该怎么搞？咱们现在很少把文献研究当科研。即使是所谓的荟萃分析，其真实性也很难评价，更算不得真正的文献研究。真正可靠的文献就是咱们中医的经典。我认为《神农本草经》实际上就是当时的实验记录，我们现在做的研究，发现某一个成分、某一组成分，这和神农尝百草又有什么不同吗？现在技术是很先进了，但认识上的高度还不够。所以在文献方面，我觉得应该去研究如何将我们古代的那些确实有效的、有把握的东西总结出来，发现其中的规律，这是一个研究的方向。

再者，当今大数据时代来临了，有了计算机的技术，有了大数据的概念，这为我们在真实世界中研究中医提供了可能。我们对临床进行真实、规范的记录，得到有效的数据，具体怎么操作，我一直是在做这方面的探索。最近我在做的就是智能电子病历系统，能把病人的信息全部规范化记录，包括临床表现、各种检查结果以及使用的中西药物等，都可以很规范地存储在一个数据库中。如果一个医院能把十年八年的资料积累下来，这个数据量是很可观的。比如我现在想搞某个病的研究，我就把这个病有关的数据整个调出来，什么样的一群症状或者是实验指标，用哪种治疗方案最好，用哪种最不好，这些规律都能得到。实际上这样得出的结论已经不是抽样，而可以说是全数据了。所以说大数据时代来临的时候，真的是连统计学都会显得很苍白，我觉得中医科研真正的兴盛应该是从现在开始。

能够做好大数据，那么到将来，无论是中医、西医、中西医结合，对于疾病的治疗指南就会根据我们总结出的规律由我们中医来制定，绝不再是一个单指标。如果你到临床上真正做过研究就会发现，根据单指标分组的病人，你认为同组的病人之间没有差异，但实际上差异很大。为什么呢？因为真实的临床上想找到一个单纯的疾病很困难，你常会发现同组的病人除了这个分组的指标一致以外，其他的情况常存在不一致，所以直接影响其可比性。这个比较的意义何在？即使是结果出来了，例如某个药对高血压的有效率是50%，另一个是70%，那就能得出70%的比50%的好的结论吗？如果你当临床医生，你就会知道这是一个骗人的结论。我们在临床上面对的实际情况是，一个病人使用某个药，要么有效，要么没效，不存在中间的可能性。所以说我们中医的指导思想，个体化的指导思想，那是医学研究的最高境界。这种最高境界怎么来实现，方法是重要的。我认为中医的研究需要做大数据研究。

赵进喜：贾老师讲得应该还是非常到位的。我也这么认为。比如国外这项研究为什么显示扎完针后没效？在这项科研设计里，顶层设计中并没有突出中医的理念。治疗关节痛，中医扎针应该分清是寒是湿，是寒重、湿重或是风重，是属于肝肾亏虚还是脾肾两虚等，这项研究中肯定没有这个辨证的过程，没有个体化治疗的过程。在设计上没有突出中医的理念。还有，指标到底是什么？肿痛消失、类风湿因子转阴也不现实；如果用些别的指标，说不定就能显示出中医的疗效。还有具体操作其实也是质控的问题，一个是用套管针扎进去，一个是没扎进去，还有的是用理疗组进行对照的。我说这好像一个太极拳大师跟一个普通人比，看看谁功夫厉害，那肯定太极拳大师武功高强，普通人不灵。但要加入一个学过太极拳，但一共就学过几天时间的人，然后跟普通没练过太极拳的比，那无疑也差不多，说不定还没有普通人的打击能力，是这意思吧？实际上它这个设计是低水平者与低水平者之间的对照，对照结果自然就没有显著性差异；如果加入高级的针灸师，水平特别高的那种，比如像刚才樊教授说的那个，就肯定结果不一样。一个水平特低的针灸师，套管针扎进去几厘米，是否得气不知道，那东西能有效吗？确实没有显著性差异。

还有这个随机对照研究的问题。比方说你研究糖尿病，根据排除标准，得把合并高血压、冠心病、肾病都排除了。但实际的临床上，只有糖尿病而没其他病的患者是很少的。根据这种方法即使研究出的药物是能治糖尿病，又能怎么样呢？实际上临床上少有这样单纯糖尿病的病人。

田元祥：针灸的研究也很困难。首先假针灸不好做；其次国外讲究的是无痛，而传统中医认为要有针感才行，这样的话没有感觉肯定会影响疗效。所以针灸研究有很多方面的问题。

樊永平：关键咱们没有看到那项研究的原文。只有一个结论——针刺有效，但穴位作用可能没有特异性。我们之前就发现过这个问题。因为人体穴位很多，尤其是在同一区域的穴位，很多作用都是相似的。所以有可能得出这样的结果。

贾海忠：这个针灸穴位特异性的问题，实际上是存在的。因为我是一直在搞针灸，我总结了许多穴位特异性的问题。当然，穴位的作用有共性的问题，比如几乎所有的穴位都能止痛。但是不同的穴位止痛的强度、部位是不一样的。以针刺麻醉为例，之前就有人发现针刺对于头颈部术后的镇痛效果好，但对于腹腔部的不好，这就是特异性。那个试验之所以得出没有特异性，一定是因为设计的方案有问题。一条经脉上的穴位和其紧邻的穴位间的特异性可能差一些，但是对于整个人体来讲，不可能不存在特异性的。

田元祥：我们的临床科研还是存在很多问题的。比如我们临床上的辨证和科研使用的标准证候本身就是有区别的。临床诊疗是根据四诊合参判断病人的证候，然后确立治法方药，而不会考虑病人的症状是否符合中华中医药学会的证候诊断标准；但是临床科研、写文章是要有标准依据的，必须是精确的、确定的。因此我们科研结果不能很好地直接用于临床，其中还涉及证候标准制定的问题。证候标准是通过专家们达成共识后制定，但其实应该将这个结论在临床上进行二次检验，再最终确定这个标准。目前这方面的工作还是不够。再者，制定出的证候标准在实践中的应用也是有问题的，尤其是在要求精确的科研中。目前的证候标准都是一系列症状，如果缺少其中的一两项症状，那还算不算这个证候？王永炎院士曾提出把证候分解成证素，试图解决这一问题。

证候要素，是辨证的基础。原来定这个证候要素标准的时候是专家共识，定好标准后就该是临床验证是否正确，然后再确立这项标准，这是其一。这项工作做得还不够。其二就是这个怎么解决呢？王永炎院士等就提出把证候分解成证素。但是制定证候要素的诊断标准这项工作还没进行下去。只有朱文锋教授搞了一个证素辨证体系，已经比较成型，你把症状输进去，证素就出来了。所以，所有这些科研都是有意义的。只是还没完全建立起来系统。再一个就是临床医疗和临床科研还是有很大区别的。临床医疗上来一个病号我根据四诊合参判断他到底是什么证候，然后确定治法方药，我不会考虑他符不符合中华中医药学会的诊断标准；但是临床科研要求必须丁是丁卯是卯，就比如说刚刚提到的诊断标准，到底几个症状才算是可以确立这项证候诊断，必须是很确定的，是几个就是几个，不能有疑惑，这才是临床科研要做的。

赵进喜：大家说的都各有各的道理，临床科研确实还有许多需要完善的地方。但是从中医目前的状况来讲，确实与严谨还是有差距的。而队列研究虽然没有随机对照研究严谨，但还是可以反映一定问题。另外，咱们写标书的时候一个药的适用范围与它的实际运用肯定是有出入的。还有一个关键问题，就是质控不到位。其实，只要诊断清楚、评价标准一致，比如都是治多发性硬化，西医用什么方法，中医用什么方法，都输入到数据库，然后评价标准是一样的，看看哪种方法最好，就很说明问题。今天我们也请到了来自临床一线的一位院长，下面请马院长发言。

马同长： 我们基层医院的科研之路走得都非常艰辛。当初我们搞中医药治疗脉管炎的课题，但鉴定的专家组清一色是西医，是西医来鉴定中医的科研。他们提出来一些问题，诸如诊断是否有误，脉管炎本身有自愈的，不一定是中医的疗效。而当反问到病人的时候，病人却说了这样的话："不管我们是不是脉管炎，这个病煎熬了我十年，疼到彻夜难眠，用药后症状的确改善了，所以不管是不是脉管炎，我都要感谢医生！"所以中医的科研用西医来鉴定，确实会有很多的问题。我们国家的科研体制不是我们今天讨论能够改善的，但是我今年连续三次面见相关领导人，提出了很多中医以后发展要解决的问题。他们也确实听进去了。告诉大家一个很好的消息，那就是中医改革的春天一定会来临的！今后中医的院士完全按照中医的标准去评定，中医的制剂也要按中医的标准去评定去生产，中医改革也会一步一步来。

我们医院是中国第一家脉管炎医院，我们就是按照中医的辨证施治来治疗周围血管病，以中医为主，西医为辅，临床取得了很好的疗效。这么多年的基层工作让我体会到中医院的临床疗效就靠两点：一是临床大夫能不能很好地辨证论治，二就是中药的质量。目前我们的中药质量堪忧，药物的质量可直接影响到临床疗效，犹如作战计划再详细，没有可用之良将，只能是空叹息。所以中药质量问题在今后的中医改革当中也需要解决。我们中医的发展前景是非常好的。但是道路也确实是很曲折的。所以我们中医的科研一定要搞好，要实实在在地搞。我认为我们国家还是应该以中医为主，西医为辅，走中西医结合的路去发展中医，我们要一起朝着这个方向努力。

中医要发展就要靠传承与创新。以传统药物为例，《本草纲目》记录的药物有一千多种，现在我们的植物药已经发展到一万多种了，为啥癌症还解决不了？就是因为你始终在用一两百种药物，那么多种药大部分医生都不能够很好地使用。我们不能满足于现有的知识，要不断地进步、发展、创新。我每个月都会抽出十天的时间走遍全国各地去寻找药物标本，了解药物的产地。药物产地的学问很大，以沉香为例，西双版纳的沉香最好，热带雨林气候湿润，没有污染，叶子摘下来就可以直接吃，很清香，它的质检指标是最好的。而海南的沉香就没有那么好，因为海南空气中盐度太高，那个叶子吃多了会有咸味，实际那里不适合种植沉香。广东种植沉香的面积很大，但那里沉香的叶子都落了一层黑灰，因为污染太严重，种植出来的沉香味都变了。所以如果当医生不懂药，开出的方子就不会有很好的疗效。药品质量是保证我们医生疗效的命脉。用质量好的药物，其疗效是非常确切的。但是如果用药质量出现问题，不仅会降低疗效，还会有各种毒副作用。

赵进喜：马老先生讲得很到位，都是临床有得之人，认识很深刻。我经常说我们同学应该到药房去看看，去学习抓药。临床考核，常有学生处方天王补心丹加味，药用朱砂，10g水煎服。不就是因为不懂药吗？这说明学生对药的知识了解太少。经常说医药分家，在临床实践上尤其中医的医药不能分家。李时珍会看病，同时也是一位药物学家。医药如果分家，那开出的方子可能就不一定合适了。比如通草开15g，体积太大了，一般的锅都放不下。所以当大夫对药要有基本的认识。所以一定要到药房学学抓药。当然如果有马院长这么深刻的认识，有神农尝百草的精神，那就更好了。所以博士研究生、硕士研究生，一定要把这个课补上。我在本科的时候就主动地跟人家药房的老师学习抓药，当然也学到很多东西。最后，田老师提前精心准备了如何提高临床能力的相关内容，机会难得，咱们有请田老师来讲讲，大家一起学习一下。

田元祥：临床能力分两种，一种是解决常见病、多发病的能力，另一种是诊治疑难病的能力。前者是临床医生普遍具有的，而后者是区分临床水平高低的关键。给大家举一个刘弼臣刘老的病例，一个男孩突然发热，伴见无汗、惊惕不安，之后因发热增高并伴咳嗽气急等症状入院治疗，入院后体温升高到40.2℃，呼吸急促，鼻翼翕动，口唇发绀，查体两肺湿啰音，X线检查有肺炎的阴影，诊断为病毒性肺炎并发心衰。然后给了一系列西医的治法，到入院第二天中午出现陈－施氏呼吸，这是危急症，所以请刘老会诊。当时除了壮热之候，还有手足厥冷、哭无涕泪、二便闭塞，刘老诊断为温邪化火，火毒热入营血，目前形成热深厥深的证候，方用犀连承气汤，就是犀角地黄汤加上调胃承气汤。开了一服药，二诊时患儿的体温已经降到了38.3℃，后又开了三服药，三诊时已经退烧，1周后患者胸透显示肺部阴影吸收，痊愈出院。这就是诊治疑难病的能力。

提升疑难病诊治能力，必须以中医基本素质作为根基。其中又包含了基本理论、基本知识和基本技能三方面的能力。首先，要重视教材。教材是规矩，古籍中虽然有很多对医理的讨论，但都是零散的，不成体系的。只有教材是系统地将这些内容综合到一起。其次，要重视经典的学习。历代中医名家无不是从经典中汲取了精华，然后融会贯通，自成体系的。此外，尤应锻炼中医思维能力。现在某些年轻的中医，因掌握中西医两套知识体系，在临床上就经常是先考虑西医，再考虑中医，将中医放在辅助从属的位置上，这个思维方式是有待商榷的。

这有一个我治疗的病例。一个大学生，1个月前得了肺炎，之后出现心悸不停，吃了很多的药都没见效。来诊时患者明显心悸，面色㿠白，而且因服用西药而出胃胀、纳差，感觉容易疲劳，脉细无力带数，西医检查都没有问题。那我们就要用我们中医的思维去分析他的情况，以前用的都是清热解毒类的药物，看患者的症状是属于比较明显的肺脾气虚，但这个脉数该怎么解释？是邪气未清吗？实际上综合判断一下会发现这是一个气虚所致的数脉。如果是邪气没清，脉应该是比较有力的。最后我就用了一个四君子汤合当归补血汤，然后加了几味药，七服药好转，十四服药痊愈。

再举一个腹胀的例子。这个患者比较奇特，近十几天来每当黄昏的时候就腹胀，晚餐是平常餐量的1/3，早、午餐正常，伴有便秘，已经有十几天了，之前用过槟榔四消之类的，没有明显的效果。我就分析，这个腹胀只在黄昏进入晚上时才开始，实际上这个时间是阴气渐旺的时候，此时病势加重，因此可以判断这个患者出现腹胀的证候是由于阴盛阳虚，是脾胃虚寒，所以我用四君子加味。结果一剂症状大减，又吃了两剂，后来也没有复发。这个就是我们中医的思维。所以作为中医应该要站稳中医的立场，坚定中医的思维。此外，我认为还要勤思考，增强悟性。经常有人讲学中医要有悟性，悟性低的人学不好中医。那什么是悟性？我认为就是临床思维能力。

还有一点，我们要不断拓展思路，提高临床能力。孙思邈在《千金要方》中讲的就是这个，读方三年，便知天下无病可治，治病三年，乃知天下无方可用，所以说中医学临床是很复杂的。要想拓展思路和思维能力，第一个方法就是跟名师侍诊学习。中医几千年来一直是以师带徒的方式传承，就是通过跟师来拓展自己的思维方式，打破自己的思维定式。如针对不寐，我刚上临床的十年，就受西医安眠药的影响，治疗思路总是在考虑哪味药能治失眠。后来跟师学习之后才学会治疗失眠的思路，基本上分为虚、实两类，虚证一般为心脾两虚，治当补益心脾，实证就对证治疗，这样临床疗效就提高了。第二个就是读医案，医案教人的是技巧、变化，而医经给人的是规矩、常道。在不便跟师的情况下，通过医案来揣摩名家的临床技巧，然后来学习他的技能。这个就像下棋一样，经常和高手下棋，经常揣摩高手的出招，自己的水平自然慢慢就提高了。

这里有陈苏生陈老的一个医案，患者泄泻四年，久治无效，服药无数，四君、六君、参苓白术，包括补肾的都用了，都不行。患者自述每天大便五六次，便后肛门疼痛，还特别提到出汗多的时候泄泻就减少一些，汗少的时候泄泻就厉害。陈老认为这是一个肠道水气不利的证候，用利水的方法，以通为补，十服药大便泄泻止，观察半年没再复发。这就是中医的临床思维。通过读医案可以拓展我们临床治病的思路。

第三点，要早临床、多临床，提高感性认识来增强临床的应变能力。脉诊中就讲"熟读王叔和，不如临证多"，其他的临床技能也是一样的。主任医师就是主任医师的水平，实习大夫就是实习大夫的水平，这就是说临床水平的高低和临床积淀的多少是有很大关系的。当处于基础阶段时，由于专业思想不牢固，容易对中医治疗水平产生怀疑。如果能在这个阶段早临床，既可以多积累，又可以通过增加感性认识而坚定对中医的信心，提升学习中医的兴趣，是有利于中医人才成长的。

所以说，提高中医临床能力主要依靠四大方面：一是基本素质，重视教材；二是经典理论，重视经典的深入学习；三是思维能力，坚定中医临床思维；四是拓展思路，跟名师、读医案、早临床、多临床。

赵进喜：田老师真是讲得非常全面，确实是切身的体悟！总的来说，我觉得今天还是非常有收获的。大家都认为，首先中医临床科研肯定是有必要的，无论是出于要提高临床疗效，还是推动中医走向世界，还是促进医学交流，还是带动人才培养等目的，临床科研是肯定要进行的。第二点，各位专家也都提到了，临床科研要有一个正确的动机，并不仅仅是为了发表文章，甚至 SCI 文章，承担几项课题，更应该是为了弘扬中医，促进医学进步，阐明生命科学的机制，不断进行创新探索。因为有了正确的动机，才能在一个点或一个面上逐渐深化、逐渐展开。第三点，中医科研应该说是丰富多彩的，有多种科研的思路，无论是随机对照研究还是队列研究，还是基于大数据真实世界的研究，这些研究方法都各有所长。当然，从中医的特色来讲，个体化治疗是中医最中心的特色，那么能突出中医个体化治疗的研究方法，才是中医研究的最好思路，各种研究需要相互补充。但是从突出中医临床疗效的角度来说，真实世界、大数据这些思路应该是很值得提倡的。当然，中医科研还要突出中医的理念、中医原创的思维，其中包括中药的、中医临床的特色，离开了这些东西，中医科研就丧失了意义。第四点，中医科研要严格进行质量控制和实验设计。没有一个好的设计，没有一个严格的质控，最后得出来的数据肯定是没有意义的。所以总的来讲，今天大家既有强烈的争鸣，实际上大家又有共识。我经常讲咱们现代的中医，尤其是在高等院校、三级甲等医院这种大医院的大夫，还是要做到临床、科研、教学三方面兼顾。大家进行中医科研是要抱着一种愉快的心情，一个好的动机，努力开拓。勉乎哉，勉乎哉！

结语：中医科研的最终目的是通过良好的疗效来走向世界，造福人类。面对中医科研的现状，我们要有所思，有所悟。首先，我们必须端正科研动机，明确目的，这样才能在科研方面逐渐深化、逐渐展开，阐明生命科学的机制，促进医学进步。其次，在科研过程中，我们要立足于临床，完善顶层设计并加强质量控制，同时要保持中医特色，突出中医整体观念与辨证施治的理念，应该强调中医原创性思维，在继承的基础上不断创新，这样才能开创中医科研的新时代、新局面，实现中医复兴梦！

（整理者：赵翘楚、倪博然、尹笑玉）

六、脉理精微，贵在实践；脉证互参，审因论治

——如何掌握中医脉法以提高临床疗效

引言：脉诊是中医学四诊之一，能够反映机体气血阴阳的变化、脏腑功能的强弱、邪正力量的消长。在脉学逐渐被淡化和轻视的今日，我们当如何辩证看待脉诊在中医诊疗中的地位？脉学究竟是一种玄学，还是一门实实在在的科学？如何结合西医学的知识理解脉学的科学内涵？最后，如何运用各种手段学好脉学，全面把握病情，以提高临床疗效？本期"铿锵中医行"围绕中医脉法展开了讨论。

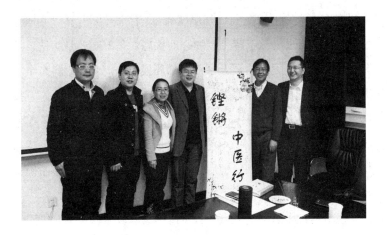

本期主要嘉宾：赵进喜　杨桢　贾海忠

赵进喜：曾有人对中医进行攻击，说中医摸脉是蒙人的。事实上，脉学是中医四诊中最有特色的诊法，不能不重视。现在中医教学的学科分类实际上参考了西医学的学科框架，诸如内科学、外科学，中、西医都有，唯独方剂学和诊断学中的脉学是中医独有的。西药也有配伍，也有复方制剂，但没有真正的方剂，不像中医的方剂学如此系统。西医也有望、触、叩、听，但是把脉仅看脉率和脉律，没有中医这么系统的脉学思想。中医通过脉，要了解五脏六腑、气血盛衰、邪正虚实，可以说是博大精深。长期以来，大家对脉诊在临床中的地位缺乏了解，如何更好地掌握脉学以提高临床疗效？怎样学好脉学？这些问题都有待解决。掌握脉法不容易，古人也讲"心中易了，指下难明"，确实如此。目前，对脉学的认识存在两种倾向，有一些人忽视脉诊的重要性，强调四诊合参、中西结合；也有一些中医，尤其是民间中医认为，光会摸脉就可以看病了，病人不用开口便出汤药，"脉因证治"，以脉为先。

先讲几个故事引入主题，我们北京中医药大学东直门医院消化科有个寿大夫，曾提出"气功摸脉"，后来又提出了"心理脉学"，可以通过摸脉了解患者的心理状态，是悲观还是胆怯，是紧张还是放松，是亢奋还是郁闷，都能摸出来。我们眼科有个老大夫高景秀先生，经常腰痛，后来又出现尿频，一直治不好，按摩也没效。后来找寿大夫摸脉，寿大夫说："高老，您得了前列腺癌了。"后请北京朝阳医院吴教授进行手术切除前列腺，冰冻切片一开始没发现癌症，但后来请专家进行病理会诊，诊断确实是前列腺癌。对此，高老教授感叹不已。是不是很有意思？

还有另一个真实的故事，有一位中医陈教授，上学时候跟一位老中医学习，这个老大夫摸脉功夫特别好，据说病家不用开口就能知道病情。某日来了一位病人，病人刚想陈述病情，大夫就说：别说！我一切脉就能知道你啥病。摸脉后就说：你这不是胃痛吗！再一摸脉说：你知道你为什么胃痛吗？你是吃了柿子了。那个病人就特别佩服，立刻说：哎呀！我就是吃了柿子了！后来陈教授应该称小陈同学就向老师请教吃柿子的脉象有什么特点？老师说："你好好看看书上，认真念念脉学就知道了。"小陈翻了好多书，也没看见吃柿子到底什么脉。老师说："你再认真思考思考，你这个孩子，学习得有悟性啊！"小陈又思考了半天，还是不知道，最后只好买了一把香蕉去拜访老先生，说："老师，我到底也不知道吃柿子有啥特殊的脉象，我特别想学会这个。"结果老大夫说："你怎么就那么实在呢？你没看见他的扣子上还粘着一片柿子皮吗？"这个故事从另一个角度说明有些人摸脉确实有蒙事的嫌疑。

有一次我参加世界中医药学会联合会的职称评定，澳洲来了著名中医，号称一摸脉就能知道病情，好多老外佩服得不得了。答辩的时候我也去了，教授们一致认为他的论文通不过，但他认为自己有能力舌战群儒，觉得谁提问都难不住他，非要答辩脉学这篇论文。这篇论文讲的是黄家医圈的脉学，其中有他在东北治疗癌症的体会，什么癌是什么脉象，如何通过脉诊了解其恶性程度、病变范围等，讲得特别神，我们听完后都认为他缺少科学精神。当天中医名家傅老在场，傅老就说："这样吧，你给我摸摸脉吧。"他摸了好久，说："你颈椎第几椎有毛病、前列腺肥大、高血压。"但傅老七十多岁了，这些病普通大夫也能猜出来呀？后来他又说傅老年轻时患过肝炎，目前肝功能正常。还真把专家给搞蒙了。但等到中午吃饭的时候，跟他一起的一个大夫也自称摸脉特别准。于是我们就让他为在座的萧老师切脉。萧老师得过糖尿病和直肠癌。我说：只要能说对一个，我们就信服他。结果他说的竟然还是颈椎病、前列腺肥大、高血压，糖尿病和直肠癌都没有说。其实，颈椎、腰椎的常见病变椎体都是有规律的，若解剖学得好，大多数情况都可以猜对。这就说明很多人，甚至所谓的高手，往往不可信。

以这几个故事为引子，是希望大家能够了解脉学在中医临床诊治疾病过程当中，是具有重要地位的。今天就围绕脉学进行讨论，如何认识脉学？如何学好脉学？如何通过摸脉提高临床疗效？请杨桢老师先讲。

杨桢：今天我就从技术上谈谈有关脉诊的内容。刚才赵老师的引子非常好，脉诊的地位、原理究竟是怎样的，这个我们需要清楚。

现在很多医生忽视脉诊的重要性，这实在是不应该的。最近有个医案，一个学生发烧，我脉诊后嘱咐他去中日友好医院检查心肌酶，一查就留在那里住院了。像这样的年轻病人感冒发烧，有很多的医生可能会犯错误，打一针输点液就把病人打发走了。但是心肌炎若治疗不及时，病人可能遗留下终身遗憾，非常可惜。还有一个非常神奇的医案，病人的脉象已经显示病变，心肌酶谱竟然正常，一个月后再次检查才发现问题。这其实是所谓的滞后性心肌损害，脉象本身属于物理学现象，心肌酶学改变则是化学变化，体内的化学变化可以影响脉搏的物理表现，心肌炎一定会伴有生化指标的改变，同时影响到脉搏的变化。脉搏的改变其实是很灵敏的，出现滞后的原因可能是有些标志物尚未列入检查范围。

从这样的两个例子来看，脉诊的重要性不言而喻。其实，现代的测血压用听诊器最初也是受到脉诊的启发。脉学的本质是把握脉象伴随疾病变化规律的科学。但不是所有人都推崇脉学，很多中医也怀疑、否认脉学。前段时间"脉诊验孕"话题火热的时候，很多人说脉搏验孕就是瞎掰。这怎么是瞎掰呢？中医内部怎么会有这么大的争议？某位名人甚至直接说我是个傻子，竟然跟阿宝打擂。他认为脉诊根本无法验孕。那我今天就首先讲讲脉诊验孕是否可能实现？

其实，对于脉诊验孕的研究最先产生于跟学生的互动中。十几年前就经常有学生问我：老师，怀孕是否能够摸得出来？我说：给予一定的条件是完全可以的。那时候我血气方刚，我的观点对学生们的触动也比较大。这次正好有这样一个契机，就希望能借此机会用科学的方法来证明脉诊验孕是可行的。经过一番深思熟虑后，我接受了这个挑战。首先，我让阿宝来设计实验。结果他告诉我：本人精力有限，不会设计，应当委托专业的公司设计。如果他说实验方案由我来设计，那我完全可以做到，但是他没有说。大家看看后来的1.0版本的实验设计，其实我非常满意，在严格的科研设计之下，就完全可以做。对此，中医界也有很多人认同，也有一些人反对。最大的反驳声就是要求四诊合参。但四诊合参还叫什么科学研究啊？科学研究是要设置对照，排除其他因素的影响，就是孤立地、片面地、静止地来看研究问题。我说根本不需要四诊合参，原因何在？首先，方案要求研究对象是女性，把男性都排除，把同性恋和人妖排除，望闻问还需要吗？第二，年龄要求在18～35岁之间，中老年女性没有出现。第三，要求身体健康，没有任何病的，就不用担心其他疾病影响判断。第四，要求怀孕天数介于4周到12周之间，我唯一不太满意的是4周时间太短了，因为脉象的物理学变化4周还不够，所以我要求1.0版本把4周提高到6周，提高2个星期就够了。此外，我要求样本中的怀孕人数和非怀孕人数不能是1∶1的，这容易让摸脉人有心理反应，科学设计就需要把参试人的心理问题屏蔽掉。所以也不要说明多少人怀孕，多少人没怀孕，这才符合科学设计（注：此仅如实记录专家发言，不代表本书主编观点）。但是方案终因诸多因素被迫中断了。

对于脉诊验孕，我进行过系统研究。对于妇女怀孕前后身体的变化，这项研究中国人还没有做，检索到的全是外国人的成果。外国人将怀孕划分成三个时期，分别是0～13周、13～26周、26～38周，我找到13周之前的研究，包括心室的变化、心率的变化、血压的变化，以及反映在脉象上的变化，包括了人迎、气口、趺阳脉，结果趺阳脉的变化是最明显的。后来我提议要三部九候，就是想把这个引入进来，其实古人用遍身诊法是很有道理的。但是这些身体的变化率到底有多大？大约为10%。心率变化10%，大约从69次/分提高到79次/分；此外，孕妇的血容量增多，导致脉管系统扩张、宽度增加，其中动脉系统扩张更为显著，而我们摸的恰恰是动脉，桡动脉变宽后就会摸到如盘走珠的感觉，而且非常圆润，这种变化也能达到10%。这些数据是无可争议的，10%就意味着脉诊验孕在科学上是有依据的，从物理学上就可以证明。

首先明白了孕脉与常脉是存在差异的。那么问题就是人能不能感知这种差异？10%是个什么概念呢？我举例说一种10%的差异，在座的可能都能看出；但如果换一种10%的差异，在座的可能都看不出来。譬如说两个男孩，一个身高一米六，一个一米七六，你们看得出来吗？一定可以。如果换成鱼，一条鱼一斤，一条鱼一斤一两，大家看得出来吗？就比较困难。我们家喜欢吃鱼，每周都去买鱼。多年之后，一条鱼有多重，我看一眼就很清楚，而那些没有经验的人看不出来。我在菜市场经常遇到年轻人去买鸡，因为鸡有毛，所以轻重不好判断，但是三斤的鸡和四斤的鸡差别比较大了吧？这是30%的差异，然而好多年轻人认不出来。他们看上一只鸡后，店主就马上去毛、称重，并告诉他有五斤。然而那只鸡实际上连三斤都不够。因为对于五斤的鸡到底有多大，年轻人没有概念。所以说差异是客观存在的，然而是否能够辨认出来，这是一个能力问题。其实中医练习的也是一种辨识能力。我们一直摸脉，一辈子都在摸脉，手指的敏感程度是非常高的。当然不排除很多中医一辈子也搞不清楚脉，就像一个高中生还分不清一米七六和一米六的差别。其实这种辨识能力关键在于指导和练习。

我设计了一个课题，从大学三年级挑选30~40个学生，把他们送到医院，然后把怀孕10周的孕妇请来让他们摸脉，分别练习5、10、20、30小时后采用盲测法进行评估。我相信这个学习效果跟手机的语音输入一样，一次两次听不懂，反复训练它，慢慢就可以听懂。摸脉也是一样的，长时间的训练他总会学会的。比如说经过30个小时的临床训练会有70%的提高，经过50个小时的训练提高到80%，我们把数据拿出来，别人还有话说吗？关键是我们都不做这个。有些中医工作者科学素养差，而不缺乏科学素养的人可能又没有经费。现在中医研究的经费主要放在那些"高大上"的领域，譬如说代谢组学、基因组学、离子通道之类，有些有意义的研究项目反倒没人做。有些人认为中医越朦胧越好。这个认识是错误的。实际上中医并不朦胧。譬如说子宫肌瘤完全能够通过摸脉判断出来。我以前也批判过这些观点，但是后来经过实践和研究发现，子宫肌瘤患者脉象的变化是很明显的，主要表现为弦脉。这是在雌激素的作用下脉管系统的变化。我在我的微博里抛出这篇文章后，反响非常大。其实我的"粉丝"里"中医黑"是最多的，说的有一点不对立马会被攻击。但是他们对这个哑口了，因为我说的内容都有科学证据。

古人将脉象进行了细致的分类，包括脉形、脉势、脉率等，其实已经把能够表述出来的都告诉我们了，但这还不够。现在怎么办？反证。古人只说了充分条件，必要条件呢？我们要想办法抓住必要条件。

为什么阿宝敢跟三甲医院的副高职称医生叫板？一个原因就是三甲医院分科太细，如果不是妇科的医生基本没有太多机会给孕妇摸脉，怀孕的都不到你那去，你怎么积累经验？而我摸孕脉的经验是怎么来的？ 2005年我在同仁堂出诊，诊治了很多妇女，包括孕妇，那里有非常丰富的病源。有四五个研究生跟着我到那里学习，大家讨论如何验证脉诊的准确性。后来就准备了验孕棒，先让病人验孕，然后再摸脉。经过几百例的训练，就解决了我刚才说的能不能的问题。摸脉确实是一种技能，就像卖油翁倒油一样，卖油翁能从钱币孔里倒油而不沾到钱币上，其实这没什么特别，只是手熟而已。摸脉最需要脚踏实地的训练。各位同学在病房里能看到心衰、肺心病、高心病等各种病人，你要多去摸脉，摸多了你一定会有感觉。还有呼吸性酸中毒、碱中毒及呼衰的脉象，也可以摸得出来。还有，感冒之后心肌炎的病人，你只有摸过他的脉，再和古书对照，才能明白古书说的是什么。

我最近在研究辛味药的功效，因为我们其实一直都没搞清楚辛味药。辛味药解表，传统对于表证的认识包括发热、恶寒、脉浮、苔薄白等，那辛味药是怎样发挥作用的？我看到了很多论文，从各个角度证明辛味药的作用。实际上人体的很多感觉是一种警报现象，恶寒是一种警报，瘙痒、疼痛、发热也是警报，所谓的炎症也是一种警报，目的是提醒我们生病了。就像被蚊子咬了一口，蚊子已经飞跑了，而我们会感觉瘙痒并抓挠。为什么？是因为蚊子带有病菌，人被叮咬后就会激活警报系统，告诉人体有细菌入侵，虽然蚊子飞走了，但是机体还要进行处理。然而有些时候警报系统一直发送警报，过很长时间也不结束，这时候就需要重启。什么是重启？像生姜、薄荷这些药物，先把警报通路阻断，药效过去后警报系统重新启动，异常感觉就消失了，这就是重启。警报使用的通路都是一样的，中药正是作用在这些通路上。譬如说生姜，当它维持 TRP 通道开放的时候，就会产生退热的作用。譬如说九味羌活汤，其中的风药具有止痛、止痒、解表、退热、散寒的作用，这些作用的机理都是一模一样的。包括五苓散，其中桂枝的作用是温阳化气。什么叫温阳化气？我们的膀胱上分布有压力感受器，膀胱胀大的时候启动警报系统，告诉人们需要去排尿了，然而老年病人的感受器失灵了，失灵了小便就出不来，就是尿潴留了，桂枝可作用于膀胱，把紊乱的系统重启，小便就出来了。这就用现代研究阐明了传统认识的科学性，将中医理论大大推进。

我曾讲如何治疗小儿高热，一个重要的方法就是用"辛"，退热解表用辛味药，与寒热没有关系。其实方剂学给大家一个很大的误导就是把解表剂分成了"辛温解表""辛凉解表"，使得很多中医看不好感冒。解表靠的是"辛"的力量，寒热是吃药之后的感觉，而这种感觉往往是误导。一般说肉桂可"引火归元"，而"引火归原"的火是虚火，我们可感觉鼻子、嘴里面都冒热气，这些部位的不舒服是因为发生了轻度的炎症，激活了警报系统，眼、鼻、嘴、耳朵还有外生殖器和肛门的黏膜都有丰富的伤害性传感器，局部炎症就会产生灼热感，肉桂里面的核心成分是桂皮醛，它有两个作用：一方面能经血液到达局部抗炎，另一方面还可以作用于大脑的DRPA1通道，该通道调控下丘脑－垂体－肾上腺皮质轴，促进肾上腺皮质激素释放。这两种效果一叠加就表现为头面部灼热感消失了，身体同时产生一种暖融融的感觉，古人将这种现象解释为"引火归元"。我们现在从事基础研究得出的结论支持古人的临床观察。所以，当很多知识的机制还没有研究清楚的时候，千万不能胡乱否定。我们只有结合现代研究认识古人，才能理解其中的合理性。

脉学也是一样，也需要古今贯通。明白脉诊的实质才能更好地应用脉诊。一个最简单的早搏，你一摸脉就能分出室早和房早，表现为结脉或者代脉，这两种脉都是缓中时一止。我们还能摸出二联律、三联律，为什么可以摸得出来？房早非常规则，室早不规则，这是从心电图上学到的知识。李东垣一摸脉，就知道一个人是否吃撑了，经验非常老道，就是通过感受两边的关脉，吃撑了关脉就是圆的。假如有同学吃多了，可以摸一下脉，右关脉如豆跳，这是《脾胃论》说的。《脾胃论》是研究脾胃的，所以对于脾胃的脉也都摸得很透。那么这些脉象的背后，体内的变化是什么？我们可以进行研究。包括子宫肌瘤的人，她们的脉象会不会有变化？最近有一篇硕士论文做的就是子宫肌瘤的脉象变化，我们非常需要这样的研究。同学们也可以研究一下伴随年龄变化脉象的差异，你分别去摸二十岁、四十岁、六十岁、八十岁人的脉象，摸够了几十个之后，让你盲摸也一定可以知道他们的年龄。脉象与年龄有一种关联性，我们就是要寻找这种关联性。实际上科学研究找不到那么多必然性，但我们可以寻找关联性。比如说鸡叫天亮，鸡不叫天也亮，我们不完全清楚鸡、天亮、太阳、地球之间的关系，只把鸡叫的时间点、天亮的时间等数据记录下来。我们不能斩钉截铁地说那个天是鸡给叫亮的，只是说有关联性，天亮的时候鸡也叫。这是科学研究。

那么，我刚才提到的二十岁、四十岁、六十岁、八十岁的病人，再患上糖尿病、高血压、高血脂等疾病时有没有差异性？其中的变化也存在规律。在四十岁的时候脉变长，三部脉变长是衰老的迹象，好些问题会暴露出来，长脉是动脉硬化引起心脑病证的标志；长脉接着就会向滑脉转移，宽度和流利度都增加；接着就向弦脉转移。60岁以后的人脉管变硬，表现为弦脉，这种弦脉和青年的弦脉是不一样的，年轻人因为情绪不佳导致的弦脉只是因为舒张压的关系，血管舒张压因情绪波动而提高，这种弦脉是弦而偏软；然而老年人的弦脉是紧紧的、硬硬的，三部皆饱满僵硬，这就在预示着心脏的疾病。心脏射出血液，必然会对血管产生压力，血压是由两个成分组成的，心脏的收缩压大概是80mmHg，动脉也有收缩，叠加起来大约120mmHg，而且压值会随着血管硬化而发生变化。当血管硬度发生变化的时候脉搏怎么变化？譬如说用脚去踢棉花、踢皮球、踢铁板，都是什么感觉？踢棉花的时候缓冲大，弹性大，加速度小，用的时间长；踢球会感觉硬度变大；至于踢钢板的时候是没有缓冲的。血液冲击血管壁也是一样，我们可以从多重角度去研究血液和血管，通过这些研究，把脉搏现象背后的原理弄清楚。譬如说可以用血红蛋白流量除以时间计算加速度，再和脉的硬度比较，以此为代表从各角度考查血管随疾病的一系列变化，可以得出很多结论。

美国关于脉象学的研究论文非常多，丰富多彩，现在美国的政府和保险机构开始根据脉象收保险费并确定政府投入，而且是唯一指标——金标准。大家可能不相信，那么多的保险公司把宝压在脉象上，根据病人的脉象确定收多少保费。其实他们经过了数以十万计的测试，脉象的硬度从年轻到老会有明显变化，动脉硬化程度和人的寿命呈强负相关，至今没找到第二种比它更强的相关性。美国的脉学研究都到了这种地步，大家其实并不知道。

妇女怀孕后，约两周受精卵完成着床，而胎儿是个异物，孕妇的身体会有排斥反应，局部会有炎症，内分泌系统发生改变。脉诊验孕的一系列步骤设计出来，已经把可能的因素排除，脉象有变化就是怀孕，没变化就没有，在座的各位只要受过专业的训练，都能摸出来。如果孕妇早期脉象没有变化，晚期可能有子痫，这个古书和现代研究都说过。英国有两家医院产房把脉诊作为常规，用于预测子痫，以提前做好准备。妊娠早期的脉象与妊娠血压高也关联紧密。这些脉象的变化都很明显，我们应该去感知其中的变化，然后把这些感觉变成数据用到医院里，用于风险预测，这样可以让中医的整体水平提高，用仪器来减少误差，帮助我们。

最近大白挺火，那是个机器医生，大家不要觉得不可思议。五年前我在美国使用 Google 的时候，我就特别诧异，谷歌怎么如此智能，它一定会把我想找的东西排在前三位，百度做不到。Google 是一个典型的大数据，这些大数据今后会对中医产生大的影响。未来有一天，病人来了之后把症状说出来，医生把四诊信息输入机器里面，机器很快出来方案。方案不是你出的，也不是我出的，而是全国三十万个中医师出的，是计算机经过计算筛选出的最好的方案。复诊的时候，采用反馈式的办法，把用药后的改变反馈给系统。譬如说肚子胀消了、大便通畅了，系统就知道方案里面有行气消胀药，有通便的药。无数的数据集成之后，以后就可用机器看病，中医师的整体诊疗水平一定会大大提升，医生只要在计算机的基础上修改就可以，这样就可以避免庸医犯错。中医中有很多既缺乏正规教育又没有良好师承的人，大学生刚毕业也缺乏实战能力，把这些人水平提高是非常重要的事情。中医的问题是缺乏一个基本的水准，西医起码有共识、有指南，有一个基本的水准，而我们没有。

大数据时代是一个良机，大数据一定会使我们的疗效更好。我本人没有拜名师，为了弥补我的不足，我采用的就是大数据的学习方法。我的病人中脾胃病患者居多，而我一开始瞧不起治疗脾胃病，认为这个很简单，眼高手低，所以临床效果一般。那时候孔光一老师在二诊室，我在一诊室。有一天孔老没有来，病人就到隔壁找我来看病；第二次孔老来了，病人先到我这里告诉我：杨老师您好，今天孔老来了，我还去找孔老看。我就问病人药吃了怎么样？病人说："哎哟，不行，还是疼得厉害。"这个事情就很刺激我，为什么孔老的方子一下去，一个星期肯定就管事？所以眼高手低是不对的。这时候我就用大数据的办法学习，只用了一年时间就取得了突破。我的方法就是把宋朝以后的关于胃脘痛、中满、胁痛的所有方子全部打出来，贴在我的书柜上，一个一个看，看了之后就琢磨症状和药，发现其中的规律性。最后是明代周文采的《医方选要》让我开悟的，后来我就拥有了大量的脾胃病患者，这就是大数据的优越性。

我刚才前面所说的练习脉诊的方法也是一种大数据。比如说心肌炎的病人，因为这个病我收获的铁杆粉丝非常多。心肌炎虽然非常重，不过不必大惊小怪，我完全可以搞定，都不用去住院。只要让孩子在床上待着休息、吃药，不要跑动，用中药退热、抗炎就可以了。其实西医的办法也是让病人卧床休息。有了这些技巧之后，我们的很多方剂就大有用武之地。从桂枝汤到生脉散等一系列方剂，桂枝汤里面的解表成分不就有了吗，再结合补气、养心的药物，病人花不了几个钱就能治好病。通过这样的方式可培养一大批铁杆中医，这就是脉诊能够给我们带来的好处。关键在于我们怎么样通过脉诊和现在的病能够挂钩挂起来？三部脉分别和哪些病具有相关性？譬如说肾脉出来了，大家想一想，什么时候肾脉开始出来啊？我们摸的时候往往说肾脉没有了是生病了，其实并不是那样。肾脉软的时候一摸就是没有病，这是生理现象；若脉象变长了，说明肾脉的硬度变大，这是因为病人年龄太大了；肾脉表现为硬、弦、紧，经验告诉我病人的预后不好。为什么年龄大了肾脉变化明显？这就是另外一个经验的补充。当人年纪大了之后往往伴随血压、血脂、血糖的异常，而这种脉象的产生与血脂、血糖、血压引起血脉的硬化呈正相关，强烈的正相关。现在可以用西药给病人降压、降脂、降血糖，而古人没有这种方法，就用所谓的补肾药。我告诉各位，补肝肾的药物几乎都是降糖、降脂、降压最好的药物。我们学的金匮肾气丸，治不治糖尿病？治的，《金匮要略》里就讲了。六味地黄治不治？正宗治疗消渴病的。基于上述临床观察，古人把尺脉定成肾，有没有道理？太有道理了！用补肾的药去治疗这些病，能收到最好的疗效！为什么？那是因为补肾的药像枸杞子、桑寄生、川断等等都富含甾醇类物质，甾醇类物质可以调节我们的血糖、血脂、血压；我们常用的降压方剂，像泽泻汤、五苓散、真武汤等，这里边都有这类物质。

我在5月份发了一个微博，记录了一个将近20年高血压病的患者，这个女病人60多岁，一见到我就说："大夫，我的阴道里边有气味，你能不能给我治？"这是第一句话。一听这个病人说话，我就感觉匪夷所思，要换一个人肯定会说下身有气味，不会如此赤裸裸地表达。紧接着我就发现她总是答非所问，但她还是把目前所有的不舒服都说了，她浑身发抖（那不是振振欲擗地吗），肺不好，咳，不能平卧。通过这个病人，我终于明白了真武汤的加减怎么能治疗咳呢？怎么会能治疗振振欲擗地呢？原来真武汤所治疗的就是一个高血压心脏病的极期，极高危的，存在心、脑、肾多脏器损害的。用什么方子？真武汤合五苓散。服药一个星期之后，病人神清气爽，胡话也不说了，水一利，两个星期体重下降13斤，我用中医的方法就把这个人救过来了。她配合我治疗是因为她没有钱，这个病人治疗大概仅花了几百块钱。

大家都在学习古人，都在跟名师，实际上学习中医的方法是很多的。一定要善于读书，善于抓住根本，明白古人说的到底是什么，才能做到用中医思维辨证论治，取得良好疗效。认病的时候我们可以八仙过海各显神通，这是中医理论体系的灵活性决定的。只要没有离开中医的基本原理就行。在运用各种办法学会了认病之后，要把中药作用的每一个环节掌握得透透的，如此就不至于迷糊。古人所著的书内容较为散漫，逻辑性没那么强，但我们如果用现在的系统把它串起来，那就太好了。中医学未来一定会有一个突破，应该吸取西医的长处，加上中医的长处，对中医进行重新解说。中医观察疾病的能力很强，它积累了无数的临床观察经验。我们要做的一个是认识疾病，第二个就是了解药物的作用规律。至于这两者之间，可以建立无数种假说，后人甚至已经织出了一张大网，让我们都很难突破。然而张仲景是不是需要这些假说？我们是不是需要这些假说？我个人认为理论有待重构，那些真实的关联性是我们更需要的。至于其中的道理，需要进行新的解说，我就说到这里。

赵进喜：杨老师讲得非常精彩。首先强调脉象是客观存在的，结合现代医学研究也说明了脉象的形成确有物质基础。然而脉象客观存在，人能不能把握涉及医生自己的修为。杨老师也通过自己的经历，无私分享了他学习脉学的体会。

摸脉确实是一个非常难的功夫，是一个真功夫，是需要长期在临床上摸索，结合临床慢慢体会，一例一例去体会，一次一次去重复，时间长了，慢慢就掌握了。就像吴鞠通讲的"进与病谋，退与心谋，十阅春秋，然后有得"，这就是中医的难学之处。常常需要反复的实践，反复的体验。你首先应该认为脉诊是科学的，如果一开始你就认为摸脉就是蒙事，正如张仲景说的"人迎趺阳，三部不参，动数发息，不满五十，短期未知决诊，九候曾无仿佛，明堂阙庭，尽不见察，所谓窥管而已"。如果那么潦草，要视死别生，学会脉学，"实为难矣"。很多主治医师、主任医师在病房摸脉，病人的胳膊比头还高，这怎么能摸出来脉是啥样呢？所以还是要回归传统，三部九候脉法、寸口诊法、举按循等是古人积累了几千年的经验，一定是有科学内涵的，首先得相信它，然后再在临床上慢慢体会。

大家看过《红楼梦》里描写摸脉吧，像张士友给秦可卿把脉的描述："左寸沉数，左关沉伏，右寸细而无力，右关濡而无神。其左寸沉数者，乃心气虚而生火；左关沉伏者，乃肝家气滞血亏；右寸细而无力者，乃肺经气分太虚；右关濡而无神者，乃脾土被肝木克制……"，非常细致，分析也是引人入胜，头头是道。但实际上，脉诊也不是一种绝对的证据，它也是一种关联性的判断，带有明显的经验色彩。那些善于把脉的医生都是在摸过无数的脉之后才渐有心悟的，所以学好脉学非下苦功不可。咱们大学培养出来的学生，其实强调的还是四诊合参，刚才杨老师重点阐述了脉是客观事实，但也并没有否定四诊合参。实际上脉诊结合望诊、闻诊、问诊，那就可以更全面地判断病人的病情以及辨证选方用药。对于脉诊而言，一方面我们可以学习古人留下来的各种脉学、脉诀体会，另一方面可以通过西医学知识来认识脉诊，广泛学习各种知识，才能更深刻地领会脉象。

现在有著名的生物全息理论，全息理论出现后产生了腹针、头针、耳针等新的疗法，为什么耳朵上能包含全部的器官？为什么第二掌骨就能成为整个人体的缩影？为什么生物体的局部能反映整体的情况？庄子曾在《天下篇》提出"郢有天下"，郢是楚国的都城，只是列国一城，但是庄子却说从郢可以看到全天下，其实这就是最早的全息观。中医学的很多辨证方法就属于全息理论范畴。譬如说脉学，通过短短的寸口脉就能了解全身的情况，实际上这是完全可以的，从哲学上也是能讲得通的。从哲学的角度来认识脉学也是很有道理的。国医大师李士懋教授根据脉象判断一个发烧的病人会不会发生传变，实际上就是根据《伤寒论》中讲的"脉数急者，为传也，脉若静者，为不传"，李士懋认为所谓的数急，就体现了病情不稳定，疾病可能会进展，古人的记载是非常有道理的。《伤寒论》中还提到所谓"阳浮而阴弱""阳浮者，热自发""脉阴阳俱浮""脉阴阳俱紧"等概念，阴阳是部位的概念，说的就是尺寸，实际上以脉对应部位是脉诊的大原则。人有三部，部有三候，上以候上，中以候中，下以候下，这是脉诊的基本哲学思维，所以说不同部位的疾病在脉诊上的反映一定是不一样的。但你要真想掌握脉象上的变化，就需要下非常大的苦功。就如杨老师刚才说的，把同一种病人的脉象反复体验，才能了然于胸。我们科里原来有位高齐民老师，从摸脉感知血压，误差不超过10个毫米汞柱，其实就是一个熟能生巧的过程。

杨桢：傅延龄老师也是这样，他摸脉之后就能告诉病人血压是多少，再用血压计测量对比，非常准确。其实这就是靠对血管压力反反复复的感受，感觉就出来了。

赵进喜：古人的病案又叫脉案。古代的医家有所谓儒医，给有钱人家看病时候非常讲究，需要写出脉案。那些脉案都是非常有文采、非常有条理的，内容就是通过脉象分析出病因、病机、病位，得出病人的症状，以及疾病发展的趋势，据此来陈述自己的治法方药。脉案写出来后，达官贵人据此判断他的分析是否有理，决定是否喝他的药。所以在古代摸脉的功夫真是非常重要。我曾经到一个地方会诊，人家就是要求写脉案。所以脉诊是真功夫，需要自己慢慢去体验。中医学著作里的脉学有很多种，不同人的描述不一样。譬如说孕脉，"阴搏阳别，谓之有子"是最传统的认识，《内经》讲："妇人手少阴脉动甚者，妊子也。"那什么叫少阴脉？什么叫动甚？什么叫阴搏阳别？这些概念的解释就有好多种，但哪家的说法是正确的，是需要自己慢慢去甄别的。刚才杨老师给大家解释的滑脉表现为脉道宽阔、脉体圆活、脉动略数，这就是杨老师结合经典和临床的真实体会。

杨桢：是的，滑脉宽阔、行走流利，现代医学的解释就是因为外周阻力减小，怀孕之后孕妇的血容量需要增加50%～100%，如果说一个女性的血容量4000mL，怀孕的中期就可能要增加到6000mL，这么多的血液肯定会让脉管扩张，降低了外周阻力，这就产生了滑利的感觉。而且与弦脉不同的是滑脉脉管变宽，脉中像有珠子滚动一样，圆润滑活。古人的描述是非常形象的，再结合现在的研究，就更明白易懂了。

赵进喜：那您认为滑脉有左右手、寸关尺的定位吗？

杨桢：定位就像刚才说的少阴，就是尺脉，在这个时候会显示出来脉搏有力。一般来说，像20岁左右的女性，脉都是细细软软，三部并不都能摸到，摸到寸关就行了，以关脉为主。如果尺脉也出来了，类似45岁女性的脉象（45岁以后的女性会因为衰老产生滑脉），结合她的年龄判断，很可能就是怀孕。

赵进喜：那脉诊是否存在男左女右之类的男女之别？

杨桢：一般来说，男性的左脉要强于右脉，女性的右脉要强于左脉，除非病情发生决定性的变化才会颠覆，男女的左右脉强度不一样。

赵进喜：谢谢杨老师。贾老师是心内科的，心血管跟脉的关系很紧密，请贾老师跟我们讲讲。

贾海忠：脉学真的是我们中医的精华，但是非常难学。我上大学的时候不会摸脉，因为我们的手指灵敏度没训练过，没训练过是摸不准的。同样一个脉，不同人摸完了说的不一样，也是因为训练的程度不一样，手指头的灵敏度不一样，这在临床上是很常见的，其实这就是一个非常大的问题。在大学的时候，有人说中医看病很落后，就用三个手指头摸，用眼睛看，用耳朵听。其实这个观点我不同意，脉诊可以发现很多问题。闻诊也是这样的，声音、语气、语言里面本身就融合了很多因素，可以听出很多问题。但很多人喜欢用脉诊故弄玄虚，那病情是摸脉摸出来的吗？

不是！病人走进来，望诊已经开始了，病人开口讲话，闻诊已经开始了，没有摸脉就已经采集了这么多信息了，怎么能算是摸脉摸出来的呢？那么脉是虚的吗？怎么相信它呢？学习中医，尤其是初学者，摸脉就很困难，摸几年也摸不清楚。我相信有的博士毕业也不会摸脉的，有的人摸了一辈子都摸不清楚。因为我每天都要摸几十个脉，仍然有很多脉还不明白。

赵进喜： 我打断你一下，事实上确实有不会摸脉也有疗效的。我念本科实习时跟随某位名医学习，他摸脉都是假的，最后写的脉象也不清楚，你看了又像沉又像弦。有时候我问：这个是弦脉吗？老师说：对对对；有时候我问是沉脉吗？老师也说：对对对。但他临床疗效也挺好的。

贾海忠： 所以不能把脉诊神话，中医强调的是四诊合参。脉到底能不能对应五脏六腑的疾病呢？我最没有信心的就是我们脉诊的脏腑定位，若不明白其中的道理是不敢相信的。关于三部九候，确实有一些人可以对应上去，比方说很多冠心病、心衰病人的左寸脉是弱脉，代表心气不足；然而，也有一些冠心病人没有寸脉弱。

包括用摸脉判断血压，大多数可以，但还是有相当数量的人不能摸出来。我毕业后在急诊工作，某日有一个孕妇被送过来，我一量血压发现很高，当时我一摸她的脉，竟然非常细、非常弱，跟一般的高血压脉根本不一样。送她过来的是个老中医，我问老大夫：她平时血压高吗？他说：不高。我说：你怎么知道她不高呢？量过没有？他说：没有，我一摸脉就知道了。这就是太自信了。临床上我发现，高血压脉绝大多数是可以摸出来的。但是绝对不可以根据脉象去判断他有没有高血压。就如滑脉，滑脉不都是孕脉呀！这就说明，仅根据脉象就去断定疾病很容易犯错。所以说中医一直强调的是四诊合参。咱们讲脉，一般都只提脉象，其实真正的脉学分两部分，一部分是脉象学，一部分是脉理学。精通脉理才能推断是气血津液哪个层面上出了问题，哪个脏腑出了问题。如果说仅仅就根据一个脉象，做一个相关性判断，风险实在太大，看的病人越多，越觉得风险大。当然，你如果摸的脉越多，你会对脉的变化和相兼越有心得，结合脉理判断就会更准确。脉到底能不能判断全身的疾病？我跟大家打个比方，比如说我想了解长江流域的降水量，那么看看长江的水位，就可以知道上游、中游、下游哪儿降水了。如果上游的水位高了，那一定是上边雨水多了，对不对？如果上游不高，到了中游水位高了，那一定是中间地域降水多了。如果是上游和中游都不高，就下游高了，那一定是下游降水多了。所以说要用辩证法来了解全身的状况，这些都是很科学的。譬如说怀孕后脚上的脉会很明显，而脑血管病如脑梗、脑出血的时候，一定是手上的脉、颈动脉、耳前动脉摸起来紧绷绷的。所以说理解脉诊要强调辩证法。

贾海忠： 刚才的比喻是想说明一个问题，依据长江的水位就能判断各个地区降水量的变化，那么我们的脉实际也是与全身相关联的。既然身体任何部位的变化都会影响到脉，那为什么脉不能诊断全身病呢？一定能！关键是规律是啥？关于规律的分歧就多了。为啥会有分歧？这就像观察一条河流一样，不同人站的角度不一样，站在上面看可以看清水的宽度，站在岸边看就看不清楚宽度。因为医生观察的角度不一样，所以对同一个事情描述就不一样。所以不要说谁一定对或一定错，最好都听一听，自己去实践完了再决定信还是不信，这是我对所有脉学的态度。

脉象跟我们生活习惯很相关。比如说门诊来了一个病人，一进来脉跳得挺快，一会儿又不快了，那到底是按脉数诊断病呢？还是按不快来诊断病？其实，两个都有用，合起来判断是更有意义的。为啥呢？他刚跑进来脉数，一会儿脉就平稳了，说明这人身体非常好，他的调节能力极强，迅速就恢复到很好的状态，这是健康的标志。这比你光用迟数去辨寒热有意义。再比如说量血压，一个病人来了，第一次量180/130mmHg，等再一量160/90mmHg，再等一等量140/80mmHg，就这三个数，你怎么判断？那么如果真的是这几个数的话，我觉得这个人的身体还是不错的。如果说第一次量130/80mmHg，再一量150/90mmHg，再一量更高，那首先我们要判断该选用哪个数？是要用低的？还是用高的？一般情况下我倾向用低的。但是这种血压值的变化意义何在？脉跳一会儿有力，一会儿没力，实际上反映了一个人的心理素质。心理素质好的人，生命体征都很稳定；心理素质不好的人，波动则特别大。所以说脉诊可以判断人的心理状态，可是我们脉学里面没讲这一块，教材里也没讲这部分，只有在临床时间久了，你才会发现脉象可以反映心理状态，所以说脉象与全身状况的相关性还需要更细致的研究。

但是现在当中医更难了！我在心血管科深有体会。查房的时候，你摸病人脉滑数，可别轻易诊断为热证；一摸脉迟细弱，也别轻易给人家诊断为虚证。为啥？要考虑药物的影响，要是用了硝酸酯类药，譬如说用硝酸甘油静点，你摸脉极有可能是滑数的。如果正在静脉输注着药，摸脉还是正常的，那就要降一个档次去看看，可能是个寒证、虚证。如果病人吃着大量的 β 受体阻滞剂且脉迟细弱，你就不能据此辨证，除非脉挺有力的，还挺快，那他真是一个热证。

赵进喜：脉象和症状一样，都受西药影响。

贾海忠：对！如果病人面红目赤，要先问他吃硝苯地平没有；如果病人颜面紫红，要问他吃氨氯地平没有，不要给急着辨热证，得先问他吃啥药。如果吃着这类药，他的脸色还是黄色的，那你辨他寒证、虚证就没问题；但如果是红的，也不能辨为热证。所以说现在当中医要考虑更多的问题。如果谁胡吹说一摸脉就能诊断、开药，连病人吃过啥药都没问，对西药如何影响脉象都不知道，就敢说吃完药会有效，我真的不敢相信。我天天在临床上体会脉象，从一开始摸不着脉，到现在摸得很细致。摸脉是真功夫，没法讲，摸多了自然就知道了。学习脉学需要深入的研究，一边读书一边体会，光是脑子里明白和实际操作差得太远。实际上脉象受到很多因素的影响，结合西医学认识，血液成分改变和心脏的搏动都会影响到血管的宽窄和紧张程度，人体的内分泌会影响到心脏的收缩力、节律和心率，所以说要想通过脉象来判断一个人的整体，非得研究得很细不行。

但是不会摸脉并不是就不能看病了，我们还有其他三诊，综合判断同样能治好病。但若是能结合脉象不是更好吗？搜集的信息越多当然判断就越准确。当你对脉象有足够的体会和把握的时候，就可以根据脉象用药。我给大家举一个例子，在临床上我们经常会遇到一些病人浑身无力，一摸脉弦滑有力，那这是虚证还是实证？这时候我判断就是实证，绝不是虚证，以脉来定虚实、定寒热还是基本适用的。用脉能作出一个总体判断，遇到这类病人我绝对不会用补药，就按气滞血瘀来治，疗效就很好。还有一些病人也是非常乏力，这时候如果脉是大的，那你怎么补都无效。我早年工作的时候收过一个食管癌病人，这位老先生70多岁，哪儿都挺好，唯独浑身无力，怎么都解决不了。后来有一天他得了胃肠炎，我给他开了藿香正气，结果乏力竟然也一起好了。这引起了我的重视，分析其中的原因，认为应该是藿香的作用。后来在临床上只要遇到脉大伴随浑身无力的，我加一味藿香，无力很快就改善。你们都可以去验证。

赵进喜：这怎么解释啊？

贾海忠：我对藿香还没有研究透，对这种情况也没有研究透，所以只能停留在经验层面，还不能讲理，讲理就可能把学生误导。

赵进喜：贾老师讲得很好，确实如此，脉象确实能反映人全身的情况，但确实受到体内体外环境等多种因素的影响，包括药物的介入、季节的变化等。症状也是这样，比如今天30个病人来看病，15个都是有口苦的，经常有这种情况。有时候一天来的病人都是舌苔净的，有时又都是腻苔。脉象也是这样，有时一天来的病人都是弦脉，所以说脉象也受到气候的影响。实际上《内经》中早有四时之脉的论述，古人已经都认识到了。但我们不能光从字面上来理解古人，比如说春天弦脉并不是说正常脉就都是弦脉，比如说"持脉有道，虚静为保；常以平旦，气血未乱，饮食未进"，要是真这样做的话，除了家人就不能摸脉了，这句话是强调虚静是基本原则。如果病人刚从外面跑来或者紧张，或者大夫一边想着股票、一边想着升职，脉都是摸不准的。所以强调要理解古人的精神，大家看书的时候，包括学五运六气、灵龟八法、六经气化这些理论性比较强的东西，也一定要想着从精神、哲学和思想的层面来理解，不要死板教条，不能说按五运六气推算今年春天本来应该寒冷潮湿的，结果今年挺暖和的，就理解不了了。气候的变化受到很多因素的影响，开一个 APEC 都能让天变蓝。学习脉学也是一样，要善于理解古人的精神，不能死板。比如天津黄文政老师就认为右尺脉大为阴虚火旺、相火妄动，但这种理解方法到底对不对呢？这就需要学生亲自去体会，不要不信，也不要迷信。黄老师觉得相火妄动的时候右尺脉就大，临床确实常见；但也有人不表现出这种脉，不能说就一定没有相火妄动，我们还有临床症状，还要结合望闻问来判断。说穿了还得四诊合参，但是也不能光说四诊合参就把脉象淡化了。脉学本来就不好掌握，若把它淡化了，就一代不如一代。为什么要组织这次论辨，就是因为脉诊在中医体系中很重要。

贾海忠：尤其是判断整体寒热虚实的时候还是要以脉为准。另外，我再补充一个经验。脉象对不同时候的病人意义是不一样的。病人要是早上 8 点来了，一定要问吃饭了没有，没吃饭脉偏弱的不能说明弱；如果吃完了饭脉是平和的，说明脉偏弱点，吃完了饭脉象正常是圆滑有力的。所以说不论早上还是中午都要问是否吃饭了，要是中午还没有吃饭，这个时候你心中的判断要相应调整，加上一个宽度，再考虑脉象的意义。但具体说加多少还是凭借你的脑子判断，不能固定死了。所以说不同的时间点摸脉不一样，不能说持脉常以平旦，还必须根据实践作调整，这都是在实践中遇到的问题，与大家交流交流，希望大家不要用那么长的时间来悟出这个简单道理。

杨桢：我补充一点。我在前面强调了脉的重要性，但四诊合参更重要。比如说脾胃病，很多人舌头一吐出来就清清楚楚了，这些症状更突出，我们摸了脉，看了舌头，再加上问诊，病情就了解得差不多了。很多时候不要给学生神秘感，只要把原理讲出来，就能把神秘的色彩去掉。大学的时候学中医还是最透明的，学生那么多，你一定要讲个理，不能虚虚玄玄的，但社会上就未必是这样。我们一定要从众多的说法当中选择非常中肯的建议，然后去体会。四诊提供的证据是不一样的。我永远认为问诊提供的证据是最多的，前世今生你全部都可以问过来。以中医脉诊替换问诊不对，以问诊替换脉诊也是不对的。我们还是要综合来看，收集的证据越多越好。

贾海忠：我刚刚说的是脉搏的脏腑定位，虽然我也不能确切地讲出来，但我不否定这个事。另外，有关脉证从舍的事中医一直在讲，到底是从脉还是从证？其实无论从脉还是从证都是可以的，但是舍证舍脉不可以，因为那是一个客观存在的，为什么要舍弃？舍弃是因为你分析能力不够。比如一摸这个脉，关脉比较弱，寸脉、尺脉还比较有力，你舍哪个？哪个都不能舍，而且关脉弱真的不一定和脾胃有关系。在临床上我们还会遇到一侧脉特别细、一侧是弦滑的，要是按脏腑辨证来看，三个脏腑一下就虚了，先不说对错，我先告诉大家为啥出现这种现象。锁骨下动脉堵塞，下面的动脉狭窄，你摸到的就是一个细脉，下游是细，上游还是原来的状态。若以这个来定脏腑，你们能想明白吗？反正我是想不明白。然而还有很多人在那讲关脉怎么着，寸脉怎么着，尺脉怎么着，血管都不是正常的，你谈什么脉呢？可是我们摸脉的时候有谁去想过病人的血管条件？有时候你可能摸到无脉，觉得无脉要命了，其实可能也不要命。那无脉到底什么时候算是一个很严重的事件呢？无脉同时伴有手凉，这是严重事件。如果你摸到无脉，但肢体活动全没事，温度没事，只是耐力有点问题，那这不是个严重问题，因为病人血管堵了之后，侧支循环建得很好，虽然脉管不能形成波动，但血还是缓缓地流过去了，保证了血流量，只是没有脉动而已，这个对人体没有多大的危害。所以有的人认为自己在临床上不中西医结合就是铁杆中医，坚决不学西医，我觉得那是很愚昧的。但你要说中医一无是处，同样更愚昧。

赵进喜：大家说的都是有得之言啊！所以咱们每次活动都是非常有收获，都能碰撞出火花，要不怎么说"奇文共欣赏，疑义相与析"呢？互相交流的过程很重要，所谓"独学而无友，则孤陋而寡闻"，交流就能互相受益，互相提高。实际上，脉学的重要性是不言而喻的，确实是中医诊疗当中的重要环节和最有特色的环节，应当重视脉学在诊疗中的重要地位，这是大家达成的共识。第二层意思，脉是客观存在的，是有科学内涵的，在现代医学看来它也是有物质基础的。第三层意思就是学好脉学实在不容易。脉象的形成受到多种因素的影响，通过摸脉来了解全身状况是可能的，但它受到多种因素影响，包括气候、情绪、心境甚至药物，所以摸脉时需要认真体悟。第四层意思是仅仅只靠摸脉是不够的，不能把脉学神化，大家共同的认识都是一定要四诊合参。四诊合参才能获得各方面的资料，有利于辨病、辨证、制定针对性治疗方案。学习摸脉是一个十分艰苦的过程，一方面溯本求源、传承经典、多拜名师，一方面还要结合现代的认识，经过多年实践，反复体悟脉象，才可能对脉学建立深刻的认识。杨老师提到的脉学客观化，将来可能为中医学带来新的发展。

　　结语：脉诊是中医最有特色诊法之一。对于脉诊，我们既要认识到其在诊疗中的重要地位，又不能将其神化，临床中还是应当注重四诊合参，方能全面把握病情。脉诊是一门实实在在的学问，具有客观的物质基础，在现代医学的知识背景下理解古老的脉学，可以真正明白脉学的科学内涵。脉诊的学习是一个艰苦的过程，应当在学习经典的基础上，多拜名师，勤于临床，不断积累，认真体悟，才能提高脉诊水平，进而提高临床疗效。

　　（整理者：王昀、刘鑫源、贺忠宁）

七、病证结合，务求实效；突出特色，继承创新
——如何把辨病辨证相结合以提高临床疗效

引言：整体观念和辨证论治是中医学的特色，但是不是中医只强调辨证论治，不重视辨病呢？实际情况并非如此，中医学自古就非常重视辨病。在临床实际工作中，处理好辨证与辨病的关系，病证结合，必有利于提高临床疗效。

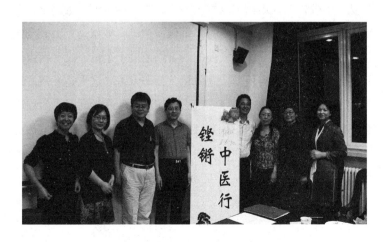

本期主要嘉宾：贾海忠　赵进喜　李海松　刘宝利　王亚红

赵进喜： 今天我们讨论的主题是辨证与辨病的关系。常说中医学的特色是整体观念和辨证论治，我们一直在强化辨证论治的概念。很多老师强调中医就是辨证，辨病的意义不大，所以学生也不懂辨病。也有人把辨证拓展为辨方证，认为辨对方证就可以治病了，所以现在确实存在重辨证轻辨病的现象。教学过程中也发现，刚进入临床课学习的学生普遍没有"病证"的概念，仅有"证候"的概念，所以我们努力帮助学生建立"病证"的概念，但是太困难了。实际上，与重视辨证相反，还存在一种只辨病的现象，一见到肺炎就用麻杏石甘汤，一见到冠心病就用活血化瘀药，这种情况在现代临床，尤其是大医院里，更是普遍存在。我们该如何看待这两种现象？

贾海忠： 首先说证，证的内涵是什么？中国中医科学院一位已经过世的老专家认为，"证"就是证据，其实这是个极好的解释，把证解释为证据，证的内涵就丰富了。辨症状是辨证中层次最低的，比如说病人头痛，医生就加川芎，这里根据的仅仅是症状。但仅仅辨症用药难以解决根本问题。所以还要辨阴阳、虚实、寒热、表里，进行简单的"证候"辨证。症状是点，多点连接成线，就属于证候了。太多的线可以通过一个点，没有将点证定位到线证上就盲目用药，有效性就会非常差。这也是经常批判的"头痛医头、脚痛医脚"。那么到了线证水平的时候，治疗就会相对准确一些。但还是不够，因为会有很多面通过同一条直线，线证需要进一步上升到面证的层面。譬如说已经辨证为虚证，然后再辨是阴虚、阳虚，是虚寒还是虚热，两条线交叉形成一个面，面证的准确性比线证就更高。但是面证对于分析整体的状况仍然是不够的。还需要上升到体证层面，即八纲辨证。八纲辨证实际上就是一个立体的坐标体系。表里、寒热、虚实、阴阳合起来就是一个四面体。世上最简单的立体图形就是四面体，所以中医辨证的基础就是八纲辨证。要想对疾病建立完整的、立体的认识，不能撇开八纲辨证。可是单纯辨出一个八纲来离治疗还差得很远。譬如说一个里虚寒证，精、气、血、津、液哪一部分虚寒还没有定位准确。所以还要在八纲辨证的同时结合精气血津液辨证。到这个层面之后，其实还不够精确。因为我们还不知道哪个脏腑的问题，每一个脏腑都存在精气血津液，所以就需要进一步细化到脏腑层面。脏腑定位之后，对于治疗而言已经证据足够充分。但是治病求本，我们还应当多一层病因辨证，疾病的发生是因为内伤七情、饮食劳倦，还是外感六淫、外伤，还是多种因素综合作用，病因明确之后，我们的治疗就会更加有针对性，更加有把握。

辨证的过程看似简单，其实包括很多内容，只有从点证、线证、面证到体证才能完成一个相对完整、立体全面的一个辨证。但是这也不够，还需要落实到精气血津液、脏腑、病因这些层面，才可以更好地指导疾病治疗。

再说"病"。讲《中医内科学》的时候，首先就是呼吸系统疾病，诸如咳嗽、感冒、哮证等，咳嗽是个症状，却作为病名；哮喘本来是个病，有时也被称为哮证。所以病和证之间的差异在哪？谈病证结合，大多数人认为病指的是西医的病，证则是中医的证。而我们处方的时候，很少说西医的某病对应某方。因为同一个病在不同人身上的表现各异，仅仅辨病是不够的。我们应当在中医的整体观念指导下来进行个体化辨证。病有病的演变规律，根据疾病规律可以确定一个相对有效的治疗方法，而疾病表现各异，就需要从中医辨证论治的角度再进行细化。

在临床上，不懂西医不行，不用西药也不行。为了规避风险同时提高临床疗效，我们可以从中医的角度辨证应用西药。譬如说硝酸甘油，这是一个治疗心绞痛非常有效而且世界公认的药物。但很多人用了没效，甚至还出现严重的不良反应。这就需要我们明白何时应当用，何时不应当用。其实从中医的角度来说，硝酸甘油是个大热药，如果心绞痛伴有面红目赤、心率增快，用硝酸甘油或者硝酸酯类的药物是不合适的，用上去病人会出现头疼、恶心呕吐、躁狂等反应。如果是一个寒证的心绞痛病人，就可以放心地用硝酸甘油，如果再用上温通心阳、温阳活血、益气活血的中药，就能既有速效，又能作用持久。

赵进喜：我们要处理好辨病和辨证的关系，但是辨病是指中医的病还是西医的病？大部分人认为是西医的病，很多专家认为中医的病名没有多大意义。其实并非如此，只是我们对于中医疾病缺乏深刻的认识，才逐渐把病名淡化。中医的病证还是有它存在的实际意义。与西医的疾病一样，中医的疾病也具有特定的内涵，具有特定的病因、病机、辨证、治法、方药、预后等内容。实际上有许多西医的疾病与中医疾病是一致的。比方说肺结核和肺痨、肺痈跟肺脓疡、鼓胀和肝硬化腹水等。如肝硬化腹水，在《内经》就已经记载得非常清楚："鼓胀何如？岐伯曰：腹胀，身皆大，大与肤胀等也。色苍黄，腹筋起，此其候也。"这里描述的就是肝硬化腹水的典型症状——腹水，皮色苍黄，青筋暴露。肾病综合征虽然也可表现为腹水，但绝对不会出现皮色苍黄、青筋暴露。因为肾病的水肿是肺、脾、肾、三焦气化不利，水湿内停，外溢肌肤，即便是腹水，腹皮也白的；而鼓胀是肝、脾、肾功能失常，气随血相搏于腹中，所以才皮色苍黄、青筋暴露。所以中医的病名，或者病证名，不仅有特定内涵，更具有实际意义。再比方说腰痛，肾病的病人表现为腰痛，但是不能按腰痛来进行辨证，因为腰痛是有特定内涵的。它的定义是外伤或外感风寒湿邪之后，腰部气血经络阻滞，或肾虚腰府失养，表现为一侧或双侧腰痛为主症的病证。痛经、泌尿系结石、强直性脊柱炎等疾病都会有腰痛，甚至以腰痛为主症，但是这些病的发病机制、辨证治疗、病程、预后和腰痛完全不同，所以不能诊断为腰痛。再比方说咳嗽病证，肺癌、肺痨等疾病皆有咳嗽症状，但是绝不能诊断为咳嗽，因为如果是肺痨，除了咳嗽以外还有咳血、盗汗、潮热等症状；如果是肺癌，就可能全身扩散，预后险恶。咳嗽与肺痨、肺癌等疾病发展方向是完全不一样的。《中医内科学》中很多疾病虽然以症状命名，但所指并非症状本身，所以说辨病非常重要。当然，辨病不仅包括中医的病证，还包括西医的疾病。

李克绍先生曾治一个四十多岁的男性农民，身材矮小壮实，自述发低烧已数月，周身骨节疼痛，多方治疗未见痊愈。按其脉搏洪大有力，口中略觉干渴。给予白虎加桂枝汤，一剂后诸症完全消失。病人高兴得逢人便说："我花了几十元钱没有治好的病，现在花不到几角钱就治好了。"可是过了些日子，病人又来求诊，此次主诉食欲不佳，什么饭也不想吃，诊其脉象，倒也平平，只是舌红苔少，口中发干，胃中觉热。李老辨证为肝阴不足，不能疏土。仿《伤寒论》厥阴病意，处方以乌梅为君，少佐党参、石斛、麦芽之类，一剂即食欲增进，嘱其继服二三剂即可停药。谁知不几日他又来求诊，这回是往来寒热，一日不定时发作，脉搏也转为弦象。李老认为这是厥阴出少阳，予小柴胡汤原方一剂，寒热即消失。可是一段时间后，患者查明是胃癌，半年后去世。李老三次治疗都是辨证施治，三次都运用经方，三次都效如桴鼓，可是因为对辨病没有加以重视，对胃癌没有深刻认识，虽然有效也都是误治。后来李老在阅读《永类钤方》时看到该书记载反胃吐出黑豆汁非常难治，于是反思自己当属忽略了对患者呕吐物的判断，对病人仅作了武断处理，是自己学艺不精，实际上吐黑水就是胃癌患者的一个典型征象，若辨证经验足够丰富，也是不会忽略的。我因为看过李克绍教授的这则医案，所以后来没有犯类似的错误。曾治一位病人，表现为胃脘灼热疼痛、呕吐，我用了百合丹参饮以后效果很好，但我还是给他开了一个胃镜检查，最后查明是胃窦癌，就赶紧送去手术了。

其实，中医自古就非常重视辨病。《内经》不仅有"痹""痿""消渴""肾风""鼓胀"等病名，且《素问·疏五过论》明确指出不能够"诊之而疑，不知病名"，《素问·方盛衰论》更指出应该"逆从以得，复知病名"。张仲景的《金匮要略》更是创立了先辨病后辨证、病证结合的诊疗模式，实际上奠定了中医临床诊疗的基础。《伤寒论》提倡"三阴三阳辨证"，《金匮要略》提倡"脏腑经络先后病"。《伤寒杂病论》是辨证论治的一个经典，纵观《伤寒论》原书篇名，大多皆以"辨某某病脉证并治"的形式出现，"病"在前，而"脉证并治"在后，以病统证、病下分证的诊断层次十分清晰。而《金匮要略》则更明确，大多数是辨具体的病证，而且对同类疾病或容易混淆、须加鉴别的疾病合为一篇讨论，如痉病、湿病、暍病合并一篇，百合病、狐惑病、阴阳毒病合为一篇。书中大多数疾病既辨病又辨证，如百合病主以百合汤，黄疸病主以茵陈蒿汤，胸痹证主以瓜蒌薤白汤等皆是。这种病证结合的诊疗模式，既有助于全面地了解疾病的总体规律，又能够反映疾病在某一阶段的具体情况，符合疾病动态发展演变的过程。现在已有西医病名了，但中医病证诊断也不应该成为摆设。焦树德提出的尪痹、大偻，国家中医药管理局推广的阴阳毒、燥痹等病名都是有实际意义的，这些概念的提出都意味着学术的进步。叶天士《临证指南医案·序》所谓"医道贵乎识证"，这个"证"是指疟证、伤寒、风温等，实际上就是病证的内涵，与辨证论治的"证候"并不是一回事。

刘宝利：辨病更多是指西医的病。中西医结合是培养中西医结合人才，必须西医技术棒，中医思维强。作为中医一定要有扎实的西医学功底，知己知彼，才能百战不殆。

我主要谈谈肾脏病的治疗。这段时间我随访了15例膜性肾病的病人，都是激素免疫抑制剂治疗无效的，经纯中药治疗后血白蛋白都有很大升高，有7例完全临床缓解。我用的就是麻黄附子细辛汤加干姜，生麻黄20g，细辛10g，附子30g，干姜30g，这思路是我跟李贵明和张琪教授学习的。《金匮要略》所谓"气分，心下坚，大如盘，边如旋杯，水饮所作，桂枝去芍药加麻辛附子汤主之"。麻黄细辛附子汤中麻黄治肺，附子治肾，细辛搜剔骨髓寒邪，合起来治疗寒湿水肿。胡希恕老师医案常用越婢加术汤治疗肾病综合征。《金匮要略》指出："风水，恶风，一身悉肿，脉浮不渴，续自汗出，无大热，越婢汤主之"，但胡老看的多是湿热肾病综合征。所以用石膏。而反复不愈的肾病综合征多是寒湿，所以用麻黄附子细辛汤。我很少用菟丝子、淫羊藿，更多是附子加量，有的时候甚至用到50g。曾听吴雄志先生讲"温阳法治肿瘤"，他把麻黄附子细辛汤做过拆方研究，认为麻黄是体外的肾上腺皮质激素，附子和细辛是免疫抑制剂。这个解说给我很大启发，这样说来这张方子不就是用于治疗肾病综合征的吗？但实际上肾上腺皮质激素和免疫抑制剂也达不到麻黄附子细辛汤的效果，麻黄附子细辛汤肯定还有别的作用机制。

辨病很重要，同样是急性肾衰，如果是新月体肾炎，你给人家吃中药肯定会耽误病情，起码也要先用激素控制住病情，然后再吃中药。我在上海学习期间曾在瑞金医院陈楠教授那边待了半年。这期间我其实最大的收获是写了两篇文章。其中一篇总结了上海瑞金医院半年来35例低钾血症合并肾衰的病人。文章结语大概是这样的：如果临床上看见一个急肾衰的病人伴有低钾血症，那么一定要积极去治疗，甚至用激素治疗。因为这个病人常常是一个间质小管病导致的急性肾衰。有人说，我肌酐都降到正常了。实际上真正的新月体肾炎肌酐降不到正常，这很可能是间质小管病，即使不治或者仅给予小剂量的激素，肌酐就可以恢复正常。这种间质小管病的特点就是低钾血症、肌酐高，此时若积极治疗，常常可使患者摆脱进入血液透析的命运。我现在每周都要碰到2个低钾性急肾衰病人，用小剂量激素，20～30mg，肌酐肯定就可降到正常。实事求是地说，很多接受透析的病人都是药物所伤。

赵进喜：临床上要辨病，所以要对疾病有深刻的理解。在肾脏病领域里，有好多治疗慢性肾炎的文章，完全缓解率竟然有百分之六十多，这些文章基本都是不可信的。因为文章把所谓的单纯性血尿、单纯性蛋白尿也纳入统计，也就是把隐匿性肾炎的病例当成慢性肾炎来对待了，实际上二者是完全不同的两个诊断。慢性肾炎在发展的过程中会逐渐出现高血压或大量蛋白尿，最终要走向尿毒症，能控制就非常不易了，更何况治愈。反过来讲，隐匿性肾炎如果仅表现为单纯性血尿，很多甚至不需要治疗，它们的严重程度和预后完全不一样，所以大家要重视临床诊断。其实也应当重视病理诊断，同样是慢性肾炎，系膜增生性肾炎与膜性肾炎、膜增生性肾炎、局灶硬化性肾炎的预后完全不一样。所以，辨病不但要辨中医的病证，还要辨西医的病，不但要辨西医病的临床诊断，还得精通其病理诊断。

李海松：我非常赞同病证结合模式。首先，我们古人就是这样做的，《伤寒论》和《金匮要略》就是这个模式。其次，病证结合模式也是我们安全的需要。曾有一位著名老中医治疗一个胃脘痛病人，号称八剂药包好，后来越来越重，最后查出来病人是胃癌。如果换作现在，没有明确西医的诊断，光用辨证论治开方治病，最后病人出问题了，这就是非常严重的医疗事故。第三，病证结合模式是提高疗效的需要。一个病要想效果好，首先要明确病名，第二要明确证候，第三要选择合适的治法，第四要定位出方剂，第五要确定药物变化，第六就是药量。而辨病是在第一位的，必须要明确病，肠痈就是肠痈，肺痈就是肺痈，乳痈就是乳痈，臀痈就是臀痈，腋痈就是腋痈，完全不一样。再者，即使辨证，同样一个证候还要分期，还要分为全身辨证和局部辨证。为何强调辨病的重要性？譬如说表现为肾虚证的疾病有1000种，我们不能说所有的都开金匮肾气丸，用简单的思维去解决复杂的疾病肯定是不行的。譬如不孕、不育、糖尿病、老年痴呆、肾病、心脏病的病人都要补肾，但是治疗绝对是不一样的，必须在明确疾病的基础上辨证论治。关于治法的选择，譬如说来一个阳痿患者，大家首先想到就是肾虚，肾阴虚、肾阳虚、肾气虚、肾精亏，治疗就想到补肾壮阳，实际上这个想法是很武断的。临床上阳痿真正的肾阳虚连五分之一都不到，实际上大多数人都有程度不同的血瘀问题。如果不解决血瘀，光去补肾壮阳是没有意义的。过去人们吃不饱、穿不暖、营养不良，都是雄激素缺乏，到五十岁就衰老，八八六十四岁肾就虚极了，所以那时候肾虚的多。但是现在人们都营养过剩，哪有那么多肾虚的？实际上阳痿虽然有肾虚证，但血瘀证、肝郁证、湿热证也非常多见。阳痿的西医病名叫勃起功能障碍。而我给阳痿起了一个中医病名，叫阴茎中风。当人体有了动脉粥样硬化的时候，常常先堵小的血管，再堵大的血管，颈动脉直径5~7mm，髂动脉直径6~8mm，冠状动脉的直径是3~4mm，阴茎海绵体的直径是1~2mm，这种情况下阴茎海绵体被堵塞是很可能的。阳痿的发病、病理、症状、治疗都与中风非常一致，上面有脑中风，中间有心脏中风，下面就应当有阴茎中风。此外，肝郁可以导致肾虚，肾虚可以导致血瘀，活血可以补肾，疏肝也可以补肾，而补肾也可以疏肝。抑郁症的人经常有不同程度的阳痿，进入一个恶性循环，越怕越不行，越不行越怕，怎么办？打破这种循环，怎么打破？你让他行了他就不肝郁了，活血补肾能不能疏肝呢？试验也可以证实，淫羊藿有雄激素样的作用，就是有活血化瘀的作用，巴戟天有抗抑郁的作用，补肾实际也有疏肝的作用。另外，疏肝可以补肾，因为肝郁可以造成雄激素水平低下，导致肾虚的表现。我们说恐伤肾，现在急性惊恐伤肾的少，慢性惊恐伤肾的多，人们整天战战兢兢，如履薄冰，如临深渊，有房贷有车贷，担心工作，担心升职，这种担心就是慢性惊恐，而慢性惊恐就会导致阳痿。

选择治法后又涉及药物的选择。扩血管药有很多，包括扩脑血管的、扩心血管的、扩周围血管的，但都不治阳痿。而伟哥可以选择性扩张阴茎海绵体血管，能治阳痿，这就类似于中药的归经。选药很重要，实际上用西药时要学会用中医思维。有一本书叫《海药本草》，介绍了很多外来中药，譬如说藏红花、西洋参等。西药也是海外来的，为何不能赋予它中药的属性？比如我治ED的时候，辨证为肾虚血瘀、络风内动时需要除风通络，但是中药活血通络的力度不够，这时候怎么办呢？我就在辨证论治的基础上选用伟哥，伟哥就是一个活血通络的药。再比如说患者雄激素缺乏，你就需要给他补一点雄激素。补肾中药虽然也有雄激素样作用，但达不到那效果，西药雄激素类药物可以参考使用。

最后，要想提高疗效，还有一个药量的问题。抓住主要矛盾，很多药该用就得用。比如说我们治疗不射精的时候用麻黄和制马钱子，生麻黄可以用到30g，制马钱子用到1～2g（常规用量0.1～0.2g）；有时候还要用到水蛭、蜈蚣、土鳖虫等，我基本

158

上用蜈蚣3g，土鳖虫10g，水蛭10g，病重则药重，病轻则药轻。

中医想提高疗效，需要病证结合，辨证论治，此外还要注意很多细节。我在阳痿治疗上提出16字原则、20字方针。16字原则是：医不叩门，有求必应，整体观念，辨证论治。20字方针中，第一是计划疗程，第二个就是中西结合，第三个要标本兼治，第四是身心同治，第五是性命双修。病人来了说就要治本，急则治其标，缓则治其本，啥是本？新婚ED了，这就是标，必须急诊；想生孩子，越到排卵期越不给力，我们叫排卵期ED，这都是标，必须该治标就治标。另外，病人身体有问题，同时心理的问题更多一些，所以要身心同治。最后一个是性命双修，既要给病人解决性的问题，还要解决命的问题。

赵进喜：辨病和辨证不能偏废。现在好多肾炎病人没有水肿，好多尿血病人仅仅是镜下血尿，好多糖尿病病人没有典型的三多一少。对于这种症状不典型或无症可辨的情况，《素问·至真要大论》说："谨守病机，各司其属，有者求之，无者求之，盛者责之，虚者责之"，无论有没有典型症状，你都要抓住疾病的病机。实际上每一种疾病都有其贯穿始终的基本矛盾，在某一段时期内又有其特定的主要矛盾。基本矛盾的特点是：不论疾病处于何种状态，哪个阶段，基本矛盾都在起作用，主要矛盾归根结底总要受其所决定。而主要矛盾的特点是：它反映疾病在一定时期内直接起主导作用的方面。解决主要矛盾，有利于解决基础矛盾。主要矛盾可以理解为证候，证候是从病而来；基本矛盾可以理解为病机，病机与证候既是密切联系的，又有区别。譬如说当代中国社会的主要矛盾是人民日益增长的美好生活需要和不平衡不充分的发展之间的矛盾。而抗日战争时期，中日民族矛盾成为主要矛盾。

以糖尿病为例，热伤气阴是主要病机，贯穿疾病始终。但病人若在某个阶段可表现为口苦、咽干、目眩、头晕眼花、心烦失眠，这时候的证候特点为少阳郁热，可以用柴胡剂、龙胆泻肝汤等以清解肝经郁热，结合一些益气养阴药物，此时重点解决的就是肝经郁热这个主要矛盾。但是糖尿病作为一个疾病，热伤气阴的病机是任何时候都要考虑的。尤其是在无证可辨的病人，则基本矛盾显得尤为重要。

病机很重要，"机"本身的意思是机括，是引发弓箭最关键的部位。病机是疾病发生的关键，不是发病机制的简写，所以辨病机非常重要。感冒的病人可以表现为小柴胡汤证，泌尿系感染病人也经常表现为小柴胡汤证，前列腺增生的病人可以用小柴胡汤，糖尿病病人也可以表现为小柴胡汤证，但即使是病异证同，治疗还是应有所不同。同病异治是解决矛盾的特殊性，因为同样一种病会有不同的情况，当然应该个体化治疗。但异病同治就需要认真审视了，既然病不一样，即使表现的证一样，治疗方案也不一定完全一样。比如一个感冒病人和泌尿系感染病人都表现为小柴胡汤证，但感冒是因为肺卫失调，风邪外犯，此时用小柴胡汤原方或加点薄荷、连翘；泌尿系感染是因为膀胱有热，气化不利，这种情况应当用柴苓汤加石韦、滑石、甘草之类。辨病与辨证相结合是非常有疗效、有意义的辨证思路，从基本矛盾和主要矛盾的哲学观来看，既要解决基本矛盾，也要解决主要矛盾。其实，同病异治、异病同治的概念源自《素问·异法方宜论》，原始内涵并不是现在大家理解的含义。

李海松：咱们的教材讲疾病分型，比如前列腺增生，教材上是六个证型——肺热壅盛、湿热下注、瘀血阻滞、肾阴虚、肾阳虚、气虚。但我经常给学生讲，一个年轻小伙子，患肺炎或上呼吸道感染的时候，小便可以是正常的，为啥年龄大的人经常一感冒就尿不出去了？光用清肺热宣肺就行了吗？实际上每一个前列腺增生的病人都有肾虚、血瘀、痰湿这些基本病机，应该在解决这些基本病机的基础上再去解决肺热、气虚、阴虚等兼证。有些学生问我：老师，课本上前列腺增生分好多证型，你开的方子怎么都有些固定用药啊？我说：课本告诉你有这些证型，但是没告诉你这些证型在临床中所占的比例，也没有告诉你兼夹证型该怎么治疗，更没有告诉你若按照课本辨证论治的疗效如何。十年以前我们做了一个有关前列腺炎的中医证候学调查，最后发现，单一证型所占比例不超过20%，80%左右都是复合证型。并且在所有证型中肾虚比例最少，仅有不到30%；气滞血瘀最多，超过80%；湿热下注有40%~50%。

王亚红：辨病是为了医疗安全，年轻的中医学生一定要把西医基础打扎实。这是对自身的保护，尤其是在这个大环境下，你不把西医学好了，病人出了事你都不知道怎么回事，把你告了你都不知道怎么回事。临床上至少要先诊断清楚，再可以谈治疗，决不要误诊。以前有大夫说上班是如履薄冰，下班是逃之夭夭，心血管科尤其是这样。我管病房经常会揪心，担心这个病人会不会第二天就出什么事。心血管疾病来得太急，一个冠心病的病人，如果是左主干三支病变，很容易出现猝死。这类病人就像不定时炸弹一样，假如对这个疾病没有全面的认识，病人出现胸痛了，还给他开中药，这个病人很可能就死在你面前。每次遇到左主干三支病变的病人，我肯定要跟病人家属从各方面交代病情，就是为了规避一些风险。

曾治一位缩窄性心包炎合并心衰的病人。缩窄性心包炎合并心衰很容易猝死，某心血管专科医院给这位病人预估的生存时间为3个月，他找我来看的时候已经出院两个月了，情况特别差，虽然利尿剂的量已经用得很大了，水肿仍相当厉害。我建议他住院治疗，病人拒绝接受，后来就在西药的基础上给他开了一些汤药。复诊时患者高度水肿，憋气严重，不能平卧。我赶紧联系CCU将其收治入院，但那个病人在住院的第三天就死亡了。如果当时我没有认识到这个病的危害，把病人放回家了，病人死在家里，那肯定要打官司。所以说，辨病非常重要，因为你必须知道不同病的预后。临床这种危重病人特别多，中医对于心衰的疗效特别好，但要做到辨病和辨证相结合。我们总结过一个病例，有一个病人叫骆某，他是广州的，于2001年在某心血管专科医院住院，三支病变，出院的时候射血分数才19点多，阜外医院建议他做搭桥，但是有些客观原因不允许，他就过来看中医了，至今已经存活14年了。

贾海忠：西医心血管领域是发展最快的，我读研究生的时候就想，西医发展这么快，中医是不是就逐渐退出了？后来发现不是那样。放了支架了，支架内再狭窄问题没有解决；等支架内再狭窄问题解决了，小血管的问题根本没办法解决；节段性的局部问题解决了，广泛的问题又没有解决，搭完桥、放完支架仍然效果不好。而我们在史载祥老师的带领下，发现用中药治疗心脏病的效果非常之好。

把西医学好可以让我们对疾病预后的判断稍微准一些，但不是西医说什么就是什么，比如刚才提到的西医说能活3个月就是3个月。去年春天我曾治一个在加拿大做心理学研究的教授，胳膊两侧长了几个疙瘩，某骨科专科医院说这是肿瘤晚期，最多活不过3个月。当时请我治疗，我一看，这个人不会只活3个月的，骨科医院判断是恶性肿瘤转移晚期，我就想肿瘤有这么转移的吗？当时穿刺还没出病理报告，我就给他写了个淋巴瘤的疑似诊断，并跟病人说：5年以后你请我喝酒。后来病理结果出来了，确实是淋巴瘤。所以真的不是西医说是啥就是啥，还是要中西医结合，中医通过望、闻、问、切捕捉到很多信息，将病人整体情况做了全面的采集和综合判断后，对精气神的判断、对疾病预后的判断是很有帮助的。像慢性肾功能不全的病人来了，往这一坐，脸色看着发白、发黄而不发黑的预后较好，一看面色黧黑，预后就是不好。

赵进喜：确实，首先要把病诊断清楚，不要误诊，但是诊断清楚后是不是就一定要按西医的理念来治病？也不一定。我从正反两方面的例子给大家介绍一下。曾治一位帕金森病的男病人，59岁，长期服用安坦类药物，最后出现大便秘结，很快出现肠梗阻，低血压休克了，伴有低烧。当时外科大夫因为某些顾虑拒绝手术，后来病家请我会诊，我辨证为少阴病急下证，以新加黄龙汤为基础方治疗，并嘱咐提前煎煮西洋参，大便通下之后立刻喝西洋参水。病人遵医嘱服药后，大便一通，肠梗阻解除，低血压不治而愈，该病人又活了十年才去世。

我还治过另一位女患者，也是59岁，也是帕金森病，也是肠梗阻，请我会诊，我建议用大黄粉，家属最终因老人年高体弱没有采纳，十几天以后老太太就去世了。同样一种情形，结果完全不同。案一因为及时发现少阴体质患者的急下三证表现，运用承气汤类方急下存阴，患者热结得泄，真阴得存，从而转危为安。案二患者亦为较典型的少阴体质胃肠腑实证，如果患者及时采纳泻下存阴之法，病情或有回转之机。西医治疗肠梗阻的思路就是禁食禁水，这样就连中药也没法喝了，又怎么可能取得奇效？

总而言之，辨证论治是咱们中医的特色，可以理解为个体化治疗。但是中医并不是不辨病，中医自古就重视辨病。甚至在用西药的过程中也可运用中医的辨证思维。辨病是非常重要的，而且辨病不光是包括中医的病证，还包括西医学的病症，甚至是病理诊断，所以辨病辨证相结合是提高疗效的客观需要，也是医疗安全的需要。另外，医学还是要创新，辨病辨证、病证结合就是这个时代医学的一个发展，包括西医明确的这些疾病，有一些像刘宝利提出来的麻黄附子细辛汤治疗膜性肾病，李教授提出来的"阴茎中风"治疗 ED 的新学说等，都是敢于创新的体现。

结语：辨证论治是中医特色，但中医并非不辨病。先辨病，后辨证，辨病与辨证相结合，有利于突出中医特色。我们应该立足中医传统理念，学习西医学相关知识与技术，准确判断预后转归，保证医疗安全，促进中医学术进步，丰富中医诊疗手段，提高临床疗效。

（整理者：肖遥、岳虹、刘轶凡、刘鑫源）

八、体质可分，分类方法各有特色；体质可调，防病治病独具优势
——如何理解体质学说以提高临床疗效

引言：中医体质学说源远流长，其论述始见于《黄帝内经》，但长期以来，有关体质的学术观点仅散见于一些医著和文献，并未形成专门的研究体系。近年来，在当代学者的努力下，中医体质学成为研究热点。不同的体质分类方法具有怎样的特点和优势？如何辨识体质，提高临床疗效？本期"铿锵中医行"就此开展了热烈的讨论和交流。

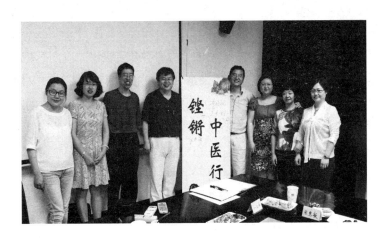

本期主要嘉宾：赵进喜　张洪均　张慧敏　贾海忠　施怡　肖永华　朱立

赵进喜：咱们今天的主题是体质。中医体质学说源于《内经》，尤其是《灵枢》中相关论述非常多。但历代《内经》注家对此认识并不深入，包括张景岳，都没有把体质学说作为独立理论来研究。但这不是说历代医家不重视体质，金元医家有关"瘦人多火""肥人多痰"的论述，就是在说体质；清代温病学家叶天士、薛生白、章虚谷等，也都认识到体质不同，易感的邪气不同，发病后临床表现与转归不同，所以治疗方法也应该不同。新中国成立以后，著名中医宋向元与中西医结合专家薛崇成先生通过临床总结、量表，实际上已经对中医体质进行了比较深入的研究。到了上世纪八十年代，王琦教授完善并系统建立了中医体质学说，提出"体质可分、体质可辨、体质可调"，出版了中医体质学专著和许多科普读物。另外，上海的匡调元、何裕民教授和南京的黄煌教授等，也有各自的学术见解，丰富了中医体质学的内容。现在体质研究很热门，全国都在搞，很多地方都有治未病中心，说明这个确实是中医理论传承中比较成功的一个范例。请各位专家畅所欲言，讨论一下如何通过辨体质提高临床疗效。

张惠敏：我是北中医2001级硕士，入学后跟着王琦老师做体质方面的研究。其实在成熟的"九种体质"提出之前，王老师最初构思的是七种体质，后来结合社会上疾病谱的变化，又增加了抑郁体质和过敏体质（过敏体质也就是特禀质）。开始的工作主要是提出每种体质各有什么样的表现，并没有具体的评价标准，所以我硕士课题就做了一个气虚体质的评价标准。之后王老师又申请了"973"的课题，在全国范围内开展了8万多例的流行病学调查，在这个流调的基础上进一步证实了九种体质的存在，并系统编制了九种体质的评定量表。

说实话，我在硕士阶段对体质并没有太深刻的认识，真正有体会是从接触临床后才开始。我2008年开始独立出门诊，随着自己上临床，结合以前做过的体质方面的临床研究，不断地有了新的体会。收到咱们论坛的邀请，这几天我都思考体质学对我的影响有哪些。第一，体质学拓宽了诊断的思路。原来我们上学的时候，老师课上就讲辨证是最重要的，中医的特色就是辨证论治。其实这是不全面的，中医还要辨病，还要辨体质。学了体质学后，我们的诊断方法又多了一种，通过辨体质，对患者的诊断更全面。医生会考虑他是什么体质，以此指导组方用药，加上相应的调理体质的药物，或者去掉和他的体质类型相悖的药物。那么体质怎么诊断呢？一般还是根据王老师的九种体质评定量表来判断，当然不是来一个人就让他填表，而是把量表的内容梳理成问诊的条目。比如说一个男性患者，慢性前列腺炎，平时脸上容易出油、长痘，反复地出现口腔溃疡，大便黏滞，心情容易烦躁，这些症状、体征合起来，我们就可以判断他是湿热体质，在治疗前列腺炎的基础上加用调理湿热的药物，或者说我们干脆就从湿热论治。第二，体质学在治疗上有指导意义。一般情况下，患者来了，我们会看他现在的诉求是以调症状为主还是调体质为主。如果他的疾病比较重、症状比较明显的话，我们就分阶段，首先辨病辨证治疗，等主要症状缓解后，再去调理他的体质——因为当他的健康状况改善之后，他的体质调理就成为重点了。第三，在医患沟通方面多了一种手段。每个人体质的形成是一个相对漫长的过程，体质形成与患者的先天、性格、生活密切相关，又反过来影响了患者现在的状态。我们看病的时候就会跟患者聊，告诉他这是什么体质，可能和什么有关，生活方式应该怎么调整，我们的疗程可能会持续多久。患者明白之后，依从性就会大大提高。第四，有利于保障患者身心健康。我们根据患者的体质类型，会给他制定相应的养生方案，这比单纯治疗这个病更进了一步，对患者健康的维护更全面了，也能达到治未病的效果。第五，在疾病的预测方面有一定作用。因为体质和疾病是相关的，判断体质类型可以一定程度上预测将来得什么病。比如痰湿体质，患者现在可能只是有体型偏胖等体质表现，并没有出现高血压、高血糖、高血脂、高尿酸等代谢性疾病的问题，但是我们会告诉他，如果现在不去转变生活方式，将来可能会得什么样的疾病，这能提高他对将来患病情况的认识，也能提高他建立健康生活方式的意识，明白问题的迫切性。第六，有了九种体质评定量表后，我在临床上多了一种疗效评价的方法。比如痰湿体质，患者有糖尿病，我们临床上给予了干预，在随诊的过程中就可以把量表评分作为他疗效评价的指标。在治疗前，痰湿体质的得分是多少，治疗后又是多少。咱们现在都是用西医检查指标来评价治得怎么样，不能完全符合中医诊疗的实际，而应用体质评价有助于客观评价中医治疗的效果。

赵进喜：张老师给咱们介绍了一下王琦教授"九种体质学说"的研究过程，实际上这个过程也是付出了大量的艰苦努力。咱们中医体质学说的内容很丰富，除了王琦教授的九种体质，实际上古人还有其他多种分类方法。比如《灵枢·通天》把人分为太阴之人、少阴之人、太阳之人、少阳之人、阴阳和平之人五类；《灵枢·阴阳二十五人》把人分成木、火、土、金、水五类；也有从性格方面分类的，区分是刚还是柔，是勇还是怯；还从体型分类的，比如肉人、膏人、脂人，或者蠢蠢之人、膏粱之人。现在中医学界继王琦教授提出九种体质之后，上海的何裕民和匡调元提出病理体质的概念，比如何裕民教授的六分法（强壮型、虚弱型、偏寒型、偏热型、偏湿型、疲迟型）、匡调元教授的病理体质学说（正常质、晦涩质、腻滞质、燥热质、迟冷质、倦颓质）；还有南京中医药大学的黄煌教授，秉承了日本汉方医家的学术思想，提出"药证"的概念。咱们讲方证讲得多，他提出的这个叫作"药证"，就是说根据人的体型和患病情况，把人分为桂枝人、柴胡人、黄芪人，等等。他最大的特色就是基于体质来用经方，影响挺大。

实际上我一向重视经典著作的学习，我本科的时候就发现《灵枢》里有大量关于体质的内容。我本科发表的第一篇论文就是谈勇敢和怯弱。"勇者气行则已，怯者着而为病。"我认为这是说不同性格在疾病的发生发展过程中占有重要地位。但是按《内经》教材上讲，勇是指壮，怯是指不足，勇怯是在说体质强壮和虚弱，我认为这样解释是不对的。你再去反复地读《内经》，自然就能看出这个勇怯不是壮和虚的意思，就是勇敢和怯弱的意思。有人不理解，其实这是有道理的，为啥有的人一进空调屋就有点害怕（比如我就是这样），想着会不会要感冒了，这就是怯弱呀，是不是？咱们有俗语说"傻小子睡凉炕，全凭火力旺"，他在空调屋里光着膀子吃冰棍，他脑子里根本就没有"害怕感冒"这个概念，这实际上就是勇敢啊！当时我还看了李约瑟的《中国科技史》，有好多关于中医的内容，其中就引用了一个以色列的研究，说一群老鼠放在两个笼子里，一个笼子里的老鼠经常被惊扰，另一个笼子里的老鼠处在安静环境下，然后用病毒去感染。结果，经常受惊扰的老鼠免疫指标都降低了，感染率增高，生活安定的老鼠得病的机会就比较少。因为有了这些读书和思考的经历，所以我当时就比较重视体质。

但是我除了重视《内经》以外，更重视《伤寒杂病论》的学习。可以说，那个时代能找到的所有关于《伤寒论》的著作我都读过了。当时，广东的伤寒名家何志雄有个学生叫郑元让，这个人现在在意大利，他的博士论文做的是"六经人假说"，他提

169

出太阳人是什么样，少阳人是什么样……当时我并没有认可这个说法。等我到天津攻读硕士学位研究生的时候，我看到了泥人张特别有名的一件作品叫"十八罗汉斗大鹏"，没想到这竟然成为影响我未来学术发展的一个重要契机。这个作品表现的是一只大鹏鸟，妖怪一样，突然出现，然后十八罗汉表现出来不同的表情，有的是摩拳擦掌，有的是垂头丧气，各持法器，各怀心思。当时我就想为啥面对同样一个事情，不同的人表现出来不同的反应。这个作品对我特别有启发，我想这不就是《医宗金鉴》上面讲的吗？"六经为病尽伤寒，气同病异岂期然；推其形藏原非一，因从类化故多端。"就是说，六经为病都是伤寒，但是气同病异，得病以后的临床表现却不一样，为什么呀？因为考虑到形体的结构和功能谁跟谁都不一样，所以从化的方向不一样，因此表现不一样。这个"形藏"实际上就是指体质，只不过当时没有提出"体质"的概念。

《伤寒论》里有一条文很有名："病有发热恶寒者，发于阳也；无热恶寒者，发于阴也。"历代注家观点很多，有的说阴是三阴、阳是三阳，有的说阳是太阳、阴是少阴，还有的说是风伤于卫、寒伤于营……。诸如此类，我觉得都有点牵强附会，但丹波元简在《伤寒论辑义》中的观点我非常认同。丹波元简认为，这个"发于阳""发于阴"是指"发于阳盛的人"和"发于阴盛的人"，阳盛的人感受外邪以后奋起抗邪，恶寒发热；阴盛的人无力抗邪，所以只有恶寒，没有发热。我觉得这种分析非常到位。我们可以这样来推测，张仲景是把人首先分为阴、阳两类，然后进一步再分，阳的人可以再分为太阳之人、阳明之人、少阳之人，阴的人再分成太阴之人、少阴之人、厥阴之人，共有三阴三阳六类人。三阴三阳学说实际上是在《道德经》思想的影响下形成的，"道生一,一生二,二生三,三生万物"，这种哲学思想催生了三分法的概念。"道生一",就是太极"一生二",分出了阴阳,"二生三",那不就是三阴三阳了吗?当然,我觉得三阴三阳六类人的分法还是比较概括,实际上每一类人都还有"太过""不及""中间"的区别,可以再三分,这样就是十八类,这十八类就能比较全面地体现不同人的体质和性格特点了。回过头来想,"十八罗汉斗大鹏"本质上也是这个意思。面对同样一件事,我们可以理解成同样一个致病因素,不同体质、不同性格的人就会有不同的反应,这个反应包含一系列临床表现,包括症状、体征、舌苔、脉象,综合起来就是证候。所以我恍然大悟,这不就是王琦教授讲的体质吗?这不就是郑元让讲的六经体质吗?

但是咱们说的体质得有物质基础,凭什么分为三阴三阳?凭什么分成十八类?所以我这个"三阴三阳体质学说"的提出,得先从生理说起。每个人都有五脏六腑、气血阴阳,但是对于不同的人,五脏六腑的功能、气血阴阳的盛衰都不一样,有的人天生阳气就虚,那他就是阴人;有的人天生的阳气就盛,那他就是阳人,是吧?比如有的人天生脾虚,食欲差,爱拉肚子,吃点凉东西就腹胀腹泻;但有的人就吃嘛嘛香,天天吃冷饮他也不拉肚子,这说明啥问题啊?正说明了五脏六腑的功能、气血阴阳的盛衰,决定了人可以划分为不同的体质。

咱们中医现在认识人体病理生理的方法,最广泛接受和使用的是五脏系统,这是有历史源流的。春秋战国到秦汉三国时代是中医基本理论的形成时期,受到当时哲学思想的巨大影响,以五行学说为指导,于是归纳人体生理功能为五脏系统,即脏象学说,更由此派生出脏腑辨证方法。实际上如果以阴阳学说为指导,也可以把人体分成三阴三阳六个系统——《伤寒论》其实就是这么分的。其中太阳系统主卫外;阳明系统主胃肠通降,传导化物;少阳系统主调节情志,敷布阳气,疏利气机;太阴系统主脾胃运化，输布水谷精微；少阴系统主固秘阴阳，水火交济；厥阴系统主控制情志，潜藏阳气，平衡气机。正常生理状态下它们各司其职，病理情况下就会表现为三阴三阳六系统病变，即所谓的"太阳之为病""阳明之为病""少阳之为病""太阴之为病""少阴之为病""厥阴之为病"。而在生理情况下，每个人的三阴三阳六系统的功能实际也不是完全均衡的，有的人天生卫阳不足，比如刚才讲的一遇到空调就要感冒的那种人，这种体质我们就叫它太阳体质——容易得太阳病的体质。又属于太阳体质的哪一类呢？太阳系统我们分太过的、不及的、正好的，他卫阳不足，是属于"不及"那一类——实际上就是桂枝汤证。相反地，如果卫阳反应太强了，一感冒就发高烧、嗓子疼，然后就变肺炎，还可以进一步变肾炎，变风湿热、心肌炎，这就是"太过"，所以肾炎患者中，好多青少年都是这样，西医得用激素免疫抑制剂来治疗。而那种太阳阳气充实，阴阳比较均衡的，这种人就体格比较强壮，感冒以后即使全身无汗、恶寒发热、身体疼痛，吃一片解热镇痛药如必理通之类的就好了——古时候就吃一服麻黄汤，一汗而解。其余五个系统也是同样的意思。所以在我念硕士的时候这个"三阴三阳体质学说"就已经成熟了。但是当时我不敢说，因为说了容易让人反感，人家那么多大家研究了一辈子，难道还没有你一个年轻人懂得多？所以我以前从来没写过《伤寒论》的文章，一直到我晋升教授以后才写了那本《〈伤寒论〉与中医现代临床》，提出"三阴三阳是人体六大生理系统"和"三阴三阳体质学说"，六经辨证则是在辨三阴三阳六系统病变的基础上参照患者的体质类型所进行的方剂辨证。

实际上，六经辨证就是辨方证！为什么从古至今《伤寒论》那么多人研究，谁跟谁的解释都不一样，但都疗效那么好？就是因为客观上就是辨方证，即使不知道三阴三阳到底是什么，只要你会用这个方，你就有疗效！但是我觉得，仅仅辨方证是不够的。大家想，一个感冒的病人可以出现恶寒发热、寒热往来、恶心呕吐、咽痛这些症状，一个泌尿系感染的人也特别容易出现恶寒发热、恶心呕吐、尿频尿急尿痛、口苦咽干的症状，两个人如果辨方证都应该用小柴胡汤，但实际上两个人一样吗？不一样。那个感冒的病人，肺卫失和，其在皮者，应该汗而发之；那个泌尿系感染的病人，肾虚而膀胱热，应化气通淋。这就是说，不同的病出现一样的证，但病机不一样，预后不一样，你用药不也得思考一下吗？再比如一个治疗卫阳不足的桂枝汤和一个治疗脾阳虚的桂枝汤，能一样吗？还有承气汤，如果是一个阳明体质的人，那你晚两天用也没关系，条文反复说可以先用小承气试试，你可以等他出现典型的大承气汤证后再用大承气汤攻下；要假如是个少阴阴虚体质的人，他本身肾阴虚已经很厉害了，这会儿又得了肠梗阻，表现为腑实证，你还能拖延时间吗？再等下去他就感染中毒性休克了，那就必须当机立断。少阴病有三急下证：咽干口燥者急下之，腹满者急下之，自利清水色纯青者急下之，就是因为少阴阴虚体质的人。如果不急下存阴，容易变生危症。临床上西医治疗肠梗阻，也是这个原理。对老年人比较复杂的肠梗阻，治疗必须当断则断。为什么阳明和少阴的下法有这么大区别，就是因为体质不一样！

王琦教授写的一篇文章里提到"六经皆有表证"的问题，其实这也是研究《伤寒论》的难题。在《伤寒论》原文里，确实"太阳病篇"里有麻黄汤、桂枝汤，"阳明病篇"里有麻黄汤、桂枝汤，"太阴病篇"里有桂枝汤，"少阴病篇"里有麻黄附子细辛汤、麻黄附子甘草汤，各家争鸣，谁也解释不了。但如果用"三阴三阳学说"就比较好解释了。你想，太阳体质也好，阳明体质也好，比方说一个阳明体质的人，身体特别棒，能吃能睡能干，吃嘛嘛香，难道他就不感受风寒之邪了吗？他也照样感冒啊！他如果得了风寒感冒，是不是更容易出现麻黄汤证？他出现桂枝汤证的机会就小，而且基本不可能出现麻黄附子细辛汤证。不同体质的人都可能感受风寒之邪，假如本身是一个太阴体质的人，他就是太阴脾阳虚，这样的人感冒了能得麻黄汤证吗？几乎不可能！他得了感冒必然是桂枝汤证。要是不拘于经方，结合后世中医临床的话，还可能出现藿香正气散、香苏散这些证。在《伤寒论》里还有个著名的疑难条文："少阴病，四逆，其人或咳，或悸，或小便不利，或腹中痛，或泄利下重者，四逆散主之。"不好解释，为啥呀？因为大家都知道，四逆散是个疏肝理气的方子，但是居然出现在少阴病篇了。有好多人说这是因为传抄的时候写错了，本来应该是少阳病。这种说法没有任何说服力，因为"陰""陽"这两个字，古代的写法相差太远，不可能写错。还有人说这是为了与四逆汤证鉴别。这个也没道理的。如果跟四逆汤鉴别，那条文开头没必要冠以"少阴病"。但用咱们的"三阴三阳体质学说"来解释就非常容易——就是一个少阴阳虚体质的人生气后得了肝气郁结证。少阴阳虚体质的人就不生气了吗？他也照样生气！生气以后也照样得肝气郁结的证，所以疏肝理气用四逆散主之。而且光用四逆散还不够，还要辨体质，所以《伤寒论》四逆散方后注讲："咳者，加五味子、干姜各五分，并主下利；悸者，加桂枝五分；小便不利者，加茯苓五分；腹中痛者，加附子一枚，炮令坼；泄利下重者……薤白三升……"这些加减用药大都是在温阳，是针对少阴阳虚体质的。所谓的千古疑难问题，在这个学说里就非常顺理成章。我内心非常自信，用咱们的"三阴三阳六大生理系统"和"三阴三阳体质学说"来解释《伤寒论》，所有的问题都可迎刃而解，"六经钤百病"也不再是一句空话。

在咱们这儿，"六经钤百病"确实不是一句空话。我临床上一直用三阴三阳辨证来指导内伤杂病的治疗，包括糖尿病及其并发症。许多糖尿病病人心情不舒畅以后口干、咽燥、眠差，我经常用小柴胡汤，随方加点葛根、生地，因为糖尿病病人都有"热伤气阴"的病机。所以很多是少阴阴虚的体质，现在又得了一个小柴胡汤证，那我就在柴胡汤的基础上加点滋阴的药。一个糖尿病视网膜病变的病人，我先辨他体质，判断他是少阳体质还是厥阴体质？他是少阳体质我就用柴胡汤，是厥阴体质我可能就给他用桑菊饮。

在临床上，我强调辨体质、辨病、辨证"三位一体"诊疗模式。首先你得辨体质，不需要填量表，三五句话问一问病人：你性格怎么样？是不是爱生闷气？吃饭睡觉怎么样？问的时候加上望诊，看看病人的体型、面色。我把体质判断的要点归纳为"形、神、纳、眠、便"，有了这几点，他的体质基本上就可以判别出来了。其次，再看他现在得的是什么病、什么证候，然后应该用什么方，所以我总结为"辨体质，守病机，辨方证，选效药"。其实"三位一体"这个术语来自西方文化，是基督教主流派别的基本教义，就是说圣父、圣子、圣神（注：天主教会译为圣神，东正教和新教则译为圣灵）位于三个位格，但却是同一本质。体质、病、证也是这种关系！因为你有这个体质，你才得这个病，得了这个病，才会表现出这个方证。所以辨体质、辨病、辨证"三位一体"诊疗模式强调了体质在疾病和辨证论治中占有非常重要的地位，辨证论治本身就有辨体质、辨病的内涵。

张惠敏：是啊，《伤寒论》中也是讲体质的。酒客、衄家，其实都是体质。

张洪钧：体质的概念很简单，"体"是生命体的意思，"质"

是质地、特性。体质最重要的意义——也是其与证候不同的地方，就是它解决了一个病因的问题，尤其是有遗传倾向性的疾病。这些疾病的病因，一定是来自人体内部，我们叫内因性疾病。体质决定了我们容易得什么病，得了病容易向什么方向转化。我们为什么一定要研究体质？因为我们所有的疾病，其实都是以内因为基础的，外因仅仅是个诱因，也就是说我们的体质异常是所有疾病的根源。有的人抽了一辈子的烟，怎么不得肺癌？有的人不抽烟，还是得肺癌。我们的内伤性疾病就更是这样了，高血压、糖尿病都有它的易感人群。体质与证候的不同，在于体质是得病以前就存在的，证候是得病以后才出现的，是人患病后的一个综合反映。体质是体，证候是用；体质是因，证候是果。把体质搞清楚了以后，在辨病因的这个角度上，我们就有很大把握了。所以体质学最独特的临床价值在于它的病因学价值。

没有病的时候就有病因存在，这个我们叫"未病状态"。未病可不是亚健康，亚健康在中医来讲是典型的已病，不叫未病。未病应该是有病因而没病。比如素体有湿，但还没有湿邪阻滞气机，没有阴阳失衡、五脏闭塞。亚健康是什么？出现烦躁、失眠、乏力，这已经是典型的已病了。只不过西医的着眼点在病理形态学，此时还找不到变化就说没病。中医除了看形，还看气、看神。体质学能够把病因准确地抓出来。没得病以前，是不是有人喜欢吃甜的？有人喜欢吃咸的？一般说，脾虚就喜欢吃甜的，肾虚有火就喜欢吃咸的。这些内容都是得病以前早就有了。

张慧敏老师刚才说得非常好，体质学把中医诊断的范围扩大了，由得病以后的症状扩大到了得病以前的所有生理状态和生理病理状态，甚至包括这个人喜欢穿什么衣服，喜欢什么颜色。有的人一泡脚就睡不着觉，而有的人一泡脚就睡得很沉。气太虚的人，一泡脚就睡不着觉，因为气都往下引了。所以我们坚决反对谁来看病都让人家泡脚。

其实体质分为先天体质和后天体质。王琦老师的九种体质、匡调元先生的病理体质，还有明清的这些医家的体质分类方法，基本上都是在后天层次上的体质类型。在《内经》里，除了后天体质分类方法之外，应该还有先天体质的分类方法，就是五行人和五态人，比如水行人、木行人。先天体质，就是这个人一生下来就是这个样子，后天即使再发生其他变化，他根本的体质特点比如是水的特点，或者木的特点，也不会改变。就像男人、女人，男性阳刚，女性阴柔，是不是从生到死都不会变？这就是人的先天体质的特点。可是我们的五脏气血阴阳也受到多种后天因素的影响，如随着年龄的变化而变化等，先天与后天应该统一起来，只不过先天体质相对稳定。像赵老师说的那样，《伤寒论》里有体质的概念，我写三阴三阳物质基础的时候，也是从体质上分类的。"厥阴病篇"有乌梅丸证和麻黄升麻汤证，厥阴就是气血阴阳俱虚、升降逆乱、虚实夹杂、寒热错杂的这样一个状态，但是又分偏阳虚的、偏阴虚的，偏阳虚的用乌梅丸，偏阴虚的用麻黄升麻汤。当时很受赵老师的启发。

施怡：我是2010年到膏方门诊，才开始逐渐接触膏方与体质这一块，所以经验不如几位专家那么丰富。但是也很高兴分享我的一点点思考。首先，体质是绝对存在的，这一点毋庸置疑。同样的病，不同的人会有不同的表现，比如说感冒，有的人是鼻塞，有的人是咳嗽，有的可能直接就肺炎了，这跟体质是有关系的。其次，体质是比较稳定的，它会影响人的一生，包括疾病的发病、进展、预后。所以我觉得在临床中如果忽略了病人的体质，对疗效是有很大影响的。如果了解了他的体质，可能就比别人多一步的考虑。比如一个人本来是阳虚的体质，寒凉药用多了他可能就受不了，可能会出现其他的一些变证；而如果这个人是阳盛的体质，你用寒凉的药不够，那疾病可能就进一步发展了。所以体质还是非常有意义的。我们临床上也非常有必要把它辨清楚。

再有，我觉得各种体质分类方法，不管是先天的还是后天的，都需要去掌握。张洪钧老师的"五运六气体质学说"，最大的特点是从因求果，而赵进喜老师的"三阴三阳体质学说"、王琦老师的"九种体质学说"则是从果求因，就是说从临床上看到一些征象，总结出他到底是一个什么体质。那么有因一定会有果吗？我觉得不一定，因为还有一些后天因素的影响。我感觉五运六气是在探讨大自然、气候会对人产生什么样的影响。我们知道，像爬行动物，孵化时的温度会改变幼崽的性别——刚才张老师也说了，性别就是截然不同的体质基础。而那么天气、温度、湿度等，也一定会影响你的体质。爬行动物的进化等级比较低，温度变化就可以影响性别；人的进化等级比较高，内环境是相对稳定的，外界的影响就比较小。那么人在胚胎状态的时候，可能他的内环境处在一个不太稳定的状态，就相对容易受到气候的影响。所以我认为先天因素对人的影响是存在的，先天的病因要占到很大比例的。所以总结起来就是：人的体质肯定存在，而且是非常复杂。如果想确切地把握好病人的体质，应该把各种体质辨识方法都掌握，互相验证。同时，掌握了体质相当于提前掌握了病因，可能有机会在已病之前就先去化解它。

赵进喜：施大夫进一步对张老师的先天体质进行了解释，让我们特想听张老师讲先天体质，赶快给大家讲讲！

张洪钧：我认为，每个人都有他终生不变的体质特点。我们的生命是由形、气、神三部分构成的，所谓"江山易改，本性难移"，一个人的性格一辈子都难改。因为这是生命体的一部分。这里的生命体不是仅仅指肉体，是以气为中心的，是气、形、神的统一体。体质是生命体的特质，所以包括形、气、神。在《内经》里有木、火、土、金、水五型人，每一型人的形气神都各有特点。比如木型人身材瘦高，中气弱，肝木克土，性格上多思虑。土型人脸偏圆，面色偏黄，长相上就是肉型的（肉型不等于脂肪型，脂肪型的是耷拉着的，肉型的就相对充实），性格上比较宽厚，喜欢帮助人；当然还有一些湿气重的特点，比如油性皮肤，容易汗手汗脚，容易生痰湿，感冒以后容易头身困重。为什么会这样？天造地设。

五运六气就是掌握这种规律的一种方法。什么是五运六气呢？地有五运，金、木、水、火、土，天有六气，风、寒、暑、湿、燥、火。古代曾使用干支纪年法（干支是古代天文学和气象学的概念，具有一定的科学性），我们从年干推算五运，从年支推算六气，并从运和气之间观察其生克承制的关系，就可以判断该年气候的变化与疾病的发生。比如一个人的生日是农历1965年3月16日，1965年是乙巳年，岁运是少金，是火旺，气是厥阴风木司天，是木旺。他胚胎期的开始是在1964年的6月，也就是夏末开始投胎，1964年是甲辰年，岁运是太土，上半年太阳寒水司天，正是在太阳寒水司天的时候投胎，所以是水型人，一般表现就是很幽默，还有点狡猾；下半年太阴湿土在泉，加上岁运太土共有两土，所以土气很旺，吃嘛嘛香，将来容易胖。这个人的禀赋中太土、太阳寒水、太阴湿土三个属阴，少金、厥阴风木两个属阳，三阴二阳，所以阳弱阴强，阳气容易郁在体内，所以可能脾气急。那么容易得什么病呢？首先是湿性病。容易得在什么地方？前面两个土，后面木和火，因为湿气重，木气旺，木气一旺就容易把湿推到肝上，所以最容易得肝病，得小心脂肪肝，肉少吃点。土气旺食欲就好，但湿气又容易停留，所以容易偏胖，容易皮肤出油。还有就是颈椎病，病机十九条中有"诸痉项强，皆属于湿"，厥阴风木司天的时候风气重，风池、风府都在脖子上，再加上有湿，会很容易引起这个病。这几种病是这种体质容易得的，尤其是在"金性"的年龄段（40~60岁），因为土的阴气加上金的阴气就胶着了。什么叫金性的年龄段呢？人生犹如四季，前20年属木，20~40岁属火，40~60岁属金，60岁以后属水。这就是先天体质了。它有两个来源，一个是父母之精，一个是先天之气。《素问·宝命全形论》云："人以天地之气生，四时之法成……人能应四时者，天地为之父母。"我们一般说生命是父母给的，有点狭隘了，天地才是最大的父母。

肖永华：您讲的很有意思，我提个问题，星座您有研究过吗？

张洪钧：我没有研究过星座，但它的时间性和《内经》相似。今天是2015年5月28号，大家知道这一天为什么突然就热了吗？给你们讲讲。刚才说天有六气，六气又分主气和客气，主气就是主时之六气，表示一年中气候变化的正常规律，主气是固定不变的，从每年大寒节气开始：

初之气：厥阴风木大寒~春分60日87刻半；

二之气：少阴君火春分~小满60日87刻半；

三之气：少阳相火小满~大暑60日87刻半；

四之气：太阴湿土大暑~秋分60日87刻半；

五之气：阳明燥金秋分~小雪60日87刻半；

六之气：太阳寒水小雪~大寒60日87刻半。

客气是指时令气候的异常变化，虽然也是上面这六种气，但每年顺序不同，需要根据年支配三阴三阳的规律推算。今年是乙未年，岁运是少金，太阴湿土司天。今天是5月28日，从21号小满开始就进入三之气，主气是少阳相火，客气正好是今年的司天之气（注：根据五运六气的推算规则，司天之气始终固定在客气的三之气上）太阴湿土。主气是太阳对地球的影响，客气是宇宙对地球的影响，客气的力量比主气还要强，现在是少阳相火、太阳湿土加少金，两个火一个湿，且湿的力量比较强，更容易把火闷住，所以这几天突然热了，而且闷热不散尤其明显。可能大家还会有这种感觉，今年前4个月大家不想吃辣，但这几天开始想吃辣了。这跟咱们中医的道理是一致的，单纯的热邪很容易清掉，但如果有湿邪掺杂就很难治。为什么扶阳派很火？不光是治疗虚寒，很多难治的内热性疾病，温阳的方法也有效。这提示我们，这个内热里面肯定是有阴邪掣制，你把阴邪温化掉，热自然就散了。所以吃他们的药，一开始上火，牙疼、嗓子疼，可是他们告诉你别停，接着喝3天就好了，我想这就是他们的原理。所以，你们判断一个人的体质要看他的生日，当然，不光生日，还应该看长相、声音、性格、神态，这些都有人研究过。其实刑侦学上对声音、长相的研究特别丰富，这都是由表知里、由现象推断本质的过程。我们之前做了一个表，现在靠这张表，再加上望诊和简单的问诊，3分钟之内就能把一个人的体质判断出来了。

肖永华：张老师，对于病因，咱们传统的理解是致病的原因，而您讲先天体质也是病因，是不是可以理解成更基础、更根本的原因？

张洪钧：对！所以不同的病有不同的易感人群；从体质角度讲，就是易感体质。但我们要注意，不论哪种体质分类，一个人所属的类别都不是单一的，不能说这个人只能是阴虚的人，只能是阳虚的人，那不可能，肯定会有兼夹，因为体质构成因素很复杂，我们只能判断是以哪一种为主。

肖永华：所以我可不可以这样理解，先天体质是从人投胎的那一刻就决定的，而之后因为受到其他各种外界因素的影响，后天体质就会发生各种兼夹变化？

张洪钧：先天体质其实也可以变。总的来说，你先天的构成因素包括天地之气、父母相成，天地之气可能不容易变，父母的因素可以一定程度把握。所谓胎教，其实从想要孩子的时候就要开始，整个备孕期、妊娠期都是胎教，一直到孩子出生。孩子的性情可以受母亲读什么书、吃什么饭以及心态等各方面因素影响，历史上周文王的母亲太任夫人就是很好的例子。出生以后，当然后天也有作用，命运仍然掌握在自己手里。我们可以通过后天的心智开发、行为矫正来重塑先天，所以我们提出要改造命运。怎么改造命运呢？很重要的一点就是调心，从心开始，皈依人的本性，人的本性是跟天地一体的，我们要做到天人合一。

张惠敏：听赵老师和张老师这么一讲，我的思路一下就拓宽了。咱们中医体质学确实应该多一些体质分类的方法，我觉得临床上用九种体质的时候有一定局限，要是能把这些结合起来就能更全面。

贾海忠：各位专家说得都很好，我以前也反复阅读过匡调元、王琦老师的体质学著作，这些书对我的影响还是比较大的。体质是由先天遗传和后天获得所形成的，是个体在形态结构和功能活动方面所固有的、相对稳定的特性。个体体质不同，表现为生理状态下对外界刺激的反应和适应上的差异性，对某些致病因素的易感性和疾病发展的倾向性，即不同的生理基础会有不同的病理表现。我在临床上运用体质学说，吸收了前辈们的思想，但是没有执着于某些具体的辨证方法或具体的调整体质的方剂。因为就如张洪钧老师说的，体质的形成和先天脏腑功能、生活环境和饮食结构的差异都有关，这些差异特别复杂，任何一种体质学说都不能全部涵盖。因此体质分类是多角度的，同学们不必迷信于某一种。刚才赵老师讲的三阴三阳体质就挺好，能够方便指导临床。

　　大家都知道辨证论治是中医学的核心思想，实际上辨体质也是辨证的一部分，二者并不对立。辨证的过程一方面是判断病人长期存在的、相对稳定的疾病因素——辨体质，一方面是判断外来的、可变的疾病因素——辨外因，这有助于作出比较全面的辨证，更方便从整体上把握病人的状态，然后就可以针对体质、外因和当前证候用药。然而，一般来说，要改变一种体质需要很长的时间，绝不是吃几次药就能改变，所以就需要做到有方有守。比如说我一直在研究过敏体质，诊疗过程中，一开始我也是试图寻找一个根治过敏的方剂，结果发现过敏体质是很复杂的，同样是过敏体质，病人的表现也各不相同，根本不可能笼统地用一个方子就能治疗过敏体质。过敏煎也只对一少部分病人有效。即便是西药那么强的抗过敏药，也只是暂时的压制，根本做不到除根。

　　张惠敏：我插一句，王琦教授在治疗过敏性疾病方面，有固定的四味药是用于调体质的——乌梅、蝉蜕、制首乌、无柄灵芝，变应性鼻炎加辛夷、苍耳子、白芷、鹅不食草等；支气管哮喘加麻杏石甘汤；湿疹加蒺藜、地肤子、白鲜皮、土茯苓、白茅根等。从临床观察来看，症状还是可以快速缓解的。

贾海忠：实际上，改变过敏体质的未必就是那个固定方，那些加减的药物也应该重视。

张惠敏：可加减药物是用来对症的呀？

贾海忠：我不这么认为。根据我临床上的体会，过敏是一个状态。至于引起这个状态的原因可能有很多，就像这个纸杯在桌上不稳一样，可以有很多原因，可能是风在吹，也可能是杯底不平，或者是桌子摇晃，原因各不相同，但都会造成杯子不稳这个状态。基本方就好比有人用手扶着杯子，它确实倒不了，但只要松手杯子就会倒；而你要让它变成一个稳定的状态，就需要针对特定的原因进行纠正，这恰恰才是那些加减用药的作用。过敏性疾病之所以如此多样和复杂，正是因为过敏者的"敏感"具有特异性，针对这种特异性进行用药才是解决过敏的根本办法。以中医的"风"为例，实际上"风"是存在于人体的一种状态，而导致这种状态的因素有很多，比如阴虚风动、热极生风、血虚生风、肝热生风、痰热生风，等等，我们绝对不可能想出一个方案把一切引起"风"的因素都解决了。只有当我们针对特异的因素进行治疗，具体问题具体分析，才能从根本上改变这个状态。

关于运用体质学说进行疾病预测，这是可以的。但是还是会有很多不确定性影响我们的预测结果。许多事件的发生都存在"多因一果"的情况，事件发生在群体中有一个大致的概率，但对某个个体就只能是有或者没有，所以预测个体时，很难做出决定性的预测。

应用体质学说指导临床，可以显著提高临床疗效。以冠心病为例说一下体质学说的具体运用。首先，不能把人群中的体质分类照搬到冠心病或者其他任何一种疾病中，因为如果体质照搬到具体疾病的话，辨病就没有意义了。事实上，每一个病都有特定的体质分布规律。如冠心病最常见于四类体质：一是气滞血瘀体质，症状特点就是神经功能紊乱表现得特别明显，这类人一旦有冠心病的时候，最好用的就是血府逐瘀汤；二是气虚血瘀体质，包括那些搭桥、支架术后的患者，以史载祥老师创制的升解通瘀汤为基础进行加减，疗效非常好；三是痰湿瘀滞体质，用瓜蒌薤白半夏汤就很好；还有一类是比较少见的，叫胃热痰瘀体质，这类人平素多食易饥，体型比较肥胖，舌质紫红，适合于用清胃散合越鞠丸。临床观察发现，这四类体质也存在交叉出现的情况，我们临床上就常在此基本分类基础上灵活运用。

肖永华： 我们治疗过敏性疾病的时候，会考虑到其体质状况，但实际上归根到底还是要落实到辨证论治。我们中医从古到今那么多年，都没有单独提出体质的概念，但我们其实早就已经在做了。现在专门提出体质学说，就是为了让我们更加重视，是这样吗？

贾海忠： 实际上，咱们现在运用体质学说，主要还是研究人在某一个阶段相对稳定的体质状态，以便于理解不同的人感邪后的不同表现，不同的预后转归，提示我们应该采取不同的治疗方法。

赵进喜： 体质也是古人基于临床实践而提出的一种认识论，不能把体质绝对化。就像咱们的"三阴三阳体质学说"，不是说只有少阳体质才能得柴胡汤证，只有阳明体质才能得承气汤证。体质不是唯一的选方依据，只是选方的基础。就像温病学里虽然有伏邪温病、新感温病的区别，也都需要通过外候来进行辨证论治。以春温为例，病人一来就是高热、神昏、头痛如劈，古人觉得这不好解释啊，外感本来是由表入里的，现在一来就是气营两燔，这是为啥呀？于是提出了"伏邪"的概念。但是具体到选方用药，是开清瘟败毒饮？还是蒿芩温胆汤？还是黄芩汤？还是要根据临床表现。我非常同意贾海忠老师的观点，不能把体质和辨证对立起来，因为二者是密切相关的。辨体质、辨病、辨方证是你中有我、我中有你的互相不可分离的关系。辨证本身就有辨体质与辨病的内涵。

另外各位老师也都说了，不同体质的人易患疾病不同，不同疾病的体质类型分布也不同。至于体质分类方法很多，而各种体质分类方法各有优势。"辨体质、辨病、辨证"三位一体诊疗模式，强调体质在疾病中的基础性地位，强调体质与疾病具有相关性、体质与证候具有相关性，疾病与证候具有相关性，但相关性不是必然性，面对具体问题还要具体分析，不能一概而论。王琦教授提出的"体质可分、体质可变、体质可调"是非常正确的。体质可以分类，而各种体质分类方法都有存在的价值。体质可以改变，所以通过调整体质可以未病先防，就可以减少疾病的发生。

朱立：我有个问题请教，王琦老师的体质九分法里为什么没有血虚质？

张惠敏：其实广州中医药大学治未病中心在调查体质类型的时候，就把血虚质的表现也放进去了，但调查结果发现这种类型的人很少。

赵进喜：血虚可能更多见于病理情况。

贾海忠：除了平和质，其他几种不也是疾病状态描述吗？我觉得血虚质还是应该加入体质分类里。比如说，一个女人来看病，唇舌色淡，月经量少，但人家化验指标都是正常的，你说人家是病人还是无病之人？是体质还是证候？这个还需要样本量更大的调查。

张惠敏：王琦教授这个体质学说是按照气血津液阴阳的功能状态来分的。体质分类的调查有很多困难，具体研究过程中我们多采用量表的方法，实际上问题也比较多。

赵进喜：我们也设计过量表，反复试验之后发现，先让病人自己填表判断，然后再让医生判断，经常存在判断不一致的情况。后来又按照定性的思路改进以后，发现定量的反而不如定性出来的方案准确。

贾海忠：对！定性代表一种倾向性，它有方向性。如果只是通过量表积分，方向性没了，就可能犯错误。

赵进喜：确实是这样。再次感谢大家踊跃发言！中医体质学源远流长，在当代学者的推动下越来越受到重视，甚至现在国外的相关研究也很火。多种体质分类方法对临床都很有指导意义，"辨体质、辨病、辨证"三位一体诊疗模式确实能显著提高临床疗效。关于体质学的研究方法，咱们今天没展开说，但这方面的工作对中医临床与科研，也具有很重要的意义。

结语：中医体质学以生命个体为出发点，旨在研究不同体质的构成特点、演变规律、影响因素等，从而应用于指导疾病的预防、诊治、康复与养生。体质的形成非常复杂，和先天、后天许多因素有关。多种体质分类方法各具特色，应根据临床实际灵活掌握、综合应用。实践证明，"辨体质、辨病、辨证"三位一体诊疗模式确实能够显著提高临床疗效，体现出中医学"因人制宜"的精神。未来应进一步开展中医体质学的研究，促进中医学术繁荣。

（整理者：吴双、黄为钧、刘鑫源、黄晓强）

九、毒药攻邪，提高临床疗效；慎思明辨，保证医疗安全

——如何用好有毒中药以提高临床疗效

前言：毒药攻邪，屡起沉疴，合理应用毒药有利于提高临床疗效，尤其是疑难病证的疗效。但若使用不当，则易导致患者出现诸多不良反应，引发医疗纠纷。本次"铿锵中医行"将围绕如何用好毒药以提高中医临床疗效、降低毒药的不良反应的主题展开讨论，各位专家分别阐述了自己对毒药的认识及其运用经验，从辨证运用、炮制方法及用量、服用方法及时间、给药途径、配伍减毒、现代药理学知识等多方面，对毒药的安全、合理、规范应用等进行广泛而深入的探讨和交流。

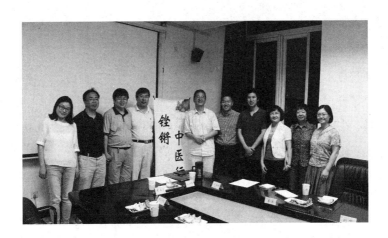

本期主要嘉宾：赵进喜　贾海忠　黄金昶　肖延龄　姜苗　刘宁　储真真

赵进喜： 咱们这次要讨论的主题是如何用好毒药来提高中医临床疗效。毒药自古以来就是中药的重要组成部分，使用得当，那是屡起沉疴；而使用不当，则会对患者造成伤害。因此我们才要探讨如何在临床上使用好毒药这个问题。在《大小诸证方论·序言》中就说过："古之时，庸医杀人。今之时，庸医不杀人，亦不活人，使其人在不死不活之间，其病日深，而卒至于死。"我们目前确实也存在这种情况，常见临床医生闻毒药而色变，将中药当成是治疗过程中的陪衬，仅用一些陈皮、枳壳、竹茹之类平和的药物，所以常收效甚微，无形中把中医能够发挥的作用降低了层次，从"治病、救命"变成了"调理、养生"。出现这种现象的原因是复杂的，包括医患关系的问题，制剂的政策问题，等等。好多中医有特色的制剂，也因含有毒药而逐渐退出市场，以至于目前我们中医的阵地越来越小，这势必会影响到中医的临床疗效。但毕竟当今是法制社会，遵纪守法又是对每一个公民的基本要求，我们不能无视法律。那么，在这种情况下，究竟应该如何合理运用毒性药物以提高临床疗效，并保证医疗安全？这确实是一个非常值得探讨的问题。

最近有一个引起广泛关注的医疗纠纷案件，大家肯定在网上也都了解到了。患者本来可能就有肾病，但是他自己对病情的严重程度不知情，到某某堂就诊时，医师辨证为"肝血虚、心肾不交、痰湿中阻"，给予养血、镇心安神、化痰法治疗，开了七服药，处方中含有法半夏40g。患者取药的时候就与药店发生纠纷，后病情加重，到大医院去检查，结果发现血肌酐特别高，诊断为"慢性肾功能不全（尿毒症期）"，需要终生透析。于是患者就通过某律师打官司，最终胜诉，获赔470万。

这就提出了一个非常重要的问题，尤其是像咱们肾病科大夫、肿瘤科大夫每天都面临着这个风险。因为从疾病的发展趋势上来说，肿瘤患者最终都是走向死亡，肾衰也是进行性发展加重的，而目前药物的超量运用几乎是不可避免的。尤其是毒药的超量运用，更难免让人担心。咱们又想发挥中医药包括毒药的作用来提高临床疗效，救人于水火，又想尽量地减少医疗风险，怎么办？所以咱们今天晚上请来诸位临床有得的专家一块讨论，目的是交流经验，互相学习。

黄金昶：赵老师这一说，吓出了我一身冷汗。在我们肿瘤科有很多毒性药物都是超量使用的，否则没有疗效。这些药物具有偏性，而且中毒剂量和有效剂量比较接近，所以才会被称为是毒性药。其实，也正因于此，驾驭起来就比较困难。我用的毒药比较多，除了砒霜和雷公藤，别的基本都使用过，而且都是大剂量使用，其中蟾皮、壁虎、斑蝥最常用。蟾皮治疗消化道肿物比较好；斑蝥多用于肉瘤、骨肉瘤；壁虎我现在用30g，差不多20多只，治疗淋巴瘤比较好，并且比较安全。蟾皮也比较安全。对肺部的肿瘤，甘遂、大戟也比较常用。相比之下，我觉得蜈蚣、全蝎之类的药力不够。

我觉得最大程度减少这一类因为使用毒性药物而产生的医疗纠纷，可以从这几个方面着手。首先，要看病人是否信任你。如果病人本身就蛮不讲理，就不要冒险使用了。可以试试针灸的方法。我现在用针多，认为针比药快得多，用火针浅刺效果比普通针刺好得多。瘤子扎完就软了，取得病人信任之后，我再给他开药。其次要和病人说清楚可能出现的副作用，让他有心理准备。比方说告诉他斑蝥有心肌损害、胃肠道反应，蟾皮可能出现消化道和心脏反应，壁虎吃完可能出现口干等。再次，就是要尽可能做到病人服药后能有较为显著的疗效，这样他就有信心，如此也能够接受这点儿毒副作用带来的影响。还有就是要保证药材质量，确保炮制方法和煎服方法的正确性，并尽可能地减少毒药的用量。可应用配伍的方法减少毒性，比如加甘草、茯苓等。有胃肠反应可加一些麦芽、党参、陈皮这类药。古代把蟾皮放在白酒里烤焦再用，可减弱它的心脏毒性。当然，现代可以用炭火烤焦。至于它的消化道反应的预防方法，我还是从病人那里学来的，就是把蟾皮烤焦后放在案板上压，将硬结都破坏掉，这样服用后就不会出现呕吐了。还有马钱子，治疗淋巴瘤、风湿、类风湿、脑瘤的效果比较好。以前民间有人把马钱子去壳后浸泡7天，用刀刮去皮（以后皮还可以外用），再浸泡7天，每天换水，最后把中间剥开去芯。据说如此炮制后最多可以用到5g，但我也没有尝试过。值得注意的是，马钱子有蓄积中毒，长期服用很容易出现危险，一定要加以警惕。斑蝥要选用咸味的，去掉头、翅膀、脚，然后用米反复炒，斑蝥30%～40%的毒性都在它的软组织里面，最安全的方法还是用它蒸鸡蛋羹，吃蛋羹不吃斑蝥，最后还要通过通利大小便等方法给毒以出路。

我们常说"大毒治病，十去六七"。但是对于肿瘤病人，如果真是十去六七的话，以后瘤子还是会不断生长。肿瘤不像别的病治起来那么快，就是因为它不断有新生的。肿瘤的治疗之所以比较困难，就是因为它既有器质性病变，又有功能性病变。正因为它有器质性病变，治疗上就一定要考虑到这些局部的东西，所以就必须用一些"狠"药，比如强效的活血化瘀药。

刘宁：甘遂、大戟可消水是吗？

黄金昶：大戟是祛脏腑里的痰湿，因为脏腑里的痰比较多。甘遂走脾，走隧道、十二经，祛湿比较好，甘遂也可以用在大陷胸汤、大陷胸丸，有些人服用之后有反应，但如果是煎煮的话

1g 就可以。前两天我治了一位来自老家的病人，喘得特别厉害，我一看是大陷胸丸证，用上很快就缓解了，三服就发现明显减轻。

赵进喜：大陷胸丸用的是水煎剂吗？喘是肺癌导致的喘吗？

黄金昶：用的是水煎剂，团成蜜丸来不及了。胸膜或者纵隔有病变也可以用。使用的关键一是要有疗效，二是要尽可能规避一些风险。比如说我以前治疗的一个肠梗阻的患者，用的大陷胸汤，但我坚决不让他口服，一定要让他灌肠。

赵进喜：非常好！无私分享，都是临床有得之言。但甘遂一般入丸散更好。专家更有认为甘遂水煎无效者。下面有请肖延龄老师来介绍一下经验。

肖延龄：我是搞心血管的，毒药中的虫类药用得稍多一些。在临床使用中有许多需要注意的地方。第一，要考虑到病人心脏、肝脏以及肾脏的功能情况，应该重视药物肝肾损害。特别是有冠心病、高血压和心衰的，如心衰本身就能引起肝肾功能损伤，治疗中就更需要注意。蜈蚣对肾脏有损害，用于心衰、肾衰就需要特别注意。本身有肝病者，也需要谨慎对待。

第二，重视配伍减毒，注重顾护脾胃。如治疗心衰，蟾皮用量一般为 3g 或者 5g，但经常配伍一些健脾理气和胃的药物（如砂仁）来减轻不良反应。如马钱子，治疗面瘫或者肢体麻木一般用 0.3g，最多用 1.2g，冲服，都是从小剂量开始用，同时配伍一些解毒药，比如甘草、白术等。胃肠反应配伍麦芽、党参、陈皮等。对"柴胡劫肝阴"的这个问题，联系四逆散使用白芍、龙胆泻肝汤使用生地的用法，配伍芍药、当归等能消除这些问题。

所以说药物的毒性是可以通过配伍来减轻的。

第三，要给毒以出路，或者从小便出，或者从大便出。从小便出可以用茯苓来祛湿，有实验证实茯苓能减轻首乌的毒性。我以前治疗心脏病用五苓散、真武汤等来利水，但是效果不明显，后来跟张炳厚老师学习茯苓用到80～100g，甚至120g，效果就明显提高。中医还有一个"血不利则为水"的认识，所以有时我也使用一些泽兰，或者益母草，用到60g，但是我也看到有的报道说益母草量大的时候对肾脏有损伤，但同时朱良春治疗肝硬化腹水的经验也是用90g益母草煮水，再用这个水去煮药。

第四，注意药物用量的问题。全蝎最大用量为5g，蜈蚣用3条。全蝎和蜈蚣对肾脏有损伤，一般从小剂量开始使用，效果不好再加二分之一量。我用清半夏治失眠时也用到过20g。我使用水蛭一般是3～6g，有时候也用到10g，没有发现过水蛭对肝脏有损伤。但如果没有血瘀证的情况下使用水蛭，可能就会出现肝脏损伤。

第五，外用药也需控制用药时间。如生半夏、生南星、生草乌打粉外用治疗足跟痛，一般用5个小时左右，要考虑毒药从皮肤吸收的问题，不要超过6个小时。

第六，虫类药需要注意过敏的问题。蛇类药我们用得多一些，特别是中风后遗症的治疗，蛇粉、蜈蚣粉或者全蝎粉，效果都挺好，但是就可能存在过敏的问题。这种情况下可以用煎剂，煎煮的过程中一些蛋白成分会被破坏，即使有反应也只是一些皮疹，不会有剧烈的反应。

第七，妇科用药需要特别注意。年轻的女性病人，一定要注意询问月经和怀孕的情况，咱们的中药有些确实有对此有影响。比如，蝉蜕能导致月经量突然中断，不宜用于处于经期的患者。还有川芎，古代如果摸脉怀疑怀孕，但是又不能确定，可以给服用少许川芎。如果肚子痛就是有孕，如果肚子不痛就是没怀孕。当然，现在直接查 HCG 就可以判断。所以如果患者怀孕，川芎就要少用一些，有时会导致腹痛。还有白芍，如果备孕的话，少用生白芍，当归芍药散一般用于治疗怀孕 4 个月后的妊娠腹痛，但前期应该少用白芍。

赵进喜：肖老师跟我们分享了毒药对肝肾功能影响的知识，还介绍了妊娠禁忌药和慎用药经验，非常宝贵，感谢肖老师！下面有请贾老师来讲讲。

贾海忠：我们讲毒药，那什么是"毒"？"毒"上面是个"丰"字，所以我认为，不论是什么东西，过量了就是毒。我们平时说的没毒的东西，比如糖、盐，那要是吃多了，有没有毒呢？所以毒是相对的，药物有无毒性是与量有关系的。但不同药物能够引起不良反应的量是差异很大的。当我们发现一些药物在常规的使用剂量时，就会引起一些不良反应，我们就将其归为毒药。有一本书叫《毒药本草》，想用好毒药，应该多阅读一些类似书籍，对毒药的安全使用方法以及毒药成分都需要了解。

运用毒药，首先要从量上着手，把握毒药量的使用。"毒药缓投"或者"重剂缓投"，一点点加量，患者不舒服的时候就不要加量了。真正用药不在用量大，"四两拨千斤"，就要求做到小量解决问题。能够用量大，只能说明对这个药物的研究非常透彻，对安全剂量掌握得好，但不能说对疾病和人体研究得非常透彻。

但是的确有的药物需要大量使用才能有疗效。如使用茯苓来治疗心律失常，用量要达到 60～90g 才有效。我刚毕业的时候遇到一个食管癌的患者，当时已经滴水不进了，使用的是一个叫"开道散"的方子，主要成分除了硇砂以外，还有生半夏。一开始我用10g生半夏，不顶用，加到30g后还是不行，最后加到60g，用药3天就通了，患者有了食欲，一天能吃十多个鸡蛋，气色也从鼻子向周围亮起来了。但是1个月后又堵住了，就再把生半夏的量加到90g，也不管用了，后来这个患者就去世了。这个例子就说明要注重"重剂缓投"的方法。生半夏的毒性大，但是通过逐渐加量到大剂量的使用，既没有出现中毒，临时还能解决一定的问题，虽然最终不能解决这个疾病本身。再就是生半夏，还有附子，一定要久煎，只要煎煮的时间足够长，我没有发现有一点儿副作用。再比如马钱子的使用，我也是跟史载祥老师学会的如何使用。由于马钱子有脊髓兴奋的作用，主要表现为僵硬、抽搐，其毒性是蓄积性的，因此要小剂量使用，慢慢增加用量。一般从0.3g起，之后0.6g、0.9g、1.2g，而且可以用5天、停2天，或者用4天、停3天，这样来使用，可以避免蓄积中毒。药物有无毒性，除了用量的问题，还有一个就是辨证使用的问题。在我们只辨病而不辨证时，毒性就最容易出现。比如说我们见到腹水水肿，如果没有辨证到脏腑水平，没有辨证到寒热、虚实、气血、阴阳的层次，就直接选择利水的药物，这时候就很容易出现中毒的情况。

提到解毒，除了通过药物之间的配伍，利尿促进排毒也很重要。还有黄老师刚才说的用药时间与药物毒性的关系。比如我们知道糖皮质激素早上8点左右使用副作用是最小的，毒药也一定有这样的特点。如果有条件我觉得可以研究关于毒药使用与时辰的关系问题，根据时辰来确定使用剂量。再有就是服药方法与药物毒性有关。烈性药物、毒性药物要饭后吃，或者和饭一起吃，这样吸收得缓慢，会比较安全。王清任《医林改错》中的龙马自来丹，就是由地龙和马钱子组成，我用来治疗肿瘤、癫痫的时候，是要用黄芪赤风汤来送服的。再有这个三棱、莪术，学习的时候说是"破血逐瘀"的药物，实际上是很安全的，被列为毒药实在是冤枉。像史载祥老师的常规用量都是10g，用到15～20g也没问题。但是如果有人存心不良，想把你当"提款机"的时候，就必须要谨慎了。

另外，毒药里面的甘遂、大戟、芫花，真的是非常好的药。比如十枣汤，治疗感染性的胸腹腔积液，一夜之间就能让烧退下来、肿消下去，问题是很多人不敢用。但在使用的时候一定要注意中病即止。说实在的，大陷胸汤到现在为止我只用过一次，但确实是创造了奇迹。在三四年前的一个腊月二十九，有一个人从福州给我打电话，说他爹住院了，80来岁，消化道穿孔，板状腹痛得厉害，但没有找到穿孔位置，左侧胸腔积液抽出来有癌细胞发现，医院说如果不开腹活不过4天。那时刚好我家里有甘遂、大戟、芫花，考虑可能会用到，我就带过去了一些。我到ICU病房一看，病人下着胃管，还胃肠减压，血压是休克状态，用的升压药，就是没有上呼吸机，因为肺部情况还行。当时这种情况鼻饲药物肯定是不现实的，但如果灌肠的话，要是他是结肠脾区这儿的肿瘤，跑腹腔去了咋办？左右为难。当时我就灵机一动，用大陷胸汤原方给他直肠点滴，每分钟30滴，当然甘遂是冲服的。另外我还开了新加黄龙汤，因为当时他也没有肠鸣音了。结果半天之后我就接到电话，说给上这个药之后老爷子拉了两次稀，非常臭，又问用了一半药，另一半药要不要用，我说不要用了。第二天早上初一，他们急诊ICU的大夫又打来电话，说你这药还真管上事儿了。我说剩下的就不用了，用第二张方子（新加黄龙汤），后来病人的情况越来越好，过了1周左右的时间，就转到普通外科病房了。之后一直口服新加黄龙汤，到第七天第八天的时候，患者又突然因为腹腔脓肿高热用上了抗生素，我就改用仙方活命饮，一天体温就降下来了。就这样，然后就给转到普通外科病房了。正月十六我又飞去给他调了一下方子，又过了7天就出院了。因为考虑到是癌性的，怕再有渗出，所以只剩下胸腔还有个引流管。又过了1个多月，胸腔积液也没有了，就把胸腔的引流管拔除了。到2周年的时候，病人因为肿瘤脑转移而过世，自始至终都没有找到原发灶。

所以说毒药、烈性药，用好了真是救命，能够创造奇迹。我也得感谢这位病人和他的家属，给了我这个机会验证了张仲景讲的大陷胸汤有多么好用。其实大陷胸汤适应证就是急性的腹膜炎，"从心下至少腹硬满痛不可触近"。至于砒霜，我也没有用过内服的，但是我见过外用的。原卫生部长陈竺，他用三氧化二砷做成注射液，治疗白血病效果很好。至于我们熟悉的全蝎，研粉吞服要控制在3g以内，如果是煎服，我最大量也用到过15～20g，没有任何问题。大家知道蝎子本身就是一道菜。蜈蚣去头足之后也比较安全。至于附子，大家一定要谨慎，一定要久煎，要煎到口尝没有麻醉的感觉为止。南星之类，我觉得还是比较安全，但是没有必要突破剂量，风险太大。另外，刚才黄老师也说得很好，所有毒药在使用的时候，病人信服你的话，你怎么解释都行，更重要的还是要提前告知，这个药有可能出现什么反应。如果出现了某些反应，不要紧，可以继续用。如果出现了某些反应，则必须停药。我们在使用之前，一方面要详细地查阅文献资料，另一方面也要向有经验的人请教。

至于说孕期用药，一般我们很少想到用毒药，但是孕期和孕前活血药还是很常用的。王清任的少腹逐瘀汤就非常好。王清任当时自己编的方歌就称此方为种子安胎第一方。我手里有两个医案，都是没到4个月就怀上了。但是你也要有一个准备，如果谁给你打官司的时候说某某医生在我怀孕期间给我用活血药，到时你得有一个说法。当然，如果你的威望足够高，人家也是慕名而来，那他一般也不会给你找啥事儿。不过对年轻医生来讲，我觉得要谨慎一点。如果要用的话，也要把话都说到前面，一定要详细说明，如果出现什么情况，你就不要用。我想对毒药的应用，我也就讲这么多吧，应该说还都是我们自己的亲身经历和体会。

黄金昶：如果灌肠的话，还是慢慢往里面滴，效果好一些。另外胃肠道减压的话，其实用舌下放血就挺好的。因为舌下是任脉循行之处，放血则压力减轻，喝水吃东西一下就轻松了，用针比用药更方便。

肖延龄：我补充一下。少腹逐瘀汤是活血种子的第一汤，治疗的患者往往都伴有痛经，有的会出现乳腺增生。还有一种是血小板高聚集的不孕不育。我就治过一个，西医是用阿司匹林，怀孕两次但都流产了，这个也可以用活血的方法，我给她用的是少腹逐瘀汤，后来她就怀孕了。这种病人往往是有子宫腺肌症，肚子痛。但是在辨证论治的基础上，还要参考一些检查，比如原来子宫内膜比较薄的，人流做得多的，输卵管闭塞者，这个时候用此方就需要注意。

贾海忠：使用少腹逐瘀汤的时候，还一定要看王清任的用药量——小茴香7粒，连1g都不到，总共一服药抓下来，一小把，所以剂量还是很重要的。现在可能大家觉得现在药物质量不行了，要加大量，但也不完全是那样，我觉得辨证还是非常重要的。如果辨证不准确，量再大也不一定有疗效。反之，辨证确切，肯定能起到较好的作用。辨证不对，单纯加大量，毒性就出来了。

姜苗：我个人认为关于毒药使用，存在两个层面的问题。第一个层面是伦理、法律层面的问题，是怎么样从政策及法律上保障我们用药安全的问题。近期有很多学者呼吁为中医药立法，将中医药的发展策略写进整个国家的发展策略当中去，任重道远。第二个层面是从学术上去探讨如何使用毒药的问题，也是我们今天探讨的重点所在。关于毒药本身，它也有两层含义：一是广义，《素问·异法方宜论》中讲西方之人"其治宜毒药""毒药者，亦从西方来"，从这个内涵上来讲，毒药包含了我们所有的中药；二是狭义的毒药，特指有毒性的药物。

毒药的运用，正如《内经》中所说的，是"有故无殒，亦无殒也"。有这个病，相应地用这个药，就不会有问题，不管这个药有无毒性。但这里我还想强调的一点是，如果使用不当，没有毒性的药物一样可能对人体产生有害的作用。我们古人就有"人参杀人于无形"的说法。如何首乌，历代本草都认为是养血益肝、固精益肾的佳品，但随着现代研究的深入，其肝脏毒性已经被广泛认知。再以冬虫夏草为例，就是这样一味阴阳俱补、肺脾肾三脏兼补的药物，有动物实验证实，其能提高小鼠体内的雄性激素含量，刺激肝癌小鼠病变的发展。虽然这是一个动物实验，但这也从一个侧面提醒我们，即使是一些很好的补益药，一些传统上非常安全的药物，在某种特定的情况下，它也可能会有毒副作用。

在治疗肿瘤的领域内，毒药的使用比较多，下面我介绍一些老师使用毒药的情况。我曾经跟王沛老师抄方一年多的时间，见到过许多现在临床上很难见到的病人。比如说会阴癌的病人，整个会阴部都溃烂了，甚至可以见到骨头，如不是亲眼所见，都难以置信这样的病人还能自己步行来看病，实际上长时间的疼痛已经使病人痛觉麻木了。因为王沛老师本身是中医外科的大夫，在治疗肿瘤的时候，除了使用口服药之外，他还配制了很多药粉用以外治，很多都是含有朱砂、水银、砒霜之类的毒药，包括一些传统的红升丹、白降丹之类的，临床确有疗效。在治疗肿瘤的口服药上，王沛老师善用生半夏，认为生半夏软坚散结的效果特别好，有时候用量还比较大。但生半夏的毒性也确实比较强。我们上学的时候去八达岭采药，有个广西的女生不相信生半夏能载人咽喉，所以当挖到生半夏的时候，她直接就舔了一下，结果整个舌头和嘴唇就肿起来了。李忠老师是王沛老师的学生，李老师使用硇砂、生半夏、壁虎等有毒药也很多。但他一般会配伍一些健脾、消食、保护胃黏膜的药物。

后来我跟周平安老师做传承博士后。周老师曾在人民大会堂正式拜宋孝志宋老为师。宋老最著名的一个经典方就是"三两三"，周老师深受启发，也喜用、擅用"三两三"的思路。"三两三"独特的就是三两三钱三分中最后那个三分的药物，经常是毒药，如壁虎、土元等。周老师还爱用莪术。实际上莪术这个药物没有常说的那么可怕。莪术是姜科植物，不但可以活血，还可以养胃，又能补气行气，所以在临床上可以放心大胆地使用。

周平安老师还有一些特殊的用药经验，顺便也介绍一下。仙鹤草能治劳伤脱力，故又名脱力草，对于虚人如果使用参芪怕有敛邪的作用，就可以使用仙鹤草。对呼吸系统慢性疾病，如老慢支、肺纤维化以及肺癌伴有出血的，周老爱用大剂量仙鹤草，用到60g，甚至120g，对肺癌出血真的是有立竿见影的效果。再一个就是葶苈子，葶苈子有很好的强心作用，尤其对肺心病导致慢性心衰的病人，要放心大胆地使用，效果很好，但周老认为葶苈子用30g以下是达不到效果的。另外还有细辛，周老坚决反对"细辛不过钱"的观点，他专门做过一系列的研究，认为"细辛不过钱"其实是一种误传。周老说使用细辛只要抓住"痛"和"寒"的两个关键点，就可以6~12g这样的剂量使用。但需要注意的是，煎煮时间要适当地延长一点，因为细辛的有毒成分主要是一些挥发油类成分。

刚才老师们也提到了妇科病的治疗。这个子宫腺肌症确实很难办，我一般是使用少腹逐瘀汤以及一些其他的活血化瘀药。有一个我印象特别深的病人，我看了3个多月的时间，效果真是不好，后来她找到中日友好医院许润三老师，许老师的方子特别简单，就只有4味药，但是活血化瘀药用量大，每个药都在30g以上，病人吃了半年还真是有一定效果，所以我想对于一些特殊型疾病，药量真的是很重要的问题。我们东直门医院的妇科专家肖承悰老师用药也很平和，但是像当归芍药散里面的当归、芍药用量却比较大，这很可能就是和妇科病的特点有关系。

我个人在临床中也在使用一些动物药。比如说全蝎，对于脑瘤的病人还是有效果的。还有土元，刘渡舟老师有个柴胡解毒汤，里面重要的一味药就是土元。对于肝硬化、肝纤维化疗效很好。刘老给我们讲课的时候说这个土元在地上爬的时候，用刀一切两半后还在爬动，就说明土元生命力强，而且切开的土元能分泌出白色的液体，这时候如果你把那两半粘在一块后它又继续往前爬去，是有些夸张，但可见土元的再生能力很强，所以刘老就用土元治疗肝硬化。我因此受到启发，现在临床上治疗一些肝脏系统的疾病，包括一些难治性的疾病，如骨髓增殖性的疾病，骨髓纤维化、慢性再障等，使用土元、红花药对，疗效还是很不错的。还有地龙，虽然是一种异种蛋白，但善用的话，对于呼吸系统的一些疾病、过敏性的疾病有很好的疗效。周平安老师在祝谌予过敏煎的基础上加石韦、穿山龙、地龙等药物，抗过敏的效果更好。还有这个水蛭，对下肢血管疾病的效果很好，补阳还五汤里面用的是地龙，但是我觉得水蛭应该效果会更好。

现在肿瘤科的临床上也经常使用一些有毒中药的提取物，或者是现代制剂。鸦胆子油注射液用得比较多，用于消化系统肿瘤、脑肿瘤。消癌平注射液是从中缅边界的一种植物——通关藤里面提取出来的，被认为是一个相对广谱的抗癌药。再就是莪术的提取物也经常用，莪术真的没有那么可怕，它是一个健胃药，而且对细胞耐药有一定的逆转作用，还能够促进细胞的凋亡，如果再跟三棱配伍使用又能使作用翻倍。口服的药物就更多了，比如复方斑蝥胶囊，是红参、五味子加上斑蝥；也有斑蝥注射液，作用类似。目前复方斑蝥胶囊主要是针对消化系统肿瘤，有时候肺癌也在用。再有大家都特别熟悉的《外科全生集》中的西黄丸，还有在此基础上组方的牛黄醒消丸，实际上我不太主张在肿瘤的治疗中使用这些药，可能与我受到周平安老师的影响有关。周老一直主张"养正病自除"，强调重视后天之本，健脾胃、调升降，重视调五脏，促进五脏和谐，所以他并不主张使用这一类纯寒凉的药物。这类药可以治疗外科痈疡，牛黄醒消丸治疮疖、肺火效果挺好，但是用于肿瘤的治疗，恐怕还是不合适，得不偿失，可损伤脾胃功能。还有金龙胶囊，这个药的特殊性在于其使用的是鲜动物药，有中华大壁虎，就是守宫，还有白花蛇、蕲蛇，都是使用鲜药制成胶囊，主要用于肝癌及一些消化道肿瘤的治疗，效果还不错，当初王沛老师很喜欢用。另外，还有大家熟悉的华蟾素片，也是用于肝胆、消化系统肿瘤，但是我体会其消化道反应还是比较大。

临床上，我们也需要学会借鉴其他少数民族医学使用毒药的经验。比如蒙医，蒙药里面很多用重金属，那为什么他们能那么用呢？起初我思考是与体质有关。但后来内蒙古医科大学的老师告诉我，蒙医非常重要的一点就是鼓动人体自身的力量排邪外出，因势利导，而不是强行压制。所以蒙药中有泻下的、发汗的、呕吐的，甚至是让人出血的药物。我想这也许是个可以借鉴的思路。

我认为我们中医使用包括毒药在内的药物,首先要在中医理论指导下治病用药,需要学经典。中医用药讲究君臣佐使,四气五味,因时、因地、因人制宜,也讲究整体观念、辨证论治,这些也为毒药的应用提供了借鉴。研究肿瘤治疗时经常看到《重审十八反》这一类的书和文章,都是有关重新审视传统毒药的研究与实践,均值得参考。因此对古人的经验,既不能轻信也不可随意否定。古书上一些记载值得参考,比如斑蝥去头足、麻黄去节、煮沸去上沫等,这些煎煮方法、炮制方法都提供了许多思路。

其次,要把传统的中药本草理论和现代药理学相结合。周平安老师讲过两种食物:一个是蕨菜。周平安老师说现代的蔬菜、家畜、粮食都是经过几千年的驯化,去除有毒元素,留下对身体有益的东西。现在部分人却过分夸大吃野菜的益处,忽视了其毒性。比如蕨菜,国际癌症研究机构已经明确将其定为致癌物。另一个是马齿苋,也是经常食用的野菜,但中药药理学指出大剂量马齿苋可以导致子宫收缩,周老就曾亲眼见过因大量食用马齿苋做馅的包子而导致流产的案例。关于当归是保胎药还是堕胎药的问题,历代文献众说纷纭,但现代药理学就很明确地指出,大剂量的当归会兴奋子宫,导致流产。所以不能说当归、黄芩、白术、砂仁这类的药物一定就可以安胎。中药药理学为临床应用毒药提供了许多指导依据。

我们使用药物,还要注意把握因人制宜的原则,注意存在个体差异的问题。再就是刚才老师们都提到的合理配伍、合理炮制。另外还有要合理使用,即要有合理的给药途径,要考虑是外用还是内服?内服是饭前还是饭后?外用的手段也很多,包括肛门栓塞、灌肠,等等。在肿瘤科经常用到直肠保留灌肠的方法,效果不错。因为气管血管瘘、食管梗阻以及胃溃疡等情况在肿瘤科比较常见。直肠保留灌肠有两个注意事项：一是滴速要慢；一个是温度，一般保持在37~42℃之间。病人比较容易接受。最后就是提前预防的问题，方才黄老师也已经提到。西医也讲提前预防，比如用异环磷酰胺一定要配合用美司钠，可以防止黏膜出血；用氟尿嘧啶时，一定要配合用四氢叶酸钙去解毒；用力比泰之前，一定要配合吃叶酸片、皮下注射维生素 B_{12} 等。

赵进喜：姜老师回顾了好几位大家的经验，给我们不少启示。我再简单补充一下刚才提到的"三两三"。实际上"三两三"是民间流传的东西，以前的民间大夫不可能背着一个药房到处行医，所以他们就把最能体现其绝活的、不肯轻易示人的药物制成粉末，即"三两三钱三分"中"三分"的部分，这部分药量很小，往往都是毒药，或是峻烈的药物，比如麝香、冰片、牛黄、全虫、蜈蚣、马钱子之类的。给患者开个处方，"三两三钱"的药物到药店配就可以了，但是这个"三分"是需要从大夫那里买的。在"三两三钱三分"中，这个"三分"是点睛的药物，是最关键的药，没有"三分"的这个药物，疗效就相差很多。比如瘀血所致疼痛，大夫会给患者开个当归、川芎、芍药的方子，但是最后给患者的粉末是三七，这个就是秘方，不会轻易示人。这说明了毒药在我们治疗的过程中具有非常关键的作用，用好毒药对提高中医临床疗效具有非常重要的意义。

储真真：关于肿瘤的认识，我和大家是一样的，其病机主要就是毒——癌毒，用有毒性的药物，是取以毒攻毒之意。全蝎、斑蝥、蜈蚣，还有守宫，现代药理研究证实这些药物具有抗癌的效果，临床应用这些药物的用量也比较大，在病人有肿瘤转移的时候，全蝎会用到15g，再配上守宫或者土元，效果会更好。局部肿瘤比较浅表明显的，比如乳腺癌，或是淋巴结肿大等情况，我们就可以使用一些毒性比较大的药物进行外敷。外用的时候生半夏可以用到20g，还有生南星、蟋蟀、蝼蛄这类药物，毒性吸收会减少，所以我把这些毒性药物加大剂量外敷，确实有效。我们在用蟋蟀、蝼蛄的时候，一般都是打成粉，用醋或酒调制之后外用，用完之后有些病人会有瘙痒感、起水泡，但是复查之后显示确实有的病人包块缩小。这种方法可以用在局部皮肤上治疗乳腺癌，肿瘤淋巴结转移后，如颈部淋巴结肿大等。局部用药，尤其是局部外用治疗，有利于提高疗效，并保证患者用药安全。

姜苗：我们肿瘤科的张洪钧老师曾经从敦煌的古方里开发出了一个外敷方，由几十味药组成，其中也包括一些来自新疆的药，方子中的药物主要是活血化瘀、软坚散结的。药物共同打成粉后，用醋调制，敷在神阙穴上，可用于很多脏腑的疾病。最早是用于治疗晚期肿瘤的腹水、消化不良、腹胀之类的症状，具有一定的效果。后来又在这个基础上进一步地发挥，创制了一系列的方子。刚才黄老师也提到，外敷的方法的确可以避免一些药物的毒性，比如胃肠道毒性，如呕吐、腹泻之类。

黄金昶：外敷时还要注意，锁骨上淋巴结、腹股沟淋巴结等处的皮肤很薄，外敷用药不能太热。肿瘤的外治，我现在使用火针围刺比较多，适合于在脏的肿瘤，比如肺部的肿瘤。但是腑的肿瘤，比如胃部的，就不适合火针，应该用点刺放血的方法。还有就是肿瘤的部位，身体上部的肿瘤要使用放血的方法。原来有一个颈部肿瘤的病人，我们就围着肿瘤围刺，效果不好，后来我说颈部是人体的上部，毒邪要有火才能往上走，所以我们要给毒邪以出路，于是我们就采用放血的方法，放完血之后肿瘤一下就缩小了3cm。

关于十枣汤的使用，我再补充一个可以借鉴的思路。王孟英说在使用十枣汤的时候不服用药汁，只吃枣（经过药汁熬煮的大枣），然后看反应，从2个逐渐加量，很有意思！另外，蟾衣和蟾皮不是一个概念，癞蛤蟆皮叫蟾皮，癞蛤蟆脱的皮叫蟾衣，但是癞蛤蟆脱的皮一般是见不到的，因为它会在脱完皮之后将自己脱的皮吃掉。这个蟾衣的副反应就比蟾皮要轻得多，药用价值也很高。

刘宁：临床应用毒药，确实要将中医理论与现代药理研究相结合。以临床治疗抗磷脂抗体综合征为例，曾治1例，因为是高凝状态，西医是长期大剂量使用华法林和肝素，中医也大都是用大剂量的水蛭、三棱、莪术之类的活血化瘀药，但不知道机理是什么，血凝指标反而加重了，后来我看到现代药理研究表示桔梗和牛蒡子有抗凝血功能，就给病人使用牛蒡子和桔梗，再结合中医学脾肺的理论补脾补肺，结果他的血凝指标非常好，现在这个病人持续稳定。

黄金昶：你怎么想到牛蒡子和桔梗？

刘宁：主要是按照现代药理学来研究的。

黄金昶：那么大剂量应用桔梗，病人会不会恶心、呕吐？牛蒡子用到多大量？

刘宁：是以牛蒡子为主，用到20～30g，而且这个方子随时在调。

黄金昶：那患者会不会出现腹泻啊？

刘宁：这个病人没有出现腹泻，而且方子里还有一些健脾和养肺的药物。

肖延龄：牛蒡子还有治疗神经痛的作用，可以是大剂量的，$20 \sim 25g$。实际上不是说见到血瘀就要使用活血化瘀的治法，中医学的血瘀包括多种原因引起的，有气虚血瘀、气滞血瘀，或者阴虚血瘀、痰凝血瘀等，是多方面的。最近我们收了一个真性红细胞增多症的病人，血色素高到$260g/L$，红细胞达到600万$/mm^3$，血小板也高。根据病人的证候表现，治疗上我们采用的是化痰通络养阴的方法，今天我查房的时候病人血色素已经降到$169g/L$，红细胞400万$/mm^3$，血小板340万$/mm^3$，接近正常了。

刘宁：肖老师的意思是说西医的病和中医的证不是完全相关的，不能完全根据西医的病来使用中药，还是要坚持中医的辨证思维。

黄金昶：一定不能跟着西医的概念走，要有中医的思维，越跟着西医走越倒退，确实是这样。比如说有的病人血小板高，我们在肺俞和心俞放血，血小板下得特别快，这不是你套用西医概念所能解释的。

刘宁：我还想补充一下关于毒药使用的相关问题。学习应用毒药经验，要注意继承前辈的经验，同时自己要多看书，重视日常积累。早期临床的时候，我使用的毒药，不论内用外用，还是不少，但是现在不太多了。因为我认为临床用药首先是要保证安全性，其次才是追求疗效。现在我不断在临床的过程中摸索着改变方法，最基本的就是要达到增效减毒的目的。比如治疗痛证、痹证，如类风湿性关节炎、免疫类疾病等，开始主要是以乌头、附子、细辛、麻黄等这一类药重用来止痛，有疗效，但也有的出现不良反应，而且远期的效果并不是很明显。所以我通过结合针灸的使用，应用神经触激术，就是对神经附近有一个强烈的刺激，患者有一个放电样向下肢窜的感觉，同时结合膀胱经的刺激，各种神经痛都可以应用，效果很好。中药和针灸作用是一样的，中药的作用就是兴奋神经，是通过药的作用使它兴奋，但是一旦血药浓度下去，它还是处于抑制状态；而针灸直接作用在局部以后，让它自己跳一下，周围的卡压、粘连都可以消失，症状随之就能得到有效的改善。针药并用效果更好，而且风险降低。

我还针药并用来治疗皮肤病。一般认为牛皮癣应该用苦寒清热凉血的方法来治疗，但我认为这是有湿毒在体内，一定要发散出来，不能用苦寒清热把毒憋在体内，而应该给邪气找出路。临床用大剂量的麻黄、桂枝来发，有效。但是中间确实经历过一个病人满身红肿痒加重的情况，所以取得病人的理解和配合很重要。曾有一个病人就是用了十多年的苦寒清热的药物，处于一种治也治不好的状态，用了麻黄汤、五苓散、麻黄连翘赤豆汤等方加减，1个月以后红痒加重，这时用马钱子发之，并结合使用针刀，到2个月左右的时候，这个病人突然整个皮肤结痂、脱落，之后皮肤除了小的瘢痕以外，牛皮癣全部消失，而且随访至今已有4年左右，没有再犯过。

肖延龄：西苑医院也有个医生提到过，银屑病要用蝉蜕等药物以"透"的方法来治疗。

贾海忠：说到银屑病，我曾治疗过一个银屑病20年的患者，全身性泛发，脱皮非常严重。起初我在他的胳膊上试验火针，结果加重了，我就明白还得用凉药；换成凉药才3个多月，新皮逐渐长出来，现在已经基本上都好了。这其中的关键是在量，龙胆草用到了30g，大青叶、板蓝根这些我都用到60g，黄连用到30g，他喝药竟然不觉得苦。为什么？这是因为药与病相当，所以他不会觉得难受，也没有出现苦寒败胃的情况。他以前一直用的都是苦寒药，但是还是量没用够，所以说我觉得剂量、疗效、毒性之间的关系非常值得探讨。刘宁大夫刚才提到的病案是使用了另外一种方法，是从外边透。对于我这个患者，我也曾经想过使用汗法，但后来考虑到他的整个皮肤都坏了，汗腺都不行了，怎么去支持汗法呢？所以最终选择从里面泄的思路。

肖延龄：还有一个问题，就是治疗风湿、类风湿的用药的确很容易伤肝肾。

刘宁：其实西药也是用细胞毒药物，中药雷公藤多苷也有类似作用。

贾海忠：但这绝对不会是个好办法，西医这么用治不好，你还这么用一定也是治不好的。包括刚刚说的肿瘤是毒就运用大量的毒药，非死即生，这种思路我是不赞同。因为一个疾病要好，不是光杀敌人，你如果自身的战斗力不行，光杀完敌人，战场留给谁了？不还是给了别人了么？那等于是你白打仗对不对？所以说我觉得一定要全面考虑。

肖延龄：对于肿瘤使用一些毒性的药物，即使有些副作用，但和病情相比也可以容忍。但如果是一个痹证，比如风湿、类风湿或者别的病，吃药后损伤了肝肾，病人就会很在意，这是病种的差异所导致的。比如说细辛这个药止痛效果很好，但是量太大会损伤肾脏，其实"细辛不过钱"指的是用粉剂、散剂，而不是指汤剂。

贾海忠：对，细辛的量我也有用到30g的时候，但是我一般不这么用，没有必要。

肖延龄：再有一个就是麻黄，我曾遇到过用麻黄后出现血压升高的。

贾海忠：说到麻黄引起血压升高这个问题，是中药药理学里面讲过的，但是这个思路限制了思维。我们曾经有一个病人，患糖尿病肾病2年多来高度水肿，血压也高，吃很多降压药血压还是高，当时我觉得不管怎么辨证都该用麻黄。起初顾虑它的升压作用没有使用，后来斟酌后用上了麻黄，结果不仅血压降下来了，水肿也消失了。这说明我们用中药还得按中医理论来，不能按中药药理来，只要辨证准确就放心地用。

关于麻黄降压的问题，我个人的体会是用于晨起血压高、头昏脑胀、晚上打呼噜的效果比较好。所以这个不能简单用一个"高血压"来概括，还是得靠中医的辨证。这其中的道理在于：因为打呼噜，所以大脑缺氧而引起血压升高，用麻黄宣肺，打呼噜就好了，这样脑供血就会改善，早晨的高血压自然就消失了。

刘宁：麻黄的用量要不要大？生用还是炙用？

贾海忠：不需要，千万不要量大，最多 4g 就够了，在辨证治疗的基础上加上麻黄，生用或炙用都可以，我一般生用。

肖延龄：贾教授说的这种血压高头晕，属于脑供血不好的，其实是因为心率太慢，每搏量没有问题，但是间隔的时间太长。炙麻黄还有兴奋大脑中枢的作用，治小儿遗尿用炙麻黄，从西医的角度讲就是这个道理。

赵进喜：高血容量所致高血压，用麻黄利水消肿后，高血容量解决了，当然高血压也就可以降下来了，并非麻黄可以降血压。

姜苗：看来麻黄还可以治疗呼吸睡眠暂停综合征。

贾海忠：对呀！我有一个经验方，治疗呼吸暂停综合征的，就用三味药——石菖蒲、熟地和麻黄，这方子我起名叫鼾畅饮。一般来讲，麻黄用 2～4g，菖蒲 10～30g，最多可以用到 60g，熟地黄 15～30g。这个方子是早晚各服一次，晚上那一次必须要求睡前 2 小时服，这样既不至于睡着后起夜，又可以使药效持续还不影响睡眠；早上喝的那一次可以保持白天的精神状态的兴奋。如果病人有午休的习惯，那就中午睡前也喝一次。服药后可以通过第二天晨起的口干及头昏胀是否减轻来判断疗效，因为晚上如果打鼾张着嘴会导致口干，脑供血不足就会头昏脑涨。如果这些症状减轻，就是有疗效。如果这样的病人也合并有高血压，那血压也一定会降下来。

黄金昶：这个方法中的思维很重要，讲讲你是怎么思考这个问题的。

贾海忠：打鼾的病人只有在深度睡眠的时候才会打鼾，用麻黄是让他的睡眠稍微浅一点，不处于那么深的状态下，就不会打鼾了。用麻黄治遗尿其实也是相同的道理，让他的警惕性高一点。但是麻黄的兴奋作用是治标不治本，其实进入深睡眠是因为大脑的供血不够，所以要改善大脑的供血。再者，打鼾是悬雍垂松弛后堵塞呼吸道，因为悬雍垂是在口鼻之间，所以我考虑从脾肺论治。而石菖蒲这味药，既可以走中焦化湿开窍，又能改善供血，与麻黄的宣肺及调节大脑兴奋度相配合，是标本同治。中医认为"肺主呼吸""肾主纳气"，西医认为调节呼吸的中枢在大脑，而中医讲"肾主骨生髓""脑为髓海"，因此还要考虑从肾论治，这样就能理解使用熟地的目的了。昨天还有一个病人来复诊，一年前我用了理乱复元汤合鼾畅饮，病人这次反馈说：自从用上药后，就把戴了2年的呼吸机给停了。

赵进喜：好啊！大家真是集思广益，我也觉得收获很大！那我就总结一下咱们今天的讨论。首先，这些毒性药物确实对提高中医疗效有非常重要的作用，很多名方中也含有一些毒性药物。比如安宫牛黄丸、大活络丹、小活络丹等，大家公认它们的疗效好，就是因为这里有贵药、毒药、好药。如果换成是陈皮、枳壳、竹茹、苏叶这些东西，那就是让人在不死不活之间，也治不了大病。要想真正提高临床疗效，毒药的使用是非常重要的。其次，很多药也并不像有人想象的毒性那么大，不要害怕使用毒药，只有在临床上自己运用，逐渐积累经验，才能更好地提高自己的

213

疗效。此外，要胆大心细，从小剂量用起，合理地配伍，正确煎煮，改变剂型，对药物进行合理炮制等，都是很有意义的。经验越丰富，疗效越好，胆子也就慢慢大了，万不可因一时孟浪出了事情而导致终生裹足不前。以前天津有位心血管的老大夫伊永禄先生，给40%的病人都用下面这个方子：川草乌各15g，炮附子15g，盐知柏各12g，青蒿12g，再加点桃仁、红花、陈皮、枳壳等，最后是酸枣仁15g，柏子仁15g，朱砂1g（冲服），门诊病人特别多，也没见人家出什么事。还有一位王世福先生，治疗风湿、类风湿就用银翘散和乌头汤两个方子，治喘用麻杏石甘汤和射干麻黄汤。他治疗这几类病很出名，门诊病人也是特别多。他就认为现在的药质量没有以前好，所以用量要加倍，甘草用12g，麻黄、附子、乌头、芍药都是用24g，也真是没见过出什么问题，各有各的妙处。

刘宁：关于川乌、草乌的运用，我临床也见过死人的病例，以前见过用川乌、草乌各6g，治疗80多岁的腰椎间盘突出的老人，服药后疼痛大为减轻，但1周以后病人原因不明地猝死了。后来我发现川乌、草乌主要是有中枢麻痹的作用，可能导致猝死。也有吃川乌6g以后就出现肢体发麻的病人。我现在不敢川乌、草乌一块用，不敢超过药典的剂量。

赵进喜：刚才刘宁大夫说得非常好，使用川乌、草乌，在注意用法用量、配伍炮制的同时，煎煮法也很关键。比如酒煎，川乌、雪上一枝蒿等在酒里浸泡后副作用就更大，所以有喝一口药酒就死掉的。使用川乌、草乌这些毒药，一方面不要那么害怕，另一方面要认识到它们还是有危险性的。

肖延龄：它引起心律失常是致命性的。再一个，甘草可以解这个毒，所以刚才赵老师也说了，川乌、草乌都是配着甘草使用的。

赵进喜：还有怎么处理超量的问题。伊永禄教授的川草乌同用的思路也很值得思考。有的医者常将制川乌、制草乌、炮附子一起用，药量皆不超药典用量。这样也是遵照法规、规避风险的一种想法。

其实我也同意刘宁刚才讲的，要分清这些毒药的运用是为了治病，还是为了解决症状。如果是为了解决症状，就没有必要冒这个风险。因为乌头、附子止痛效果未必强于芬必得、曲马多等止痛药。再比如类风湿关节炎，这个病本身就很难治，如果用乌头汤能把它治好，那冒这风险还是值得的。我在读博士期间治疗过一位腰椎间盘突出的病人，刚开始怎么辨证处方都不满意，最后用了一个经验方，里面也有麻黄、附子、马钱子等，结果他就吃了1粒，一直到现在20年了，腰椎间盘突出再没有发作过，这种时候应用马钱子冒的风险就值了。

还有怎么才能掌握毒药的运用，提高临床疗效？实际上各位老师都提到了，还是要熟读经典、勤临床、多拜名师。你看各位老师讲的这些用药的时候，哪个不是看到别人怎么用，然后自己才又慢慢试着用，逐渐积累起来的经验，所以还是需要学有所承。实际上我认为现在中医的临床疗效之所以不满意，很大程度上和没有充分发挥毒药的作用有关，好多人不敢用毒药。再比如，中成药的研发，实际上是因为很多方子不适合研制成中成药。平常开汤药300g或400g的方子，改成冲剂后一袋才45g，甚至15g，怎么可能有疗效？古人做成药的那些名方，如果没有毒药，就会有一些好药、贵药，也就是细料药。没有它们，光靠黄芪、当归、陈皮、枳壳做成成药，不可能治好病。

实际上，我们也不能尽信书，各位老师也都提到这个问题。比如说水蛭，张锡纯说水煎不好，应该是用生水蛭，用粉剂。实际上我也比较提倡用散剂，尤其是虫药，一来这些药价格昂贵，二来这些贵重药材都得之不易，这样研粉冲服既可以减轻患者的负担，又可以节省药材。其实，这并不是说水煎服就没有疗效，《伤寒论》里的抵当汤、抵当丸，教材解释为抵当汤药力大，治疗膀胱蓄血重症，抵当丸治疗缓症，桃仁承气汤治疗轻症。这种认识实际上是错误的。抵当汤和抵当丸比较，当然是抵当丸厉害，抵当汤治的是"少腹当硬满"，桃仁承气汤治的是少腹急结，桃仁承气汤有表证都能用；抵当汤服后"大便利则已"，也就是中病即止，但抵当丸服后是"晬时当下血"，所以抵当丸的药力最大，因为它实际上是煮散剂。

"丸者缓也"，就这一句不知道害了多少人！所以许多经典著作里有很多错误的概念。其实丸药大致可分为两类，一类是薯蓣丸、补中益气丸、参苓白术丸这一套养生方；另一类是大黄䗪虫丸、抵当丸等治病方。所以不用毒药想治大病不可能有疗效。近人张山雷有一句话说："非人参、附子、石膏、大黄不能起死回生"，这四味药虽然不都是毒药，但都是峻烈药。以前周平安老师说学好传统著作和了解现代药理知识都是很重要的，比如乌头、附子的有效成分不是"乌头碱"而是"乌药碱"，但乌药碱只有久煎才能够析出，乌头碱经过久煎后就分解了，所以久煎以后效果就会好。如果能清楚地知道毒药的毒性成分是什么，用药时就能有的放矢，有利于提高疗效，减少副作用。

面对当前医患关系紧张的形势，既要保证疗效，又要保护自

216

己，这是必须的。我们应该注意在保证医疗安全的基础上，设法提高临床疗效。最根本的还是像黄教授说的取得患者的信任，"信任是最重要的"。如果病人根本就不信任你，你千万没有必要为他冒任何风险。比如明知道炒葶苈子要30g以上才会有疗效，但是对于我的病人，常常开始是先用15g，除非这个病人已经对我很信任了，我才会用30g。临床开方如履薄冰、如临深渊。当大夫真的是很不容易！

姜苗：我觉得要做到比较放心的境界的话，可以学习李东垣，在辨证准确的前提下用量极小但疗效极好，这就是四两拨千斤的功夫。

赵进喜：所以说，刚才还漏掉了一条，就是大家一致强调的辨证论治。有这个病，用药对证的话，药物的毒副作用就会小；如果不对证，则会病情加重。总的来说还是要回归中医思路、中医原创临床思维。这次的讨论就到这里吧，下次大家讨论成方的应用。

结语：毒药是中医治疗重症、危症与疑难病症的有力武器，但目前受到冷落，严重影响着中医临床疗效的提高。如何安全有效运用毒药，已成为迫切需要解决的问题。古今医家均围绕"增效减毒"的问题，从炮制、剂量、配伍、服用方法等各个方面进行诸多探索，形成了许多切实可行的有效经验，为我们如何在安全的基础上提高临床疗效提供了诸多有益的借鉴。在此我们强调，必须回归中医临床思维，只有通过读经典、拜名师、重视辨证论治，明辨病因、病机；结合现代药理研究，准确把握药量，注意炮制、配伍；重视医患沟通，胆大心细，才能学好应用毒药治病的经验。

（整理者：赵翘楚、倪博然、尹笑玉）

十、方以载道，弘扬中医学术；用好成方，提高临床疗效

——如何用好古人成方以提高临床疗效

引言：方剂学在中医学科体系中居于特殊重要地位，面对当今普遍强调辨证论治许多人喜欢自拟方的现实，成方的临床价值被医生忽略。如何认识成方在中医学术传承中的重要价值？如何学习成方，掌握成方特定的适应证，以提高临床疗效？本次铿锵中医行将围绕此话题展开探讨。

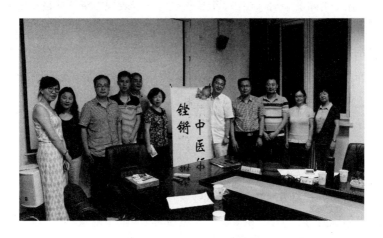

本期主要嘉宾：赵进喜 陈明 王玉光 杜宏波 杨承芝 牟新

赵进喜：今天我们的主题是如何用好成方提高临床疗效。中医学的学科体系里最有特色的实际上就两样，一个是诊断学中的脉诊，另一个就是方剂学。所以学好方剂对提高临床疗效非常重要。西医也有制剂，但西医没有真正的方剂学，而中医的方剂学是非常有成就的。大家所以都尊称张仲景为医圣，重要原因之一就是因为《伤寒杂病论》为方书之祖。仲景之前虽然已经有了《五十二病方》《武威汉代医简》，但是其中的方剂还很不成熟。而《伤寒杂病论》之后，中医方剂学开始进入飞跃式的发展。可以说，中医复方方剂，也就是成方的普遍应用，是中医理论体系形成的重要标志。

曾经有人问我什么叫中医学得好？什么叫临床水平高？我的看法是：医生能够熟练掌握、有把握灵活应用的方剂越多，临床水平就越高，这中间当然包括肖相如教授所说的"特异性方证"。其实，不管是经方还是时方，医生掌握的特异性方证越多，临床疗效就越好。至于什么叫掌握？我们说，掌握一个方剂，意味着你不仅应该知道这个方剂的应用指征和实际效用，还要能够灵活应用。比如说柴胡桂枝汤，很多疾病都可以表现为柴胡桂枝汤证，诸如外感病、风湿病、消化系统疾病等，柴胡桂枝汤证的病机为外有表邪、内有郁热，病人常表现为发热、恶寒、肢节疼痛、口苦、咽干，腹证特点为心下支结，或支撑两胁，当病人具备该病机特点或者证候特点，你可以辨出用柴胡桂枝汤，并且能把握好具体的药物剂量、相关加减，而且对服药后的反应、疗效，都能做到心中有数，就说明你已经掌握了这个方剂。

陈明：赵教授解释得非常好，成方就是已经修炼成的方子。譬如说经方，历经1800多年，生命力依然旺盛，至今仍然非常好用。而现在人们缺乏对于成方的重视，很多医生开方毫无章法，头痛医头，脚痛医脚。我曾亲眼见过一个大夫，病人说头痛，就开上川芎、羌活、独活、细辛、白芷、蔓荆子、白蒺藜、葛根等；病人说胃不舒服，又开上党参、白术、黄芪、木香、砂仁、陈皮、半夏、白豆蔻等；病人说腰痛，又加了杜仲、续断、牛膝、菟丝子、川断、桑寄生、狗脊等。结果一个方子开得特别大，都想象不到那是人吃的药，疗效也特别差。所以我们提倡学习以经方为代表的成方，因为经方很精当。以桂枝汤为例，桂枝是助卫的，芍药是养营的，而且是1∶1的比例，主药确定以后，甘草与桂枝、生姜，辛甘化阳，甘草、大枣与芍药酸甘化阴。一张桂枝汤五味药，至少可以组合成6个组，桂枝、芍药一组，生姜、大枣、甘草一组，桂枝、生姜一组，芍药、大枣一组，桂枝、生姜、甘草一组，芍药、大枣、甘草一组，平衡中正，绝妙配伍。正因为配伍精当，所以经方能够久经考验。

但是经方也是在中医理论的指导下组方的。如果没有理论，我们就像盲人夜行。很多中医理论虽然朴素，但是很有哲理。所以我们一定要重视理论的学习，进一步提高成方的应用能力。譬如《黄帝内经》指出：平旦至日中，天之阳，阳中之阳也。日中至黄昏，天之阳，阳中之阴也。合夜至鸡鸣，天之阴，阴中之阴也。鸡鸣至平旦，天之阴，阴中之阳也。这说的就是一天之中的阴阳变化，早上6点、中午12点、傍晚6点、夜里0点都是阴阳变化的节点，尤其是子午时，这是阴阳交接的关键时候，午时是阳气达到顶点，阴气就开始增长，0点阴气达到顶点，阳气开始生发。如果在这些交接点的时候出现了问题，就会出现阴阳失衡。临床上有固定发作时间的一些病，就可能是阴阳交接失调导致的。岳美中先生有过一个漂亮的医案：一个10岁的女孩被父亲抱持而来，伏在父亲肩膀睡着了，四肢软瘫，毫无知觉。她父亲陈述孩子的病已经持续3天，每到上午午时、夜半子时上下就出现这种症状，叫也叫不醒，但过1小时就会醒来。请了一些医生过来，但医生也不知道这是什么病，未予任何针药。岳老看到这样的症状，也感觉很茫然，认为是奇症。于是深入思考，认为子时是一阳生之际，午时是一阴生之际，子午两时正是阴阳交替的时候，而这个女孩在这两个时辰出现痴迷及四肢不收的病象，则治疗应当于此着眼。但又苦于没有这样的方剂，后来灵机一动，想到小柴胡汤是调和阴阳之方剂，所以开了两剂小柴胡汤。没想到2天以后那位父亲过来说病已经霍然如失。实际上这是一种厥证。凡厥者，阴阳气不相顺接便为厥，意思是一切厥证的病机皆为阴阳气不相顺接，包括寒厥、热厥、水厥、煎厥、薄厥等，昏厥也是阴阳气不相顺接，这个小孩出现的无故昏厥就是阴阳气不相顺接的表现。而小柴胡汤的证候特点就有休作有时。此外，少阳为枢，主司阴阳气顺接，小柴胡汤可以治疗少阳枢机不利，所以治疗该病能效如桴鼓。

这个医案给了我很大的启发，临床中有很多疾病是定时发作的，譬如半夜磨牙，一到12点就开始磨牙，该如何考虑？足阳明胃经过上牙，手阳明大肠经过下牙，半夜磨牙可能是阳明有热，但是为什么定时发作？是否也跟枢机不利有关系？在清热的同时合上小柴胡汤是否更好？很多过敏性疾病也是季节性发作，曾治一个病人，一到桃树开花的时候就发热，桃花一谢就好了，因为他伴随舌苔厚，我认为有邪伏膜原，就选择小柴胡汤合达原饮。这就是用中医的思维辨证，实际上打开了思路，子午是一天中阴阳的交接点，而二至是一年中阴阳的交接点，夏至一阴生，冬至一阳生，小柴胡汤可以用于调节一天的阴阳失调，也可以用于调节一年的阴阳失调。

《素问·生气通天论》还讲了："凡阴阳之要，阳密乃固。"意思就是要维持阴阳的平衡，阳气的固密很重要。古人把阳气比作天上的太阳，认为"失其所则折寿而不彰"。在临床上，大凡是阴津丢失的病，治疗应当固阳。例如《伤寒论》里治疗太阳病漏汗不止用的就是桂枝加附子汤；还有像四逆汤，它治的都是大汗出、大下利、小便复利、吐利并作等津液丢失的疾病，这些都是用温阳法来固护阴液。实际上，阳不仅能够固阴，也能够生阴，阴津严重缺乏的时候，我们可以用阳生阴。譬如说治疗再生障碍性贫血，我就用四逆汤加上肉桂、淫羊藿等温阳药，增加生化的力量，血色素能够稳定升高。当一方少的时候就要想到另一方，阴阳是平衡的。

我再给大家举一个例子，肝味酸，怎么应用这个朴素的理论？既然这个酸味出于肝，当身体出现"酸"类的异常证候，就该想到肝。比如反流性食管炎，表现为烧心反酸，很多人可能会想到左金丸、乌贼骨、瓦楞子，而我通常使用天麻钩藤饮，用平肝清肝的药物。除了酸味，酸的感觉大都也与肝有关系，眼酸、腰酸、心酸，也需要治肝。我有一个学生找我看病，因为糖葫芦吃多了，发生了便血，我给他用痛泻要方和黄土汤，一剂便血就停了。其实在《黄帝内经》中有"味过于酸，肝气以津，脾气乃绝"的说法，意思是酸味太过，肝气就太过，就容易克伐脾气，山楂吃多了就是味过于酸，导致肝木横逆克伐脾土，脾络受伤而出现便血，用痛泻要方柔肝健脾，用黄土汤健脾摄血，所以效果很好。这就是善于用中医思维辨证。

关于成方运用的第二个体会就是抓主症。印会河老师就提倡抓主症，看病最难的实际上是认准证。我们跟师学习，不是光学他的方子，更重要的是学习老师如何从众多的症状和疾病表现中一下抓到主症，选择一个方子。以小柴胡汤为例，小柴胡汤一共十大症，你要是等十大症悉俱的话，可能一辈子也用不了小柴胡汤，所以《伤寒论》讲"但见一症便是，不必悉具"。所谓"一症"意思就是核心症状，口苦算一个。古人认为口苦和胆关系非常密切，因为胆有热，蒸腾胆汁上溢出现口苦，小柴胡汤可以清胆热，所以见到口苦就可以用小柴胡汤。第二个是往来寒热。往来寒热是少阳病独有的热型，少阳为枢，所以会表现为一会儿寒一会儿热。第三个症状就是胸胁苦满。胸胁部就是少阳经循行的地方，少阳经气不舒就可以出现胸胁苦满。还有很多病人病情特别复杂，浑身上下都是毛病，让人难以抓到要点。刘渡舟老师曾说过：但凡疾病的症状特别复杂、不稳定、广泛，就像《伤寒论》中的或然症一样，就要想到《伤寒论》中小青龙汤、四逆散、小柴胡汤、真武汤及通脉四逆汤这五个带或然症的条文。或然症就说明症状的复杂及不稳定性，这5个条文可以分3类，小青龙汤和真武汤是水饮内停，小柴胡汤及四逆散是气机失调，通脉四逆汤是阴阳格拒。反过来想，当症状复杂的时候，是不是就多水饮、多气机失调、多阴阳格拒呢？我曾治过一个症状特别复杂的病人，他拿了一张纸写满了症状和疾病，我怎么治呢？就是抓主症。给他用了柴胡桂枝汤，用小柴胡汤调节少阳枢机，用桂枝汤调和营卫，把两个以和为贵的方子放在一块，吃完7剂就好转了很多。

第三个体会就是抓病机。抓不住病机很难开出药。病机应从证候里面找。我以前看过一个肝硬化的病人，长期拉肚子，必须吃滚烫的食物，吃一点凉的就觉得很难受，绝对是太阴虚寒，还伴有口苦、烦躁、失眠、舌红苔黄，典型的胆热脾寒，我用柴胡桂枝干姜汤，非常好用，一共才7味药物。他吃了2个多月以后，感觉非常舒服，B超显示肝硬化有逆转。

赵进喜： 我某次参加会诊一例肝硬化合并结肠炎的病人，表现为口苦、咽干、腹痛、怕凉、拉肚子，也是一个典型的柴胡桂枝干姜汤证。还有很多糖尿病合并胃轻瘫或者胃肠病变的病人也常表现为柴胡桂枝干姜汤证。关于运用成方，胡希恕教授强调辨方证是辨证论治的尖端。刘渡舟老师认为抓主症是辨证的关键，因为主症反映了疾病的基本病变，是最可靠的临床依据。有人针对成方具有一方多病、一方多证的特点，提出方机的概念，倡导抓住某种特定病机运用成方。其实辨方证、抓主症、抓方机的思路，都有助于我们用好成方。

杜宏波：经方是成方的重要组成部分，麻黄汤、桂枝汤等，经方结构完美，配伍经典，堪称典范。成方是一个范例，对应一种疾病和证候的模型，方子相对来说是比较固定。但是方子后面的理法是灵活性的东西，掌握了理法，慢慢才能做到用成方而不执于成方。

赵进喜：徐灵胎说：一病必有主方，一方必有主药，意思就是一种疾病必然有一个对应的主方。如果抛弃成方不用，动辄空讲辨证论治，漫无边际，抓不住重心，必然会降低临床疗效。对于那些疗效确切的专病专方，必须引起高度重视。并非所有疾病都需要我们从头到脚自己辨证一番，很多疾病的治疗古人早已立下准绳，成方本就是古人针对具体问题经过无数次实践总结出来的精华。如果不吸取古人的智慧，什么病都要自己辨证组方，是非常不可取的。我刚到东直门医院的时候，曾主管过一个尿毒症合并心衰的小孩，那时候透析还不普遍，该病人之前一直吃着一个院外大夫的处方，这个方子非常大，药物组成也很全面，益气、温阳、养血、化痰、利水、泄浊的药物全都有了。要是看这位医生的辨证思路，其实也没有错，气虚、阳虚、阴虚、血虚、气滞、痰湿、水饮、浊毒这些证候确实是存在的。但是服药以后病人的情况仍然特别差，表现为心烦、恶心、呕吐、腹痛、腹泻，一天

225

拉几十次，心衰表现也很严重。等到我开方子的时候，我就考虑这是个黄连汤证，《伤寒论》指出："伤寒，胸上有热，胃中有邪气，腹中痛，欲呕吐者，黄连汤主之。"我就在黄连汤的基础上加了大黄泄浊毒，加了葶苈子纠正心衰。结果病人吃药以后，当时肚子就热了，当天腹泻减少到三四次，心衰很快就得到了纠正。通过这个案例我意识到了抓主症的重要性，病人已经具备了黄连汤"腹中痛，欲呕吐"的典型症状，这时候就应该重视抓主症。

刘渡舟老师曾经有过一个病例，这个病人最初因为冬天在小溪边洗衣服，自觉寒气刺骨，此后便发现手臂肿痛，沉重酸楚无力，难于抬举。刘老观察她的形体较为盛壮，脉来浮弦，舌质红绛，苔白，就辨证为水寒之邪郁遏阳气，以致津液不得流畅，形成气滞水凝的"溢饮"证，当时给她开的大青龙汤，让她温覆取汗，结果吃了以后一汗而解，胳膊肿痛也消失了。《金匮要略》说："饮水流行，归于四肢，当汗出而不汗出，身体疼重，谓之溢饮""病溢饮者，当发其汗，大青龙汤主之。"这个病人既有身体疼重的主症，又有饮邪化热的病机，刘老据此应用大青龙汤，故能出奇制胜。

成方包括经方、时方、验方等内容，虽然皆为成方，但对于临床的意义并不完全一样。成方大致可以分为两类，一类适合于抓主症、辨方证，比如大多数经方以及后世一些特别经典的方剂，诸如三仁汤、达原饮、升降散、补中益气汤、升阳益胃汤、少腹逐瘀汤、血府逐瘀汤等。还有一类适合于辨证论治，这类方剂并无明确的主治病症，譬如说四物汤、四君子汤、六味地黄丸、二陈汤等，很难上升到辨方证的高度，可作为随方加减的药物，很类似于上世纪末有专家提出的"方元"。譬如说气虚就开党参、白术、黄芪，血虚就开当归、芍药、阿胶，但我个人不太提倡"方元"的治病思路。

鲁迅在他年轻的时候曾经评价《验方新编》，说《验方新编》用尽验方都不验，因为他曾经试验了其中的好多处方都没效果。但实际上并不是方子不好，而是他不会用。后来有一次他用里面的乌鸡白凤丸治好了他爱人的崩漏，从此就把乌鸡白凤丸推荐给很多文化界的朋友，效果都很好。这就是说验方是经得起时间考验的。我经常用《验方新编》里的四神煎治疗类风湿性关节炎表现为气阴两虚的，四神煎的组成为黄芪、远志、牛膝、石斛，效果特别好。我念博士期间曾经治疗昌平桃峪口的一个年轻小伙子，他是强直性脊柱炎累及髋关节，贫血很明显，生活不能自理，他在某医院都住了40多天了症状也没有改善，第一次来找我看的时候是他妈用自行车推过来的。他的舌象是舌红少苔，脉象比较细，我一下就想到了四神煎，结果用上以后1个星期病人症状就改善了，1个月以后他竟然能冒雨从桃峪口跑到医院看病了。

此外要注意，不要把辨方证与灵活加减对立起来，否则面对复杂的病情很难解决问题。我上本科的时候经常看《施今墨医案》，一开始感觉施老的方子很乱，但是随着阅历的增加，越来越觉得施老的医案很有价值。虽然方子大了点，但仔细一看没有一味药是随便乱用的，人家是方中有方、方中套方、大而不乱。比方说他开了一个治喘的方，仔细一看，麻杏石甘汤的主要组成在里头了，旋覆代赭汤的主要成分在里头了，三子养亲汤的精神在里头了，二陈汤的精神在里头了，金水六君煎的精髓在里头了，桔梗甘草汤在里头了，其实他已经把经方、时方都熔于一炉了，运用之妙，存乎一心。实际上复杂的病自然需要用复杂的方，如张仲景的柴胡桂枝汤、桂枝人参汤不都是合方吗？现在接触的病人越来越复杂，病情越来越重，我开方也经常用十几味药，经常会用合方，强调在辨体质、辨病的基础上进行辨方证、选效药，并把辨方证放到最中心的位置，在辨方证的基础上结合体质、疾病、症状、辅助检查等内容加减用药，这样就可做到有方有药。有些人认为经方不能加减，把成方变成了死方，我不同意这样的观点。

王玉光：我跟过几个临床大家，越来越感到学习成方、应用成方是年轻大夫提高疗效的关键方法。孙思邈曾说："读方三年，便谓天下无病可治，治病三年，方知天下无方可用"，他在讲什么？讲的就是医生之病病方少，孙思邈的《备急千金要方》《千金翼方》都以录方为主，理论很少。到目前为止古人留给我们很多方书，像《证治准绳》《圣济总录》《普济方》都记载着数以万计的方药，这些方子都是历代医家在中医理论指导下，从临床实践中抽提出来的经验，是我们后人取之不尽、用之不竭的宝藏。

刚才赵老师也说了，经方是成方最重要的组成部分，是理论与实践的结晶。以厚朴三物汤、小承气汤、厚朴大黄汤为例，三方用药完全一样，仅仅是剂量不同，功效主治就截然不同，作用的靶点也不相同。厚朴三物汤的"痛而闭"实际上是肠梗阻，病位在腹部，而支饮胸满应该是呼吸系统的疾病，作用靶点在胸部。但是为什么这三味药的药量不同，它的主治病证就变化了呢？单纯用理论很难解释。所以说很多方药都是在理论与临床经验相互总结后诞生的。所以在使用成方过程中，不能仅停留在理论上，一定要结合实践加以思考。

再谈专病专方。学专病专方可以迅速提高临床疗效。裘沛然教授早年行医时，处方讲究丝丝入扣，认为《千金要方》中的方剂杂乱无章、奇崛诡异，并无可取之处。后来更事渐多，偶尔用了其中一些经验，发现其中的一些看似费解的大方竟有奇效。于是他在年近古稀开始钻研《备急千金要方》和《千金翼方》，最终认为孙思邈记载的方剂具有卓越的临床价值。

东直门医院的宋孝志老师从小就熟读《备急千金要方》《千金翼方》和《外台秘要》，周平安老师跟他学习的时候，老先生开的都是这几本书的方，信手拈来，很多方子别人根本就不认识，但是效果常常很好。后来宋孝志老师传给周老师几首"三两三"，包括芪银三两三、首风三两三、疮疡三两三、跌打三两三等。其实，此"三两三"最初是一些民间验方，现在周老已经将芪银三两三的主治病证扩大至几十种。可见，善于学习验方也能够取得佳效。

方剂之所以传世，是因为每一首方剂都具有独特的主治病证。我们怎么去从古代的十几万首方药中探骊得珠？如何通过读古人的书提高临床疗效？我的体会就是，学习方剂学最重要的就是能抓住方剂的用药指征。如何通过古人描述的方药、主要症状、加减法，把握方剂的用药指征？这需要具备深厚的理论功底和丰富的实践经验，再结合长期的思考和积累，才能抓住用方要旨。

举个例子，今年北京从六月份到现在什么特点？天暑下迫，地湿上蒸，雨水每天都有。我们如果认认真真读东垣的书，看一下东垣的清暑益气汤是怎么说的呢？长夏湿热炎蒸，四肢困倦，精神减少，胸满气促，身热心烦，口渴恶食，自汗身重，肢体疼痛，小便赤涩，大便溏黄而脉虚者。去临床看看，现在符合这个的有多少人？比比皆是。上边头晕、胸痞闷、气短，中间是厌食、腹胀，下边是大便溏、小便短涩。于是我发现东垣所说的正是在这样一种气候下，很多人会表现为这个方证。在这种情况下运用清暑益气汤，无疑是深得古人之心。所以学古方要去看它的原文，需要明白制方人的思想体系，方能更好地理解理论指导下的方证。

古人的成方肯定有特殊的适应证。怎样让古人丰富的临床实践与现代的疑难病对话，用古方治今病？其实那些著名的中医，都有自己传承古方的独特办法。譬如说我跟河南李发枝教授学过一首清燥汤，这首方剂出自《脾胃论》，李老原来治疗脊髓病变和腰椎病变没有很好的办法，尤其是对于脊髓病变导致行走无力的更是无可奈何，所以李老一有时间就翻方书，看看古人有没有这方面的记载。后来他看到一个方证：湿热成痿，腰以下痿软，行走不正，或瘫痪不能动，两足欹侧。老先生就查，什么叫欹侧？其实意思就是俩腿交叉走，歪歪斜斜的，老先生一眼认出这说的就是脊髓病变。再比如说我们在学习《金匮要略》的时候，狐惑病篇提到一个表现叫"目赤如鸠眼"，大家知道什么是鸠眼吗？鸠眼的特点是什么呢？目赤是什么病呢？李老就去动物园看斑鸠的眼睛，发现斑鸠的眼睛是巩膜全红，巩膜红赤实际就是巩膜炎。急性的巩膜炎最常见于风湿病。李老联系狐惑病既有口腔溃疡，又有目赤如鸠眼，就把甘草泻心汤用于风湿病既有目赤又有口腔溃疡的病人身上，效果相当好。所以，只要肯用心学习，定能从古人那里传承更多的宝贵经验，用于解决复杂的临床难题。

还有，大家比较一下清燥汤和清暑益气汤，清暑益气汤是15味药，清燥汤是18味药，方药组成非常相似，主治证却截然不同，为什么？《脾胃论》的补脾胃泻阴火升阳汤、补中益气汤、黄芪人参汤、升阳益胃汤、益气聪明汤等近30首补气升阳方剂，药物组成几乎是一样的，但是主治证截然不同，为什么？就是涉及东垣的理论体系及制方特点。你如果不理解东垣理论和临床思维过程，就难以把握他的方药。再比如说景岳的新方八阵和古方八阵，大家看看散阵，散阵从前到后有30多首方子都是用于散外邪，那他怎么去组散法？再看看补阵，右归丸、左归丸全在里面，看了就会发现里面的药物组成太相似了，但是主治证截然不同，道理在哪里？如果不懂景岳的制方理论，就很难学会用他的方子。我们要重视古人的理论体系，从理论体系的角度去理解古人的成方，可以更好地从那些丰富的宝藏中获取我们需要的东西，以提高临床疗效！

赵进喜：王老师无私地分享了他的经验，重点强调了两个方面。一个是方剂的形成是中医理论和经验高度提升的结果。比如看吴又可《瘟疫论》治疗杂气，创制了达原饮；杨栗山《伤寒瘟疫条辨》创制了升降散；李东垣的理论虽然很复杂，仅阴火的概念就使得后世医家争论不休，但是因为有了补中益气汤、升阳益胃汤等方剂，大家才从实用的角度理解了东垣理论的实用价值；王清任的《医林改错》虽然有很多内容说错了，但是他的五个逐瘀汤、黄芪赤风汤、龙马自来丹、癫狂梦醒汤确实疗效非凡。方剂是理论的载体和体现，如果没有这些方剂，学术思想就无法落地。一定程度来讲，方剂是中医学术发展、中医理论创新的最高体现。所以每个人都格外重视处方的学习。很多民间中医对于自己的方剂守口如瓶、讳莫如深，都自称专利、秘方，就是因为方剂太宝贵，不可轻易示人。方是理论和经验的高度提升。理论升华到最后，就体现在处方上。所以值得认真学习。

刚才王老师强调，要想理解这个方，得去学习古人的理论体系。其实，光道听途说，或者看看课本，是远远不够的。譬如说李东垣的阴火理论到底是什么意思？只有把原书的精神吃透，才能更好地用东垣方。其实不管是抓主症也好，辨方证也好，说来说去就是王教授总结的这四个字——用方指征，也就是知道遇到什么情况用这个方，这才是最重要的。要想掌握用药指征，就要看原书，如此才能理解古人治病思想的精髓。

我早年用清解郁热、透达膜原治法治疗乙脑高热1例，取得了成功。患者是个小女孩，住在河北省肥乡县，高热3日不退，体温波动在38.1～40.5℃，发热24小时就出现了神昏惊厥危证，西医诊断为"乙型脑炎"，用支持治疗配合中药"醒脑静注射液"静点无效，急告病危，请我去会诊。当时患者神昏不知人，口噤，肢体抽搐不安，连脉都没法摸，喘促躁烦，口唇紫暗，家长都已经准备放弃了。我用筷子把她的嘴撬开后，看到她舌苔是特别典型的积粉苔，据此辨证为暑温夹湿，邪伏膜原，湿蒙清窍，热急动风，选用柴胡达原饮加忍冬藤、丝瓜络。开了5服，结果只吃了一服药，体温就降至38℃以下；三服药过后，体温就降至正常，神志就清楚了，抽搐也没有了；后来用养阴药物配合西药"脑活素"静点调治了1个多月，小孩的智力、视力、听力、肢体运动等都没有留下任何后遗症，这个孩子现在都结婚生子了。最有意思的是，过后他们家老母猪也发高烧了，用氨苄青霉素也没有退烧，他们家人就把小女孩剩下的两幅药给猪吃了，结果老母猪烧也退了。我当时也特别惊叹！谁说中医的经验经不起重复？实践证明，无论是经方还是时方，掌握了用药指征都能达到很好的效果。

我在邯郸地区医院当住院医师的时候，经常会诊产科病人，好多病人需要回奶，我用炒麦芽治效果不好，再加大量还是没效，后来有一个跟郭志强教授学过的杨晓红大夫告诉我郭老常用免怀汤回乳，效果不错。该方组成就是当归、红花、牛膝和椒目。后来我就试着用这个方回乳，用了以后果真是应手而效。好多奶水憋得受不了，当天吃完第二天乳房就松了，而且屡用屡验。但是我还是不知道如何用中医理论解释。我在通乳治疗的时候，也是使用穿山甲、王不留行、当归、川芎、桃仁、红花等活血化瘀药物，为啥这里用当归、红花、牛膝就成了回乳药了呢？后来我来到咱们大学博士毕业后留到东直门医院，在急诊待了一年，正好郭志强的研究生刘艳霞大夫也转科转到急诊，我就问她免怀汤为什么效果那么好？刘艳霞大夫说：这还不简单，就是引气血下行啊！真是一语点醒梦中人！我一下明白了，免怀散里面的椒目、牛膝都是引气血下行药物，气血下行乳汁自然减少，这跟补中益气汤治疗尿频一个道理。实际上并不是这个处方没道理，而是我没有理解其中的道理。后来我又体会到，妇女产后常有便秘，但是治疗产后便秘不能轻易用泻药，因为大黄、番泻叶之类的泻药都有下行的作用，就有可能导致奶水变少，这从另一个角度说明了重视气机的重要性。免怀散回乳与气机下行关系密切，后来我还真发现有人用免怀散加川芎、番泻叶等药物回乳。所以说，很多成方虽然难以解释，但是不能据此否定方剂的效果。但是，如果有可能，还是要尽量探求其有效背后的机理。

牟新：我也说一说自己的体会。首先一点感觉就是随着环境、气候、饮食结构、生活方式的改变，现在的疾病谱与古代不同，人的体质特点也发生了变化，很多疾病治疗起来也要改变思路。譬如说消渴病，以前认为消渴病的病机是阴虚燥热，或者说气阴两虚，但在实际临床中观察，表现为胃肠结热、湿热的患者更为多见。所以说，随着疾病谱及其临床特点的改变，选方用药也应当与时俱进。

其次，关于方剂学的学习，要善于掌握方剂背后的医理。比如说，在呼吸系统疾病里，肺的升和降是一阴一阳，相应地，很多成方就会着眼于肺脏的升降，诸如麻黄汤里的麻黄和杏仁，止嗽散里面的桔梗和白前，都是一升一降，这样就照顾到了肺脏的宣发和肃降。在消化系统疾病中，脾胃的升降是一阴一阳，我个人认为治疗脾胃疾病最有特色的代表方就是苏叶黄连汤，苏叶、黄连寒热并用、升降同用，非常典型。此外，在中医治疗肝脏疾病中，肝体和肝用是一阴一阳，很多方剂都照顾到了肝脏的体用，诸如柴胡疏肝散、逍遥散、一贯煎等。总体而论，人体的气血也是一阴一阳，最能体现这组阴阳特点的方剂就是血府逐瘀汤，血府逐瘀汤的组成是四逆散合桃红四物汤加桔梗、牛膝，既照顾到了气血，又照顾到了升降，所以适应证很广泛。看《医林改错》原书就可以发现，血府逐瘀汤的适应证多达19个，包括头痛日久、胸痛、天亮汗出、灯笼热、闷瞀、呃逆、饮水呛咳、小儿夜啼、心跳心慌、干呕、晚发一阵热等，正因为血府逐瘀汤的组方精当，才能解决众多的问题。所以说成方的学习要善于把握组方的原理，更有助于我们提高临床疗效。

赵进喜：牟新博士把怎么学习方剂讲了。方剂的学习一般都强调背方歌，我强调在理解的基础上记忆，提倡创造性学习。我学习方剂曾仿照着《长沙方歌括》编过好多方歌，在编方歌的过程当中，我也把这个方剂的适应证、药物组成和剂量、煎服方法都记住了，所以我提倡创造性学习。要是专门去背方歌，也许能记住组成，但是还有很多细节会被忽略，背了半天也不会用。现在有很多方剂的记忆方法，其实那都是没用的。学中医是个苦功夫，没有任何投机取巧的机会。你要想着真学好，就非下苦功夫不可。光去背个方歌就想掌握这个方子的应用，哪有这么简单！

若要真正掌握成方的应用，就得看原书，以了解这个方到底是怎么确立的？到底治什么病？用方指征到底是什么？

但是学方剂也不是一点儿技巧都没有。我比较强调"祖方"的学习，就像四物汤、四君子汤、四逆散、二陈汤、桂枝汤、小柴胡汤、理中汤等方剂就是"祖方"的范畴。其他方剂都是在祖方的基础上变化而来，诸如桂枝汤类方、麻黄汤类方、柴胡汤类方、二陈汤类方等。先掌握祖方，再学习类方，就可以提高效率。以二陈汤类方为例，历代医家以二陈汤为底方，针对临床不同疾病创制出几百首类方，诸如导痰汤、温胆汤、半夏白术天麻汤、金水六君煎、芩连二陈汤、芎归二陈汤等。通过祖方和类方的学习，你就会明白后世很多方剂的组方过程，知道了为什么创制这个方剂时做这些加减，就会对其类方的适应证更加了解，这样的学习方法更具有临床实用的价值。

此外就是注重"方眼"的学习。在一些经典方剂中常有"方眼"的存在，某一味两味药物在方剂中的用量虽然不大，常常不是主药，但是往往有画龙点睛的效果，所以作用不可忽视，这些药物就是"方眼"。譬如说十枣汤中的十枣、炙甘草汤中的炙甘草、一贯煎中的川楝子、银翘散中的荆芥与豆豉、归脾汤中的木香、苏子降气汤中的肉桂、复元活血汤中的天花粉，等等。"方眼"就是方剂中最有特色的那一味药或两味药，方剂中的其他药物可以选择功效类似的药物替代，但是如果没有了"方眼"这味画龙点睛的药，就大失特色。最有特色的东西是需要你掌握的，就好像三两三里头那个三分的药物一样，你把那些特殊用药记住了，那些典型的配伍就更不在话下了。所以，我强调学成方要下苦功夫，同时也提倡创造性学习，提倡在实践中学习，在"祖方"的基础上学类方，重视"方眼"的学习。

杨承芝：我跟随周平安老师抄方的时候，对两个处方记忆很深刻，一个是芪银三两三，周老用芪银三两三治疗多种疾病。某次我问他痴呆是不是也能用这个方？周老说只要辨证准确就可以。实际上中医对于痴呆的治疗主要有两个方面，一是补肾，另一个就是活血化痰，后来我就把芪银三两三用于治疗痴呆，效果也不错。另一个就是升陷汤，周老师曾用此方治疗一个40多岁的女性病人，该病人是逼尿肌无力合并膀胱过度活动症，尿频很严重。后来我就对大气下陷理论进行了深入的学习，明白了这确实是大气下陷的表现。

赵进喜：用成方时，不但方和药要用到，煎服法也非常重要。半夏泻心汤、柴胡汤，还有去滓再煎，一般说是取其调和之意。而抵当丸就是煮散，不可余药。所以为啥抵当丸实际上药力最大，因为抵当丸连着水蛭、虻虫、大黄、桃仁一块儿煮散，然后又全喝进去，它效果当然是最好的。

时间不早了。今天还是很有收获，提示大家交流一下还是非常不错的。总结一下，首先是大家都认为把成方学好对提高临床疗效还是非常有意义的。因为成方是中医学术发展的理论的高度结晶，它是中医学术经验的体现，是几千年来人类和疾病做斗争的经验总结、精华所在。所以学好成方肯定对提高临床疗效是非常有意义的。这是第一层意思。

第二层意思，对于成方你也不能仅仅背背成方就为止了，关键还要看成方背后的病机，要注意中医理论的学习，不能光背会几个成方就想看病，那能成大家吗？最多也就是医匠！你要理解它背后所存在的理论，它所体现出来的病机的特点，好多老师都提到要认真学习这个理论。

第三点，你要用好成方，必须抓主症、抓病机，尤其是王老师提出来的，叫掌握用方指征。虽然这个用方指征包括了主症、病机，舌脉、证候群等，许多内容都包括在里面，但我觉得用方指征这个提法提得也是非常好。至于怎么用成方？当然也包括我刚才提到的，你不能死用这个方，该加减还得加减。刚才咱们各位专家都说了，病情都在变化，体质也在改变，疾病也在改变，疾病谱也在改变，每一个病的特点也在改变，所以仅仅用成方，一个死方，肯定也是不合适的。除了要抓准病机以外，该变通还得变通，合方、加减都是可以的。还有一层意思就是不但要掌握方剂的药量，煎服法也很重要，这都是用方的技巧。

最后一点，是怎么学好方剂。学好成方，还是要下苦功夫，把它的理论源泉、产生成方的背景要搞清楚。当然，可以通过背方歌，总结类方和组方，还有我说的那个辨"方眼"，掌握这个方子，最终还是要掌握用方、用药、用量、适应证，这样才能真正把方剂学好，成为提高临床疗效的重要条件。至于参考书，有一本书叫《成方便读》，还有一本书叫《成方切用》，都是讲成方应用的，同学们可以看看。另外还有一本书我也觉得很值得推荐，是山东周凤梧教授写的《古今方药纵横》，也不错，周凤梧也是方剂学大师级的人物。还有咱们学科的老前辈焦树德教授的《方剂心得十讲》，该书理论与实际结合，特向各位推荐。

结语：方剂学是中医药学科体系中最有特色的学科，中医学术理论的最高表现形式往往就体现在一首或几首名方。古今名方既是来源于医家的实践经验，同时又是理论研究的结晶，弥足珍贵。我们需要在熟读经典、博览群方的基础上，充分领会成方的"用方指征"，用中医理论指导，抓主症、守病机，才能用好成方。熟读经典，多参明师，勤于思考，勤于临床，才能学习好成方，提高个人临床选方用药能力，最终提高临床疗效。

（整理者：王昀、刘鑫源、贺忠宁）

十一、提高悟性，重视中医思维；读书临证，加强素质培养

——如何提高个人悟性以提高临床疗效

引言："熟读经典勤临床，多拜名师悟性强"，是古往今来成为一位中医名家的必经之路。读经典是方法，拜名师是途径，勤临床是过程，而悟性强则是条件。本期"铿锵中医行"以"悟性"为主题，结合各位临床专家的学习经历、实践感悟，讨论何为中医悟性，如何提高个人悟性以提高临床疗效？以望为中医成才提供启迪与借鉴。

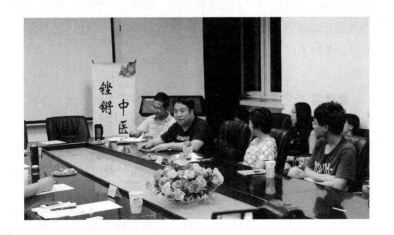

本期主要嘉宾：赵进喜　贾海忠　朱立　肖永华　庞博　王昀

赵进喜：经常讲中医成才要做到"熟读经典勤临床，多拜名师悟性强"，其中熟读经典是基础，拜名师和勤临床是过程，唯有悟性是对学习者个人素质的要求，可以说"悟性"在医生成才过程当中起着非常重要的作用。

生活中有很多人即所谓"中医黑"，非常反感中医，主要是无法接受中医的思维方式，这样的人可能就是缺乏对于中医的悟性。我在教学过程中也发现，很多特别聪明的孩子学习中医竟然比较困难，有的甚至都不能顺利毕业，这是为什么？我认为这是因为缺乏对中医学的领悟能力，所以入门就比较慢。中医学这门学科存在很多较为抽象的思维方式和特殊象思维方法，所以比较强调悟性。咱们今天的主题是如何提高自己的悟性，进而提高临床疗效？

王昀：首先，我觉得读经典、做临床是提高个人悟性的基础。如果没有这些基础，悟性就是无源之水。其次，我觉得很重要的一点是，一个具有良好人文素养的中医，通过在临床的磨练，性格是比较中正的，学术上也比较宽容，面对不同的学派和医家的不同观点，就会站在不同的立足点寻求其相对合理性，而不会轻易否定多种不同观点。

赵进喜：说得很好！所谓悟性，确实有天生的一面，著名画家徐悲鸿、刘海粟等人都曾经到西方的艺术殿堂留学，而齐白石就是一个木匠出身，但他的艺术成就一点也不比别人低，这就得益于他先天的艺术家潜质。西医刚传入中国的时候，伍连德、丁福宝、余云岫都是著名的西医，但他们对中医的看法也是不尽相同，有的人对中医比较包容，认为中医确实能解决临床问题，有的人则完全否认中医有效。譬如说余云岫，虽说此人的传统文化功底也很深厚，对于中医学也很有研究，甚至后来还写下了《中国古代疾病名候疏义》等中医书籍，但是当他把西医学的生理学与中医学的生理观一对照，就认为中医学是很不科学，最后竟然提出"废止中医案"。其实这样一种结论与医家自身的思维方式有很大关系。而这种思维方式既有先天的特点，又与其成长的环境、留学教育背景等多方面因素有关。

每个人都具有特定的思维方式和性格习惯，决定其适合做什么。现在有一些量表就是测试一个人适合的职业。譬如说一个人对数字一丝不苟，那他可能比较适合当数学家或者会计；另一个人神思飞扬，想象力丰富，那可能做个艺术家或者文学家比较合适。以唱京剧为例，如果一个人性格本来就比较刚猛，那是不是演个铜锤花脸更合适？如果一个人的性格比较温柔，那他演小生就更合适。所以说，因为每个人先天的材质不同，悟性就体现在不同的方面，有好的悟性是学好中医主要的一个方面。

第一届中医研究生班的开创是因为岳美中向中央领导上书，提议创办全国第一批中医高级研究班和研究生班，得到了李先念等中央领导的支持，从此才有了中医研究生教育。但当时大家都不知道研究生该怎么培养，一切都是摸着石头过河，条件十分艰苦，但就是在这种背景下培养出了很多名医，比如王琦、何绍奇等。第一批研究生班里的很多同学都不是中医科班，他们是因为真正喜欢中医，所以自学后来报考，经过很多的名老中医熏陶之后成为名家。反观现在的一些本科生，学医是因为遵从父母的意愿，究竟适不适合这个专业，对中医有没有悟性，其实并不清楚。学中医的初衷，直接会影响能不能学好。

肖永华：说到这儿，我想起今年去新加坡讲课的事，与大家分享一下。那个成教班一共有11个人，最年长的72岁。他们都是白天上班晚上来听课，特别辛苦，但是他们学习很认真。虽然说他们的基础都很差，但是他们的理解能力挺好。我觉得这可能是因为那些同学的社会阅历比较丰富，所以看问题比较灵活，领悟能力就比较强。所以说丰富的社会阅历也是中医悟性的一个基础。

此外，实践对悟性的提高也很重要。我之前上学的时候很会背方子，但是不会开方子，直到看了印会河的《中医内科新论》才逐渐把握了方剂的临床应用。譬如说身痛逐瘀汤，印老用于治疗痹证表现为疼痛游走不定者，可伴有麻痹不仁、心烦口渴、午后低烧等症状，若为类风湿性关节炎可以加乌蛇30g。经过在临床上的实践，我才逐渐领悟了这张方子的妙用，慢慢做到触类旁通。

吕仁和老师在选择学生的时候特别重视学生的思维。他用墨迹法进行考察，一张白纸中间滴一滴墨，然后中间对折一下，渗开之后让你看着这个墨迹阐述自己想到的东西，至少说5～10种。

赵进喜：这个题目是由瑞士精神科医生罗夏创造的，是著名的心理检测试验。吕老师这么考学生，是看学生思维的开放性，看看你是不是学中医的料，我现在考学生也用这一类方法。

贾海忠：这个跟知识毫不相关，但是相当重要。

朱立：谈谈个人观点与大家讨论，我认为理科生学中医可能相对而言难一些。

贾海忠：这个我反对！首先比如说我，数学特别好，恰恰相反，我最差的就是文科了，但是后来我在文科上下的功夫远远超过理科。

朱立：所以学中医文科也要好。我就举我大学班里的例子吧，我们班入学时候的前三名是三个学理科的男孩子，结果其中有两个学了一年就退学，重新参加高考了。还有一个一点都学不进去，但他本来就是残疾人，别的学校不会录取他，就没有退学，一直晃荡到毕业。所以我个人感觉，就学习中医而言，理科思维太强可能对学中医是个障碍。

第二点体会就是，学习中医确实对人的性格影响很大。因为中医思维里有哲学思想的存在，学哲学并不能直接指导开方子，但它对磨练心性、对人的修炼是有帮助的。

关于赵老师刚才说的学医初衷，其实我也是家人为了看病方便安排我去学医。刚开始学习的时候，我也是稀里糊涂地比较中西医这两套医学，譬如说我们讲到肾脏分泌 EPO 的时候，我想到了中医讲的肾主骨生髓，让我很吃惊，慢慢就对中医感兴趣了。后来跟河北中医学院薛方老师抄方，薛老师是西学中的，他喜欢用西医知识来解释中医。譬如说他用银翘散加生脉散、五苓散治疗一个风心病联合瓣膜病心衰的病人，效果不错，但他说这就是强心利尿抗感染，不讲这是益气养阴、清热解毒。譬如说他治疗肾炎蛋白尿的病人，用一组利水药如泽泻、茯苓等，再加上桑螵蛸、益智仁，要问他为什么这样用？他说肾的功能就是滤过然后重吸收。当时看到老师的疗效挺好，解释也能说得通，仿佛也是中西医结合的一种方法，我就慢慢关注中西医学如何汇通。毕业以后我在消化科工作，我们治疗胃食管返流运用理气通降、制酸止痛的思路，这实际上和西医的促动力、抑酸、护膜思路是一致的。我觉得能从中西医两种角度认识问题，也是需要悟性的。

贾海忠：咱们这次谈悟性，谈如何提高中医悟性，这个题目很难。首先说什么是悟性，"悟"字一边是"心"，另外一边是"我"，就是说当你能认识清楚自己的时候，就算是有悟性了，实际上悟性就是自我认识和认识自我和环境之间的关系的一种认识能力。悟性高就体现在能正确认识自己的形、气、神和环境的形、气、神以及二者之间的关系。如果说你连这个都没认识清楚，就不能算有很高的悟性。其实每个人都有一定的悟性，只是层次不同。悟的最高境界是空，就是你能够悟出来万法皆空，空是最不容易悟到的，甚至有很多高僧都悟不到。大家从《西游记》也可以看到，悟空是境界最高的，而猪八戒是最没有悟性的，见美女就走不了，见吃的就走不了。所以要叫八戒。因为他必须得戒，只有守戒才能够开悟。"空"到底是什么意思？这个困惑了我太长时间了，也就是在前年一次科室交班的时候，我往窗户外面一看，看到一个景象后立即就明白了。

关于朱老师提到的理科生好像悟性差，其实并非如此。当人们用现有的知识去衡量一个新东西的时候，正是最没有悟性的时候，这是正常的。这与见识少有关系，与理科思维没有关系。我刚上大学的时候，听到阴阳五行之类的概念也是一头雾水。感觉跟我现有的知识格格不入，很多同学都有类似体会。其实这就是少见多怪，以前从来没学过，突然开始学中医，有一种格格不入的感觉是很正常的。这时候就应该认识到我们知道的是极其有限的，而不知道的是非常多的，认识到这个真相的时候，才会建立起兴趣。那为什么学不进去我还要硬着头皮把它学下来呢？一个原因是老师说了——你们先记下来再说。第二个关键原因就是小的时候我家的邻居就是个老中医，在我们都没见过什么车的时候，就有很多大官开着吉普车到村里找他看病。因为这个老大夫看病好，所以我就知道中医看病好。至于我没学进去那是我的事，不是这门学问有问题。

那我是怎么学的呢？高中时候我们老师说过哲学是所有学问的灵魂，所以我就下决心大量阅读哲学书，把《中国哲学史》《西方哲学史》等书籍进行了详细研究。等我把哲学研究到一定深度和广度的时候，再去理解中医理论，几乎已经没有任何障碍。所以说如果想提高我们的悟性，真的需要一个非常好的哲学基础，这个跟知识没关系，哲学是智慧层面的。

首先你自我认识到自己很狭隘，在佛教里面叫"所知障"，你所知道的东西既是你进步的阶梯，也是你进步的障碍。知道这个以后，在看待一个问题的时候你就有了悟性。那就要时刻提醒自己——也许我这个想法是不对的。

中医和西医我们是同时学的，两种思维在脑子里打架，但是二者讲的又都是事实，都不是坐在那里空想的。所以我就先都学下来。至于做到中西医融会贯通，是需要一定悟性的。在学习的过程中，我慢慢寻找二者之间的联系，最后确实发现中西医之间毫不对立。我们真的应该看到二者统一的一面。现在看到更多的是它们对立的一面，这实际上不是有悟性的表现。

至于说提高中医的悟性，我觉得一定要学习中国传统思想文化。否则要想提高中医的悟性很难。如果给一段《内经》摆在面前，你讲不明白，还说你对中医的悟性很高，这个我真的不敢认同。悟性很高怎么连人家写出来的东西都不明白呢？我们学习生物化学的时候，那时候还没有分子生物学，还没想到基因有多么的重要，后来的研究说基因决定了生命的特征，这个观点一亮出来，我就认为一定是错误的。因为从中国哲学的观点来看，不可能有一个东西决定了所有的事物，这是绝不可能的。一定还有一个影响它本身的。结果没过多少年，表观遗传学就表明基因并不能唯一决定生物的性状。所以说有中国文化的积淀就容易建立全面的思维。

我们在临床上经常遇到高血压和低血压，血压高了降压，血压低了升压，这种思维方式就是一种对抗的思维，是非此即彼的思维。那如果病人血压一会儿很高一会儿很低怎么办？躺着量血压还很高，一站起来竟然晕倒了——体位性低血压，怎么治？这时候单纯的升压和降压都是不对的。实际上中医药解决这个血压又高又低是有办法的。我们在临床上观察发现，只要运用扶正的办法——补益气血，气血充足了血压就不容易忽高忽低。另外，这样矛盾的症状也会出现在气滞血瘀的病人身上，比方说他表现为上半身热下半身凉，那你说是给他吹电扇呢还是烤火炉呢？实际上理气血他就好了。所以说用中国的哲学思想来指导临床，解决这些问题一点障碍都没有。从这个角度来讲，我们中医的科学性和真理性实在是太高了。

所以说，如果没有一个较为深厚的中国传统文化底蕴，理解古人的思想和治法就会存在困难。要想真正提高学习中医的悟性，必须加强传统文化的修养。然后是中医经典的学习，而且要在实践中学习。因为你不在实践中学习，你就会觉得非此即彼的东西很多。实际上我们在临床上看到的大多数不是这样，非此即彼的反而是少数，错综复杂的是多数。在这种情况下，应用中医的理论去解决问题，你就会觉得效果很好。你自然就对中医产生了热爱，自然你就愿意去研究它，你的悟性在临床实践中自然就提高了。

你要是没有去经历的时候，就像肖老师要是没有用身痛逐瘀汤加乌梢蛇治疗痹证，可能你就停留在纸上谈兵的阶段。但是一旦你用完了，你就知道了，治了一个挺好，治了十个发现有五个不好，那五个不好是为啥？你细心去找就会发现原来有规律，原来身痛逐瘀汤只对这一类效果好，对另一类效果不好，你就悟出来了。所以说这个前提就是我知道这个可以治疗痹证，但是也要知道它不是能治疗所有的痹证。如果是那样的话，那就太简单了，一招就够了，不用再有什么新招了。所以永远都要知道，我们所学到的任何知识都是微不足道的。这样在做学问的时候就自然而然形成了一种谦虚的态度。你不知道的太多了就不能有傲气，你不傲人家就愿意教你了嘛！你要是傲气谁教你？所以说用悟性悟出了我们知之甚少，然后就形成了我们谦虚的态度，然后才有谦受益的结果。

具体到我们实际工作的时候，我们不但要有悟性去理解古人讲的东西，更重要的是研究实践中没有解决的问题怎么靠我们的悟性去解决。这里面就有两个方面需要理解。一个是发现问题，只要你知道自己所学的知识之外还有很多不知道的，你就可以去观察，就要仔细了。仔细了你就能发现，发现了你不就给这个学科增加了新的知识吗？再一个就是，我们要解决这个问题，我虽然发现了，规律找着了，但是没有可供选择的解决办法，这时候就要发明。那发明还是需要悟性，也不是说你发现了问题你就解决了问题。所以说，真正有悟性以后更重要的除了理解以外，就是发明，我觉得这就是悟性的具体运用。

朱立：还没说您在窗外看到了什么呢？

贾海忠：那天窗外的一个景象让我明白了这句话。窗外楼顶有一个很矮的墙，太阳照过来，楼顶上形成一个影子，那儿正好又落上一只喜鹊，呈现出喜鹊的影子，喜鹊一飞，那个喜鹊影就没了。我突然就明白了，"空"实际是讲的一个事物的存在状态。每个事物都不是独立的，比如这个影子，它是阳光与矮墙上的喜鹊相互作用形成的，缺少任何一个环节都不会有那个喜鹊影子，进一步说，任何一个似乎独立存在的事物其实都是依赖于多种关系的交集形成的，没有什么是真正单独存在的，也没有什么东西能够永久存在，这就是万物皆空。有人问我，人是不是独立存在的？其实人也是一个暂时性的存在。而且，人在和环境不停地进行物质交换，现在的你已经不是小时候的你，所以说人也是一种历史的存在。《金刚经》里说过："一切有为法，如梦幻泡影，如露亦如电，应作如是观"，梦、海市蜃楼的幻象、水泡、影子都是我们可以感受到的事物，但是我们无法拿出来。《金刚经》以此来举例告诉人们什么是"空"，而人们最容易犯的错误就是追求永恒。如果那样，你就会永远落空。只有认识到"空"以后，你才会看淡名利，才会潜心研究自己的东西，才能有所成就。一旦人们去争名逐利、沉迷于搞关系的时候，就无心学术了，这样自然进步不了。所以学习佛教理论之后，对我的临床有巨大的帮助。

肖永华：这还是哲学层面的事情。

贾海忠：肯定的，因为你的行动都是在思想支配下进行的。智慧是什么？就是你的思想能够符合物质世界客观的规律和法则，客观规律就是真理，思想与真理融为一体就是悟性的最高体现。很多人执着于自我、名利，这就南辕北辙了，所以什么都做不好。

赵进喜：以前有一句话"文是基础医是楼"，要是没有一个良好的文化基础，就很难盖成高楼大厦。学习医学一定要注重文化修养，京城四大名医萧龙友和施今墨最初都不是以医学为业的，但他们都有深厚的文化底蕴，萧龙友本来是清朝的拔贡，担任过多种公职，后来因故弃政从医。施今墨先生早年是同盟会成员，曾经参加过辛亥革命，进入民国之后有感于世事多艰，愈加推崇墨家思想，改名为施今墨，进入中医领域，推行兼爱，终生为业，最后位列四大名医，对后世影响很大。

文化修养当然包括哲学认识，中医学的阴阳学说就是我们最重要的哲学观。其实阴和阳是互根互用、相生相克的关系，所以阳生阴长，阳杀阴藏，阴阳是不能分割的，是高度统一的。中医讲"阴阳者，天地之道也，万物之纲纪，变化之父母，生杀之本始，神明之府也"，意为一切事物都有阴阳，一切过程当中都有阴阳，阴阳是一切事物发展的原始动力。辩证唯物论认为事物都有对立统一的两个方面，既统一又斗争，才能促进事物的发展，毛泽东解释为"时时有矛盾，事事有矛盾"。实际上中医学的哲学观就是一个非常完美的唯物论和辩证法思想。后人常把它说成是朴素的，似有贬低之意。

而且，中国传统医学和西医学也不是完全对立的。譬如说西医学治疗心衰的方法是"强心、利尿、扩血管"，《金匮要略》上讲支饮时说"膈间支饮，其人喘满，心下痞坚，面色黧黑，其脉沉紧，得之数十日，医吐下之不愈，木防己汤主之。"这不就是肺心病右心衰的表现吗？木防己汤里的木防己、石膏、人参、桂枝的作用，不就是强心、利尿、扩血管吗？"虚者即愈，实者三日复发，复与不愈者"就是说如果是急性的，很快就好了；如果是慢性右心衰的话，肝淤血已经很严重了，还会复发，复发了加茯苓、芒硝实际上就是降低血容量，降低前负荷。所以说古人的许多认识也是很深刻的，指导临床也是很有疗效的。

贾海忠：有很多人认为说朴素是对中国阴阳五行学说的贬低，其实是我们把朴素这个词理解错了，"朴素"是最好的！

"朴"是接近于真理，没有任何修饰的自然，返朴才能归真！而"素"就是实事求是，没有任何添加。《素问》的"素"就是这个意思。所以朴素就是接近真理、客观淳朴、实事求是的意思。说中医理论朴素就是说中医学理论是一个真理性的描述！

肖永华：但为什么我们都希望这套理论体系趋于成熟呢？

贾海忠：什么叫趋于成熟？成熟是某些知识狭隘的人订了一个标准，据此来评判别人是否成熟，其实中医的体系在两千年前就成熟了，都早熟了，还不成熟？

赵进喜：是的，我也经常说，《伤寒论》是一个朴素的临床实用之书，现在有很多人把《伤寒论》描述得神乎其神，使其脱离临床，真是可惜！

20多年前我刚到北中医的时候，吕仁和老师就提出糖尿病防治"二五八"方案，即糖尿病的治疗是两个目标——健康加长寿，五项指标——血糖、血脂、血压、体重加上临床症状，八项治疗措施——饮食治疗、适当运动、心态平衡、中医药治疗、口服降糖药治疗、胰岛素治疗、针灸按摩、导引气功，与后来循证医学强调的终点事件评价完全是一个意思。另外，在衡量指标里面，吕老不是只用血糖来评价，他认为血脂、血压与体重也都是非常重要的，这就是中医整体观的体现。血糖控制应该是：餐前5、6、7（mmol/L），餐后7、8、9（mmol/L）或餐后8、9、10（mmol/L），根据年龄等有所调整。体现了中医学"因人制宜""个体化"的精神。以前西医认为血糖降得越正常越好，结果现在发现这种观点是有问题的。美国的一项研究发现：血糖降得太低、太快反倒不利于并发症防治，甚至可因低血糖等诱发心血管事件增加，病死率提高。

　　贾海忠：这正是"悟性"的应用问题！比如高血压导致的中风，按照普通逻辑推理，血压越低脑出血的可能性越小，由此得出了一个结论，就是要降血压。可是没想到，血压过低脑梗的发生几率还会增加。糖尿病领域曾有人提出"强化降糖"的观点，刚提出我就感觉很诡异！结果没过几年，就不太提这个口号了，因为这样做增加了死亡率。如果说为了降血糖把命也丢了，为什么还要强化？所以说这就是一个没有悟性的表现！包括在心血管领域提出的"强化降脂"，我也不赞同。

　　朱立：这是医疗行业被药厂"绑架"的结果，药商开发新药要做这些临床试验，让那些专家帮他去宣传。就比如说我们消化病涉及幽门螺旋杆菌，专家、名医上电视一讲，病人来了都要做呼气试验，只要阳性，找你来开药，一开就是广谱抗生素两联，再加一个质子泵抑制剂，再加一个护膜的。

　　贾海忠：这些人一吃完药刚开始特别管事，1个月后又犯了。如果说治病只能管用1个月，那算啥治疗？所以说，被药厂和器械商绑架之下的医学，根本谈不上科学。

　　肖永华：今年我被派去某著名医院学习糖尿病最新共识，回来之后遇到我一个亲戚，女孩，18岁，学习压力大，比较胖，爱喝饮料，血糖22mmol/L，然后送到该院内分泌科住院治疗，医生给开了胰岛素，嘱咐控制饮食。家人质疑说女孩刚18岁就打胰岛素吗？后来我按照吕老"二五八方案"给她治疗，吃杂粮饭，停饮料，坚持走路锻炼，服用中药，现在用二甲双胍250mg/d，血糖达标，糖化血红蛋白也在6.0%以下。

贾海忠： 胖人血糖高的打胰岛素降糖的效果不是很好，而且打了胰岛素他会更饿，吃得更多，体重增加，反而可能增加胰岛素抵抗，要这样真的是害人的，绝不是治病！我们一定要看一个人是不是健康、是不是能够活得更长，而不能仅仅观察一个指标！

赵进喜： 在波士顿参加糖尿病会议，美国内分泌专家明确强调要进行个体化治疗，并批判了单纯强化胰岛素治疗，美国专家认为二甲双胍最经得起时间考验，如果二甲双胍不行再加点磺脲类药一般就可以了，这是最有效最安全的方法，胰岛素到了该用的时候再用不迟。至于那些新药有的还不如双胍和磺脲。实际上西医学的个体化方案完全符合中医的理念。某次参加内分泌代谢病会议，樊代明院士做第一场报告，第一张幻灯片就是张仲景、华佗、扁鹊，他提出了整合医学的概念，认为中医的很多理念是很先进的，下面的西医内分泌大夫虽然也鼓掌，但是完事儿以后还是不相信咱中医。我跟某位与会西医专家聊天，他说：中药的成分不明，也不知道它是如何起效的，所以不敢用。

贾海忠： 那你应该问他："你每天吃的东西是啥成分你清楚吗？但你还不是照样吃饭吗？"中医研究的是如何驾驭一辆汽车，而不是详细了解每一个零件，你不了解汽车的零件但你依然可以开。

前一阵我在甘肃省二院给所有西医讲了一次西药辨证应用，他们认为很有道理，然后他们给我成立了西药辨证应用研究工作室。1个月后他们又请我去肿瘤医院讲抗肿瘤药物的辨证应用，最后他们觉得我讲的可能是对的。因为西医也发现有的病人用紫杉醇特别有效，有的用上却导致病情恶化，然后肿瘤医院就开始按照我的方案在做西药化疗药的辨证应用工作。所以，我们应该善于跟他们讲道理，很多真理大家都拒绝承认。但是只要他们认识到了，就有可能跟我们站到一起。如果你不给他讲，他就觉得自己了不起。刚才说到胰岛素，其实胰岛素的作用非常强大，用多点就让你产生低血糖。从中医的角度认识胰岛素，其实这是一个养阴生津的药物，所以用完它口渴、口干、多饮的症状就迅速改善了，适用于阴虚燥热的病人。肥胖痰湿者用它肯定是不好的。因为这一部分人血液中胰岛素水平本来就不低，再给他养阴生津是违背中医原理的。说它好是因为它能降血糖，从健康角度讲肯定是不好的。

我曾经收过一个70多岁的女病人，多发脑梗，颈动脉严重狭窄，舌苔黄厚。我们用了各种办法想让她舌苔变薄一点，但是全然没效，而且病人吃饭也不好，最后都不想喝药了。后来就把药物全部停掉，我的下级给她点了葡萄糖、维生素C、胰岛素，结果3天以后我查房的时候发现，舌苔竟然变成薄白苔了。我就返回来找医嘱的改动，唯一的变化就是加了胰岛素，结果舌苔退得干干净净。从中我获得了一个体会，在舌苔厚腻怎么都退不下去的时候，用生地、天花粉，量要用到30~50g，效果很好。中医讲痰湿重浊黏滞，缠绵不愈，实际是不会治。以后我再遇到这类病人的时候，这类药用上去厚苔很快就退下来。后来我反思为啥养阴药能把厚苔退了？从生活的经历来看，比如说今天吃饭，扣在桌上一勺饭，没擦，过两天又扣在桌上一勺饭，日久桌上就有一层厚厚的饭痂，这种东西我们用干布擦不下去，但如果蘸点水一擦就掉了。联想到舌苔，厚苔老不退的原因是什么？是因为下面的新苔长不出来，都是正气不足的原因，一养阴，下面正常的长出来，病态的就退下去了。尤其是常年不愈的厚苔，不要光想到痰湿，一定要想到正气不足。我们一直理所当然地认为湿性重浊黏滞，缠绵难愈，从来没有想过我们的理论可能是错的。

肖永华：请教个问题，无苔舌，如果舌苔长不出来，怎么办？

贾海忠：首先讲一个例子，我有一次去广州会诊一个病人，那个病人舌干红无苔，最后我给他开了附子理中汤，过了3天再去会诊病人，一伸舌头口水出来了，舌红消失，苔出来了。为什么附子理中汤能让舌苔生长？可以想一下，北方冬天是非常寒冷的，但是森林反而容易着火，而南方温度那么高却不容易着火，这是因为温度让水汽蒸腾起来，所以南方不易着火。这位病人之所以舌红少苔，正是因为阴寒内盛，阳不化津，因此有舌苔干红的局部表现；用附子理中温阳之后，津液布散，则舌苔干红自然缓解，舌苔也能生长出来。所以说这就是所谓的悟性。临床上常见的几种没舌苔的，一种是阴虚，这类用沙参、麦冬、石斛、白芍、甘草；还有一类舌紫暗无苔的，属于血瘀证，一定要用活血的方法，只有气血顺畅了，才能保证舌头营养充足而长出舌苔。就如河道都不通，那肯定草都不长，别说长庄稼了。还有一类人是舌淡无苔，就用淡味药，舌苔就长出来了，诸如扁豆、茯苓、山药、甘草。

赵进喜：贾老师的解释体现了中医学象思维的特点。譬如说脱发的原因，可以类比于植物落叶，植物落叶可以因为干旱、高温、寒冷等原因，脱发也有血瘀、血虚、血热、血寒等原因，治疗就可以相应采用养血、活血、清热、温阳等方法。譬如说用合欢皮治疗失眠，合欢树叶的特点是太阳越大它越舒展，到了晚上合欢树叶就收起来了，这就暗合人体的阴阳规律，所以合欢花、合欢皮都可以用于治疗顽固性失眠。

贾海忠：但是这种思维方式仅仅可以用于打比方讲道理，绝不是科学道理。另外，在运用象思维的时候要注重四诊合参，找到更多诊断依据来支持自己的判断。譬如说地里不长庄稼，同时伴随有气温降低、下雪，可能就需要加温；如果不长庄稼同时伴随土地干裂，可能就需要浇水。

赵进喜：是的，不能光凭一个症状辨证，要综合主症、兼症、舌苔脉象来判断。实际上读经典、勤临床、参名师都是提高悟性的必要条件。本科期间《诊断学》讲五更泻是因为脾肾阳虚，让人感觉特别费解，为什么阳气最虚的时候不泻，偏到五更才泻？如果是因为脾肾阳虚，最应该用干姜，为啥要用吴茱萸？这就难以自圆其说。后来看李克绍的《胃肠病漫话》，李老解释五更为肝气主时，肝主疏泄，肾主闭藏，若五更肝气疏泄太过，伴有肾阳虚衰而闭藏不及，就容易腹泻。李克绍老师对五更泻的理解太启发我了，我也理解了为什么要用补骨脂、肉豆蔻、五味子、吴茱萸，补骨脂等药可以温补肾阳，而吴茱萸除了可以温中散寒，还可以平肝降逆，肝气疏泄太过的病人用吴茱萸最合适。

事实上，好多病都是后半夜发病，譬如说心脏病、男子梦遗、女人梦交、更年期综合征、遗尿等，这些疾病其实都存在肝气疏泄太过的病机。侨办有一位先生找我看病，他经常后半夜出汗、后半夜遗精，我辨证为肾虚肝旺，用二仙汤加白芍、煅龙骨、煅牡蛎（煅龙牡本身能平肝敛肝，芍药能柔肝敛肝），用上之后症状很快就改善了。后来我就用这个思路治疗女性更年期综合征伴有后半夜出汗，效果也很满意。还有一个糖尿病病人找我看病，是因为脑外伤以后不认人了，而且每天后半夜两三点钟就闹着要大便，家人后半夜没法睡觉，问我说能不能想想办法让她天明了再去大便？我在结合治疗糖尿病思路的同时，给他加了连梅汤、白芍、生龙牡等，用乌梅敛肝、柔肝，结果用完以后患者大便时间就逐渐从三点到四点，到最后变成天亮的时候去厕所。

除了有一定深度的文化底蕴和哲学思想以外，你还得对中医经典有深刻的认识和全面的把握，才可能有悟性！譬如你要了解颐和园，就必须到佛香阁去，南看龙王庙，西望玉带桥，若仅仅钻到谐趣园里看看荷花，去龙王庙里打打坐，也能体会到一点美，但根本无法理解颐和园作为世界第一皇家园林的壮美。同样地，若要体悟中医学的博大精深，就要立足于经典，全面继承中医精髓。如果经典的基本功不扎实，就容易学偏。譬如说听到别人扶阳，你立刻就认为所有的病都应该扶阳。《素问·生气通天论》确实说过："阳气者，若天与日，失其所，则折寿而不彰。"但是学者不能断章取义，结合上下文就知道，《素问·生气通天论》强调的并不是扶阳，而是"阴阳之要，阳秘乃固""阴平阳秘，精神乃治""阳气者，烦劳则张"等，《内经》强调的是让阳气保持清净、抟精神，不让阳气烦劳弛张。之所以会产生偏见，都是因为对于经典缺乏整体认识。

对于提高悟性而言，刻苦钻研是极为重要的。牛顿看到苹果就顿悟万有引力定律，其实顿悟是长期的钻研、日思夜想的结果。我经常做梦梦到一些妙方，第二天醒来第一件事就是赶紧记下来，其实这也是整天思考，睡眠的时候潜意识里还在思考的结果。学生时代，我曾热衷于探究六经实质，但是有关六经实质的学术观点有十几种，诸如六经经络说、六经地面说、六经八纲说，还有气化说、脏腑说，等等，观点层出不穷，互相矛盾之处比比皆是，所以六经实质的问题一直困扰着我。在学习的过程中，

《伤寒论辑义》《医宗金鉴》《湿热病篇》等书籍都零星存在一些体质学的思想。譬如丹波元简认为"发于阳，发于阴"中的阳和阴指的是阳盛体质与阴盛体质，薛生白在《湿温病篇》里也论述了"实则随阳化随燥化而归阳明，虚则随阴化随湿化而归太阴"，其中也有体质学的思想。《医宗金鉴》讲："六经为病尽伤寒，气同病异岂期然；推其形藏原非一，因从类化故多端"，其中"形藏"二字也有体质学的意蕴。在天津读研期间，某次到古文化街泥人张，看到一个泥塑叫"十八罗汉斗大鹏"，描述的是十八罗汉遇到大鹏以后表情各异，行为各异，我当时便顿悟，正是因为十八罗汉道行不同、性格不同，所以遇到同样一个大鹏会反应不同、表现也不同。疾病也是一样，感受同一种外邪，不同人表现不同、发展不同，这不就是因为体质不同吗？之后便有了三阴三阳系统论、三阴三阳体质论等学术思想，用这一思想解读《伤寒论》，所有的难题就都迎刃而解了，"六经钤百病"就不是一句空话了。

另外，勤于探索对于提高悟性也很有帮助。30年前，中国擅治抽动－秽语综合征的人还比较少，我就进行了一番探究，把当时治这个病的中医经验都收集起来，包括宋祚民、凌耀星、刘弼臣、邹志文等中医的经验，刘弼臣老师治疗抽动秽语综合征强调从肺论治，喜欢用山豆根、板蓝根、黄芩、黄连、苍耳子、辛夷花等药物，其实该病常与病毒感染有关，很多患儿伴有咽喉炎、扁桃体炎、上呼吸道感染等疾病，西医采用抗病毒的方法，刘老就从肺论治。徐荣谦教授也善治此病，他主要是用桑菊饮来治疗，也是从肺论治。在学习名医经验基础上，我结合《黄帝内经》五脏藏神的理论，即心藏神、肾藏志、脾主意、肝藏魂、肺藏魄，提出"五脏藏神——从调节五脏治疗抽动症多动症"的思路，认为小儿抽动秽语综合征是一种身心疾病，单纯从肺论治是不太合适的，应当根据不同患儿的临床表现，从五脏藏神的角度出发进行综合调治。当病人以肺热为主的时候就清肺热，用板蓝根、桔梗、甘草、黄芩、七叶一枝花；如果他注意力不集中，就要调理脾胃；如果记忆力不好就补肾。思路展开以后，疗效就特别好，当时看了很多抽动秽语综合征小孩，留下了好多漂亮的病例。

庞博：多拜名师对于提高悟性有直接的帮助，如果你能在短短的几年读研究生的时间里，在充分学习导师经验的前提下多跟随一些名家学习，这对你们对中医理论的整体把握以及临床疗效的提升皆有重要作用。我本科就读于首都医科大学中医学专业，大一的时候认识了樊正伦老师，在樊老师的指导下研读《伤寒论》《内经知要浅解》《灵枢》，随后又遇到了祝肇刚先生，那时候除了周日基本每天都会去跟祝老师抄方学习，期间还跟随贺普仁老师学习针灸，跟随王晓莲老师学习皮科。本科毕业后有幸跟随赵进喜老师攻读硕士、博士学位，还跟随中医肿瘤专家朴炳奎老师等人学习。我并不认为跟随老师多了会自乱阵脚，恰恰相反，只有博采百家之长，兼收并蓄，才能更好地应对复杂的中医临床。

祝老师告诉我跟师学习首先要做到形似，融会贯通后才能做到神似。我在临床上治疗肾病、内分泌疾病就用赵老师的方，遇到皮科疾病就用王老师的方，遇到肿瘤就用朴老的方。我治皮肤病的时候可能只用12味药，好多人都问我是不是因为皮肤在表，所以用药特别轻，其实是因为我老师就12味药。跟赵老师接触的疑难杂症、重症更多一些，我在临床上遇到肾病、内分泌病就套用赵老师的方，可重复性非常好。跟朴炳奎老师门诊过程中，我发现朴老师治疗癌症的处方用药很有特色，一般是五行药，第一行是辨病论治，比如说肺癌，没有胸水的一般是沙参、麦冬、桔梗、杏仁，沙参、麦冬养肺阴，桔梗、杏仁宣降肺气；如果有胸水，第一行变成瓜蒌、薤白、半夏、郁金；如果是肝癌，第一行变成柴胡、白芍、枳壳、紫草，你要问为啥用紫草不用甘草，朴老认为紫草解毒效果更好。第二行是辨病机论治，一般是生薏仁、土茯苓、金荞麦、僵蚕，朴老会结合现代药理学研究成果，选用的这些药一般都具有化瘀解毒抗癌的功效。这一行中使用比较灵活的是金荞麦、僵蚕两个药，如果是妇科的肿瘤，会换成莪术、八月札；若为食管癌，会换成急性子、夏枯草。第三行往往都是生黄芪、太子参、白术、茯苓，扶正培本，健脾益气。第四行一般都是选两个补肾的药，例如山茱萸、女贞子、山药等，贫血者加当归，偏于阳虚者加益智仁。第五行一般是炒三仙加陈皮，这是和胃消食的思想。

除了多跟名师以外，悟性的提高离不开多读书。在跟随老师学习期间，有件事让我非常感动。有一天6点40分到了医院，赵老师已经在办公室研读经典著作了，这种精神值得我们每一个中医学子学习。我的ipad是128G的，里面只有6700本中医图书，这样我就可以随时随地进行阅读。1980年以前出版的中医学古书可能最有可读性，你读进去之后就会发现言之有物，收获很大，可以直接指导临床。

黄为钧：请教一下贾老师，刚才说到舌淡无苔应该用淡味药，为什么不能用温药？

贾海忠：舌淡无苔大部分是脾胃虚弱，需要增加气血津液生化的能力，要以补脾为主，而补脾作用最强的就是这些淡味药。就像地里不长草，实际上是缺少营养，需要施肥，而不是增加阳光。温热药并非绝对不能用，只是说此时最有效的就是淡味药，其实淡味药作用是最强大的，这一点恰恰是我们难以认识到的。譬如说茯苓就非常好，我用茯苓最低都是30g，一般会用到60～90g，尤其是对一些顽固性的疾病，重用茯苓效果都很好。

关于悟性我再补充一点，就是必须得天天有疑问，没有疑问就难有很高的悟性。我们讲佛学时也说，如果只是一味地相信是不够的，越是有大疑问，越是有大彻大悟。所以在学习中医的时候，也是尽信书不如无书。一定要提出问题，哪怕提得不对也没关系，养成疑问的习惯，然后才会培养出解决疑问的习惯。当你习惯于有疑问，又习惯于解决疑问的时候，你的悟性自然就到了一个境界了。我读书有一个方法，我不是简单地阅读，而是会用提问的方法学习书籍，看完一段我就会对自己提一个问题，当我回答这个问题时就自然把书记住了。如果有没能回答了的，这个问题就会留在大脑里，会在某个不经意的时刻发现答案。这种疑问式学习的方法可以大大加快学习速度，提高学习效率。

　　结语：中医学习、中医成才都以悟性为基础，而悟性又因人而异，它既由先天潜质所决定，又受到后天哲学思维、人文素养、人生阅历等的影响。因此，只有不断提升自己的传统文化素养，博览群书，熟读经典，多拜名师，勤临床，善于思考与总结，才能扩宽自己的视野、增强自己的悟性，才可能成为一位"明医"。

　　（整理者：贾冕、尹笑玉、刘鑫源）

十二、博览群书，开阔眼界；静心体悟，启发思维

——如何通过多读杂书以提高临床疗效

引言：中医学理论根植于中国传统文化，不同时代的哲学、宗教、文学、天文、地理、数学、音乐等，都曾对中医的发生发展产生了重要影响。所以要学好中医，就必须提高中国传统文化修养。仅读中医专业书，终究只能体会林中草木的茂盛而无法俯瞰众山的跌宕起伏。如何通过阅读哲学、历史、文学等非专业书来启发中医思维，提高临床疗效？北京中医药大学东直门医院中医内科学教研室组织专家，在此期"铿锵中医行"中进行了热烈讨论。

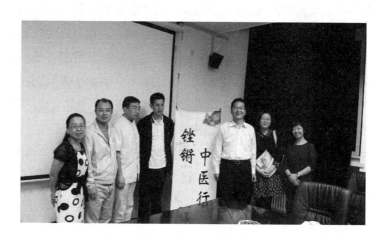

本期主要嘉宾：毛嘉陵　赵进喜　许继宗　施怡　詹红

赵进喜： 这次非常荣幸请到中医战略家毛嘉陵教授。毛教授经历丰富，是北京中医药大学中医药文化研究和传播中心主任，也是北京中医药文化传播重点研究室的主任，"北京市中医人才培养计划"文化导师，国家中医药管理局中医药文化科普巡讲团的专家。毛教授还有许多特别有名的著作，比如《哲眼看中医》，还有《中医蓝皮书》，影响特别大。今天毛嘉陵教授能在百忙之中抽出时间来到我们铿锵中医行的现场，给大家讲述中医药文化，非常欢迎！咱们这次的主题是"如何通过看非专业书籍来启发中医的临床思维，达到提高中医临床疗效的最终目的。"这次活动得到毛嘉陵教授还有在座的其他专家的支持。许继宗大夫是咱们校友，就职于306医院中医科，他对儒释道以及现代物理都很有研究，是一位非常有作为、有想法的中医年轻学者和实践家。詹红女士来自岐黄基金会，肖永华、施怡、赵虎康、朱立各位大夫也都是咱们东直门医院的青年才俊，欢迎各位！

古人推崇"儒医"，认为"文是基础医是楼"，民间还有"秀才学医，如笼捉鸡"的说法，提示良好的文化修养对学好中医非常重要。京城四大名医之一萧龙友先生家学渊源深厚，书法为时人所重，曾任民国高官，后致力于中医，很快就取得巨大成功，名重一时。施今墨先生早年跟随孙中山先生革命，文化修养高深，民国建立后有感于世事多舛，以"不为良相，则为良医"，弃政从医，改名今墨，求博爱以济世救人，省疾问病，屡起沉疴，名满京城。这就说明好的文化基础与修养，对学好中医以至提高中医临床疗效具有重要意义。下面我们先请毛嘉陵教授为大家做主题发言，然后大家再各抒己见，依次讨论。

毛嘉陵： 我今天主要是给大家讲中医文化。什么是中医？什么是中医文化？很多人都非常模糊。比如什么是中医？很多权威著作解释：中国人发明的医学。这种解释对学术知识体系没有一个准确概念，只是谈到了发源的问题。很多人说中医是中国人与疾病斗争形成的医学。那西医也是同疾病斗争，怎么区别？我们权威著作都缺乏一个清晰的概念。还有什么是中医文化？一个文化专家曾问我："毛老师，我问你个问题，什么是中医文化？"他说他一直都没弄清楚，我相信肯定不止他一个。我今天就跟大家做一下汇报，什么是中医？什么是中医文化？中医是怎样的科学？中医的特色是什么？中医的优势是什么？这些都是大家非常熟悉的问题，但是大家又都难以定义。如果这些问题不能解决，我们中医的传承可能更多的就只是盯着老师的秘方、秘技，可能就会走偏。中医药是什么？是干什么的？该怎么干？中医药存在的理由是什么？有了西医还要中医干什么？这些问题我们都必须要搞清楚。我先举一些例子，帮助大家理解。

比如绘画，西方绘画里的画面是近大远小的，讲究透视；或者如果出现两个主题的时候，可以通过光线吸引大家往右边或左边的画面集中。西方的认知更注重空间，因为空间是可以分割的，所以它认识世界是从物质与结构上来还原的。而中国的绘画就不一样，一幅画中间的景物是主要的，哪怕远一点也可以画得很大，但是按照西方的透视理念，这是错误的绘画理念。中国的绘画更强调主观的看法，比如国画长卷，它不故意突出哪个部分是主要的，让你的眼睛始终游来游去。西方是没有这种长卷的，它是从时间角度，从主观角度去认识世界，因为时间是不可分割的，所以它是从功能背景上去认识的。这是艺术上的一个表现，体现在空间和时间上。再举个例子，西方为了准确地了解西瓜成熟与否，可以测糖分，但是却破坏整体性。如果做西瓜生意的话，这样去进货肯定要亏了，打开就不能复原了。但是中国人采取的是另一种方式，就是拍一拍，听一听，只要有经验，起码不会有太大问题。这个就是直接与间接的问题。所以通过东西方的一个对比就可以发现，东西方存在不同的认知、理解、想象和思维行为。

我们总结出人类有两大认知路径，一个是以物质为中心，强调空间与物质结构，这样去认识世界。西方最根本的认识观是主客可分，即我们人和客观事物是分开来看的。这种思维方法有一个好处，就是思维清晰，彼此独立。比如我坐在这个位置，其他人就不可能坐在这个地方了。另一个是以时间为中心，时间是一个整体，时间与空间不一样，没有谁能独占，我们是共享的。比如我坐在这里，要认识我就要从关系、时间、属性来认识，可能是通过我与周围的对比，形成一个认识。就像阴阳一样，灯光在这边，许继宗老师他属于阳，我这就属于阴，这边的人更远了，跟他们比我属于阳，他们属于阴，所以这些都是一个相对的动态。

中医学就是相对的，时间是一个整体，所以我们讲主客一体、天人合一，它的缺点就是存在模糊性。在古代的东方和西方实际上都是整体地、宏观地认识世界，西方是最近几百年工业革命以后才逐渐走上微观这条路的。中医延续了中国文化传统，是宏观地认识世界。但是医学是应用型的学科，古代一些支持中医理论的东西，比如天文、地理等已经失传了，中医也就缺乏了一些基础支撑，困难就出现了。而近一百年又想把中医与西医结合，就造成更多的问题。其实，并不是西医有多强，而是因为它和现代科学是同步发展的，中医就缺这个。但是现在是大数据时代，我们要给中医药文化一个诠释的机会。

文化是什么？文化是和自然相对应的一种状态，更进一步说文化的本质就是人类化，有人参与的所有的东西都可以构成文化，这样说大家就容易理解了，世界观，价值观，审美，认知路径，心理，制度，语言文字，文学艺术，法律，等等，这些都是文化的范围。一般的工具书上定义文化是人类物质文明和精神文明的概括，或者是物质财富和精神财富的概括。但是用财富和文明定义，都不太准确。我查过财富的定义，发现了这种认识的局限性。通过查阅许多书籍，我对文化下了一个新的定义：文化是人类智慧成果和思想活动的概括。这个应该更准确，但是范围太宽了。所以我提出文化有三大核心，第一个是思想观念，即思想价值观；第二个是认知思维；第三个是行为方式和行为准则。之前我列举的内容，都可以从这三个主要方面来概括理解。

中医这几年也一直在说文化建设，但从全国各地来看，基本上就像是在装修房子。虽然说装修也很重要，但这都是表层而不是核心。比如说一个专家他的中医思维、中医观念很强，把他放到最现代化的医疗环境中去，他仍可以按中医传统理念来处理问题。如果没有很深的中医文化，很可能就会放弃中医的传统理念，所以最主要的还是抓住文化的核心。

"中医药文化"就是指中国人对生命、健康和疾病所特有的智慧成果和实践活动的概括。中医药文化的思想观念就是"天人合一""和谐共存"，这是整体观思想或人与自然间的互动。中医最主要的认知思维模式是"司外揣内"，即中国传统文化的"象思维"。中医的行为方式则是"道法自然""以平为期"，这是与西医的一个根本区别，身体不平衡了，我们让它达到一个新的动态平衡。那么，中医药文化有什么作用呢？首先是引领作用，文化是向导，引领整个中医发展，学术进步。还有就是推动作用，凝聚作用，解读作用，教化作用，传承作用，评判作用，使其具有影响力与竞争力。

那么，中医有哪些特色和优势呢？中医第一大特色是生命理念上强调"天人合一"，第二大特色是以"象思维"为主要认知思维。从西方的认知来看，主要强调逻辑，逻辑以概念为基础，有清楚的概念，才能一步步推导，才能有正确的结论。西方它为什么强调这个呢？古希腊时候就流行演讲，一要演讲就必须有共同的概念来定义，不然就没法对话，这就构成了他们很精密的思维。而我们的传统是尽量避免大家发生冲突。中医从它的相互关系来认识事物，关系是相对的、动态的、模糊的，先获取信息，然后推导它边界的关系和内部的变化。所以不强调边界的绝对清晰，就有一些相对的模糊。中医有许多定义有其模糊性，但模糊性中也带有动态性，我们未必将其完全把握。当然，思想还是可以把握的，应该更多从环节、关系、属性上去认识。八纲辨证实际上就反映了这个内容，寒热虚实就是从属性关系、环节去认识的。中医不是不讲逻辑，中医也有逻辑，只是不是它最有特色的思维方式。它最有特色的就是"象思维"，象思维就是通过观察人体所表现出来的真相，也就是象信息，以推测分析体内的生理、病理性状的一种认知的方法。这就是"司外揣内""观物取象""取象比类"，然后通过联想象征类推，得出一些结论。但对于透过现象看本质的这个本质，需要强调一下，它不是讲物质的本质，它是关系属性的本质。声音和色彩就是一个象信息，我们通过象形推测里面的变化。

我举个例子，比如说"笑"有大笑、微笑、傻笑、奸笑，各种笑都有它的含义，大笑肯定是非常开心，内涵丰富就是微笑。不同的笑、表情我们都可以去感知、理解，也可以分析他是什么原因的笑。我们可以得出一个结论，象不是不能把握的，它有它的标准，比如口角向上才叫笑，口角向下肯定是哭，但它有些还要发出声音，他不发出声音也可以是笑，但至少口角一般往上才是一个笑，这个是标准。通过这个形象的例子可以帮助我们理解象思维，所以"象"也不是非常玄奥难懂。比如说发烧、汗多、面赤，这是一种发烧；而发烧、神昏谵语，发烧、头痛、呕吐，是第二种发烧；发烧伴有手足躁动、抽搐，是第三种发烧。这都是不同的发烧，用现代思维的认识来看，我们会初步概括为是一种发烧，这是表象层次。然后我们再往深进入意象层次，第一种是伤寒阳明证，第二种是热陷心包证，第三种是热盛动风证。不同的发热可以辨别出不同的证候，这就是"象思维"的过程。第三大特色是"道法自然"的养生治疗方法。我们真正的特色应该是在这儿，从文化角度来解读我们的特色。

那么中医的优势有哪些？最早提出中医优势的是成都中医药大学的侯占元教授，也是我的老师。我后来这几十年做的所有事情都是受他的影响。侯老最早在20世纪80年代提出这个问题，实际上他在衡阳会议前就在谈这个优势。他说光有特色是不够的，还必须有优势。如果没有优势，特色只能说明我做的方法和别人不一样。中医的优势可以归纳为五大优势：第一，以简驭繁的理论，就是很复杂的事我们都能很简单地概括。第二，以不变应万变的认知态度。例如非典时期，大家集结众多力量研制疫苗，但是疫苗还没出来，病毒可能已经变型了，疫苗可能也没用了。但是不管病毒如何变异，它表现出来的还是寒热虚实，我们都可以按照八纲辨证方法去处理。第三，以人为本的治疗原则。第四，以养护生的养生方法。第五，经济方面以廉减支。但同时这种优势在不断减少，因为中药现在价格也往上提了，有些也很贵。但是如果在市场经济中，没按市场经济规律来，那整个行业就老是要靠政府扶持，会大大降低竞争力。所以我在有些会议也提过，仅仅从文化入手发展不了中医，还必须从经济上入手，就是让中医体现它应有的经济价值。我们必须要对中医药行业进行产业结构调整，政府应该主导这个事情。

关于中医科学性问题。科学就是在一定时期内，相对正确地反映客观事件本质及其变化规律的知识和系统知识，或者是赋予了一定条件限制的知识或知识体系。毫无疑问，中医当然是科学的。如何理解中医的科学性？朱清时院士曾说过中医是复杂性科学，中医的科学性是复杂体系的范畴，不能用简单的西医方法去界定。朱清时院士弟子姜岩博士提出了"东方科学"的概念，有利于对中医给予比较准确的学科定位。

最后再看中医定义的问题。中医学是由中国人创造，在"天人合一"的整体观影响下，以"象思维"为认识依据，从属性及关系角度进行认知，充分利用人体的内外自然资源，调控和平衡人体的身体状态的一种医学知识体系。所以，要学好中医，就必须要多读书，提高中国传统文化修养与科学素质，掌握中医思维方式，理解中医"道法自然"与"以平为期"的技术特色。

中医和西医的认知路径有区别，西医通过病理认识疾病，比如说身体某个部位有了实体性的病变以后，透过产生的一些症状体征，同时通过解剖尸体或活体组织病理检查，最后得出一个西医的病理诊断，那么我们根据西医的病理诊断，就可以直接知道它是哪个部位发生了什么样的一个病变。所以每一个都是直线点对点的，这个认知路径很清晰，看得见摸得着，非常容易理解，这就是西医容易被多数人认可的一个很重要的原因。那么中医呢？当人体有了疾病以后，中医它更重要的是收集你身上很多的信息，相关的信息都搜集，搜集来了以后汇总起来，按照它的属性、关系、状态继续分类，根据分类的一组症状得出一个意向，这个意向我们用"证"给它一个概括，即辨证候。所以中医玄就玄在它对疾病的认知是一个整体的认知，只能从属性关系上去认识它，然后再进行结论性的概括。它是一个更高级的方法，但是一般想要理解完又比较困难，所以它的认知路径就很难理解。

中医思维最主要的是象思维，其中有几个对应关系：第一是脏腑与表现在外的象的一个对应关系，第二是辨证与治则的对应关系，第三是我们调控与效果的对应关系。虽然在这几个对应的过程中间，我们现在有很多具体细节是不完全清楚的，但是古人的成功在于找到了对应关系，通过这种对应关系去解决问题是有效的。在整个社会都在西化的环境之下，这几十年来中医科研最重要的核心，也是通过西方现代科学方式，从物质的角度去寻找到实质。但今天在我们了解中医的象思维和认识路径之后，我们不必要再去找那些实质，因为可能那些实质我们永远也找不到。朱清时院士曾用乐器和音乐的关系这样一个形象的比喻来帮助我们理解证和经络现象，比如我们通过弹奏乐器产生了音乐，产生的音乐通过声波，通过物质的振动，让我们能听到音乐，但是音乐不等于乐器，乐器不弹奏了就没有音乐，你在乐器上去找也找不到音乐。我们的证和经络现象就像是音乐一样，是人活着时才有的一种现象，人一死就没有了。在国外的针灸中，外国人在没有学过经络也没有学过中国文化背景下，他描述针刺后出现"胀"的感觉的路径是一个完全正常的经络走行，这就说明了经络是在活体时才有的现象，也说明经络循行路径未必是我们现在已经找到的血液路径或者神经路径。

由于中医认识路径的困难性和独特的象思维，我认为学习中医时，当我们在临床上看到一些老师治疗疾病的有效方法时，我们应该先跟他学习如何使用，而不必一定要先去追究原理。因为我们医疗的首要目的是解决病人的痛苦，病人来看病不是看你的名气，也不是看你的文化，他是看你的疗效。你跟他说我这秘方有五千年的历史，如果没疗效，他也不会相信。所以我们在学会使用后再研究它的道理也不迟。我觉得我们要坚定中医的路，我们要有信心，但也不能过度自信，存在的问题我们也要承认，也要注意。老师用着有效的方法，我们一定要学习，这种学习中医的方法也是中医的一种象思维，是整体与属性的关系，这个关系也有它的优势。

中医的思维方法中还体现了整体观和哲学观。中医思维方法中的象思维并不是一种形而上学的认识方法，而是一种更高级的思维方法，体现了一定哲学意义上的认知。但是这其中确实也有它的双重性。我们强调整体，可能就有一些概念不清楚或模糊的不足；我们强调象信息，可能我们对于物质的认识还不够；我们强调直觉，可能我们的思维过程并不是很清晰；我们强调类比，可能有时候就会牵强附会。就像是一个人的优点可能就是他的缺点一样。一个人很豪放，但是他做的工作可能就很粗糙；一个人很细致，但是他可能某些方面做事就不大气。所以优点和缺点事实上是并存的。有人认为中医没有可重复性，其实这主要是从象的层面看，在证的层面上是可重复的；如果中医在证上没有可重复性，那中医本身就没有存在的价值了。这个"象"实际上是中医文化很重要的一个核心，也是中医认知中很大的一个趣味点。我认为中医学术要有发展，必须要围绕象思维才会有突破。所以"象"也是中医和西医一个根本的区别。对于刚刚讲的这种思维方式，还存在认识不清楚和有缺陷的地方，还需要我们老师以及同学进一步深刻地理解、研究、创造。

方舟子和何祚庥等反对中医，依据的科学标准源于20世纪30～50年代的哲学思潮。在那个标准下，他们认为中医是不科学的。但是那次哲学思潮之后又经历了几次科学哲学的思潮，相对前面都有了颠覆性的认识。若按照西方有些比较偏执的科学哲学标准，比较早的一个标准认为，必须是能够量化的、能够用物理语言表达的知识才叫科学。如果以这个标准，不仅中医不是科学，西医也不是科学，西医很多东西也达不到那个标准。瑞士心理学家荣格明确指出，与西方科学相比，中国有自己的科学，它是一种完全不同的科学。他说："几年以前，当时的不列颠人类学会的会长问我，为什么像中国这样一个如此聪慧的民族却没有能发展出科学。我说，这肯定是错觉。因为中国的确有一种科学，其标准著作就是《易经》，只不过这种科学的原理就如许许多多的中国其他东西一样，与我们的科学原理完全不同。"国际权威杂志《自然》的主编坎贝尔则认为："中国古代科学方法都是从宏观、整体、系统角度研究问题，其代表是中医研究方法，这种方法值得进一步研究和学习。"所以这两种看法至少表达了两层意思：第一，科学有多种形态，而不是只有西方科学一种形态；第二，这两种看法都承认了中国的科学在认知方式和知识形态方面与西方科学的差异性。那么我们认为科学就是在一定时期内，相对正确地反映客观事件本质及其变化规律的知识和系统知识，或者是赋予了一定条件限制的知识或知识体系，仅此而已。

那么怎么理解中医的科学性？这个要从复杂性科学线性和非线性上认识。比如用两只眼睛看东西是一只眼睛看东西视力的多少倍？按照1+1=2这样的直线思维应该是2倍，但是实际上却是6～10倍，这就是输入和输出是不成正比的现象，是非线性的，所以都纳入到复杂性科学体系里边。霍金提出21世纪将是复杂性科学的一个世纪，而最早在2004年朱清时院士就提出中医是复杂性科学，并系统地讨论了这个问题。他说："中医的科学性是复杂体系的范畴，不能用简单的西医方法去界定，目前这种方法还不成熟，很多人无法理解。"同年他还在接受一个采访时说："毛嘉陵认为中医是科学，虽然当前流行狭义的科学还不能解释它，中医解释了人体和疾病一些整体层次的规律，虽然理论还停留在古朴的状态，但是这些经验经人类几千年文明反复实践证明的是真理是科学，中医是粗略化的大写意式科学。"既然中医药伟大事业已经证明了其科学性，那么就应以客观公正的理论诠释后给予学术地位。但其与西方现在科学格格不入的冲突，又应该怎么来理解或解释？我认为还是要从人类认知路径和中医学科的定

271

位上理解。第一，不同文化有不同的认知思维，上升到知识体系肯定也是不同的科学体系。第二，由于中医学科定位模糊，导致了我们学术发展中出现了很多问题。我在朱清时院士的博士研究生姜岩所写《东方科学文化的复兴》的基础上，提出东方科学与西方科学的概念，这样就解决了中医的学科定位和科学性问题。

物质并非唯一可靠的实质，还原论并非唯一的方法论，逻辑并非唯一的思维方式，量化并非唯一的认识标准。从整体关系属性上进行把握，也是一种有效的认知思维方式。

最后还有关于中医的定义问题。一般的工具书和教科书对中医的定义是：中医是指以中国汉族劳动人民创造的传统医学为主的医学，是研究人体生理、病理以及疾病的诊断和防治等的一门学科。这主要回答了发源地的问题，也没有明确中医本质的特征，不是很准确。所以我认为应该从文化角度这样来定义中医：中医是由中国人发明创造，在天人合一的整体观影响下，以象形性思维为认识依据，从属性及关系角度进行认知，充分利用人体的内外自然资源调控和平衡身体状态的一种医学知识体系。简洁说即中医是以整体和象形性为认识思维依据，以自然资源为调控手段，以调控人体平衡和谐为目的的一种医学知识体系。这样定义就可以和西医从根本上区别了，我们代表一个知识体系。在天人合一观的影响下，即以"五运六气""子午流注"和"天人相应"这些象形性为思维依据，就是司外揣内，取象比类；从属性及关系角度进行认知，即"八纲辨证""五行生克""精气神"的认识；充分利用人体内外自然资源，就是天然药材、针灸、气功等，最终达到调控和平衡人体状态的目的。这其中最主要的还是象思维，最核心的认识还是从属性和关系上去认知。

最后一个话题是中医词汇的合理性。中医称为中国传统医学（TCM），单纯看"中医"这个词它的历史很短，以前我们就叫

"医"，它是相对于西医而言的一个概念，其实并不利于国际推广。所以如果能改的话，我更倾向于改成"自然医学""象医学"或"整体医学"这样更准确的表达。另外，在世界都在使用的美国国会图书馆的主题词表中，中医的分类是在替代医学下，我认为这是非常不合理的。在这种分类下我们都还不是和西医并立的，只是替代医学而已。这个主题词表对反映我们的国际学术地位和学术影响很重要，所以我认为提出问题和报告，期望能有所改变，则有利于帮助中医在国际上建立一个有影响的学术地位。今天我就讲这么多，以后有机会再多交流，谢谢！

赵进喜： 非常感谢毛嘉陵教授为大家提供了一顿丰富的文化大餐。我经常讲咱们要想认识中医，就要像游颐和园一样，必须站在佛香阁上极目远眺，才能欣赏到颐和园作为世界第一皇家园林的美。如果你钻到颐和园的知春亭下边赏赏风景，或者钻到龙王庙里上一炷香，甚至到勤政殿里去看看皇帝是怎样办公的，你也可以欣赏到它一定程度的美，但却不足以了解颐和园到底是多么伟大，多么壮美。所以我一开始就说毛嘉陵教授是中医的战略家，他站在一个非常高的高度，站在了整个世界文化和科学的高度来认识中医。这也显示了毛老师在中医研究方面高屋建瓴，也是在读了许多书，接受了很多中医学者、前辈对中医的认识的基础上，结合自己的思考和研究后，提出的有相当高度的认识。也为大家以后进一步学习、认识中医奠定了一个好的学术基础，指明了一个非常重要的方向。同时毛老师的工作对整个中医药事业，包括中医学术的传承、发展和中医走向世界，都具有非常重要的奠基性的意义。毛老师也强调不能仅仅把中医说成是一个文化的概念，否则就变成与相面算卦一样的层次了。实际上中医也有科学内涵，至少也应该是医学科学的一个重要组成部分。

我们中医内科教研室也特别重视培养学员的中医临床思维，也开了中医临床思维课程。我们非常认可整体医学、象思维等观念，也一直在强调，因为我们觉得这个也是中医最精华的逻辑。"医者，意也"，也是通过外在的表现，再加上"意"来推测疾病的本质。而毛老师提出的属性和关系与西医认识的组织细胞结构上的改变不同，这个认识也是相当深刻的，在理论上对咱们以后加深临床思维这门课的认识有一个升华。通过毛教授的分享，我觉得非常有收获，对中医的认识更清楚了，我相信咱们同学们也都受到了很重要的洗礼性的教育，收获肯定不小。下面我们请许大夫谈谈心得。

许继宗：我上大学时鲁兆麟老师给中医的定义是：中医是在中国古典哲学指导下的自然科学。他说中医是以中国古典哲学作为方法论，但是本质还是自然科学。所以既要多读中国传统哲学著作，又要提高自然科学素养。其实，哲学有很多流派，思维也各具特色，丰富多彩。我们应该自觉打破自己思维的惯性，知道很多东西包括真理都是可变的，让思维活跃起来。哲学这个体系是指导中医的土壤，思维是临床辨证治病的土壤。所以古典哲学是一片土壤，中医是在它里边生根发芽开花结果的一棵树，下边的土壤营养丰富了，中医的果实才能更丰盛。

文化与科学是两个范畴，但二者也可以相通，可以互相融合。我对现代科学也比较感兴趣，我们可以从物理学角度解释有些比较玄的东西到底是存在还是不存在的？我们可以用西方的物理学的思维方式来分析现在物质的认识观是不是正确的？比如我现在摸到的桌子、鼠标，它是由很多的物质组成的，这些物质又由不同的分子组成，而分子与分子之间是有间隙的，它的间隙占了大部分而实质是小部分。但是要把它们组合或者分开的时候，就会吸收或者释放能量，所以物质等于分子加空间加分子能。分子是由很多原子产生的化学反应形成的，原子和原子之间也是具有很大的空隙，实质也很少，分子是由原子加空间加化学能组成的。每一层里面，实质的东西都很少，大部分是空间和能量。原子由基本粒子加空间加原子能组成，但是原子核体积只占十几分之一，外面电子的体积是可以忽略不计的，而电子是一个位置不确定的粒子，它是以电子云的形式来表现出来的，我们只能测得它会出现在这个区域，但不能确定它在什么位置，而它的体积是可以忽略不计的，所以说原子里实质的东西很少。而基本粒子呢？在现在的认识层次上有几种理论，基本粒子等于夸克加空间加能量，而现在还没有定义什么叫能量。再往下还能不能分下去？应该是可以的，但是我们现在还没能认识到。

物质无限可分，分到最极限的时候，就变成了空间和能量的组合方式，没有实质的组合方式。现在有一个超弦理论，认为具体的粒子是由一定长度的振动的弦组成，这里面就已经没有实质了，它是一个弦，是一个没有体积的波动。物质极限的本质是空间和能量的不同转换方式，能量的本质就是不同的波动。物理热力学第三定律表明，所有的能量到最后都会趋向于无序的热运动，即熵在不断地增加，最终进入热寂的状态。能量是这样波动的，物质的本质是空间与能量不同的转换方式，这与佛教中的因缘生起、自性本空是一个意思。本来是一个虚空，因为各种因缘的变化逐渐形成了这个世界。超弦理论还有一个理论认为，宇宙是十一维的，由振动的平面构成，还有七维是我们看不见的。十一维的空间是什么意思呢？形象地说比如只有一个点，如一个面团，拉一下如一根油条，拧一下如一根麻花，也可能拧一下变成一个猫耳朵或者花卷，佛教把这个叫作微尘。这些微小的东西，振动的这些弦，一层一层地组合，最终变成这个宇宙世界。十一维讲的是如何从一个点到一个世界，讲的是这种一层一层的变换关系。但是它少说明了一点就是振动的起源问题，这个点是怎么振动起来的？是怎么从点到线、从线到面？而在佛教里面，十二因缘是十二维的，振动的起源叫作"无明"。佛与菩萨的区别就是菩萨有一点无"无明未破"，不知道世界最开始的面目是什么。

禅宗有一句话"一念无明起，山河大地开"，就是说这个念，与我们现在的念头肯定是不一样的。就是说一念无明起，从一个点开始振动，从点到线到面到立体到现实的东西。那我们怎么去还原看它原来是什么东西呢？怎么样从十二维的空间观察到十一维、十维……，观察到最开始的点呢？《道德经》里讲这个方法就是：致虚极，守静笃，万物并作，吾以观复。

我们在不断入静的过程中，思维纷飞的时候看到的是这个层面的，然后在不断地提高入静的层次，相当于在修正了思维波动的程度，逐渐地向下降，像一棵大树一样逐渐归根到它的根的地方，从十二维到十一维到十维……在每一个层次所观察到的东西都是不一样的。

我们用一个比较通俗的理论去解释这个问题。针推学院教气功的刘天君老师说气功是一种技能，就像我们骑自行车一样，只要掌握好动态的平衡就可以。但是为什么有的人会骑车有的人不会骑呢？因为它是一种技能，需要一个学习的过程。除了明白道理之外，还需要练习去学习这个技能。明白了道理就要去证，去实践，去学习，这就是物和证。道理本身并不复杂，也并不神秘。

我们看到的分子、生物大分子的东西是有形的东西，无形的东西就像是气场的东西。如果我们把中药生根的土壤给去掉，那么它很快就死亡了。这个过程是非常快的，它不是用有形的东西去发生作用的。就像是一只蚊子，把它的翅膀拔了，就是间接地把这只蚊子杀死。

我举几个例子。有一位腹部肿瘤的病人去寻医，医生对他说肿瘤消不掉，但是能有办法把命保住。古人还有所谓阴阳反转、镜面效应，玄之又玄。茵陈、半夏这类药物采集的时间性很强，从时间上来讲，药效的不稳定性极大，用这类药就有可能实现时间的跳跃。比如半夏，如果小青龙汤里的清半夏用量足够的话，人体内的水湿之气腾挪搬家，或者排出去。本人过年的时候90公斤，就想着怎么能够通过时空转化的方式来把体内的水湿清理出去，根据这个理论我琢磨了一个减肥的方子，吃了1个半月之后，差不多每天能减1~2斤，每天都有变化。其实这个跳跃性的变化和现代物理原理是相通的，电子跃迁和激发都是有固定的电磁波谱的，同样，我们每条经发生疾病和传变的时候对应的那个场，也应该是有选择性的。

再比如用西方的思维看池塘里的鱼，要通过渔网打捞出来才认为是存在的。中国的传统思维是通过象思维的方式，观察鱼和鱼之间游动交流来感觉它们的存在。现在西医的观察设备越来越先进，最开始是肉眼观察，后来是显微镜、电子显微镜，但只能观察到一定的东西，可能只有当他们的仪器更先进的时候，才知道中医的科学性。

中药有四气五味，五味对应五脏，又对应五色——青、赤、黄、白、黑，这实际上是波长不同。在一个密闭的空间里放十几个滤管，当节气到来的时候，就会发生相应的震动，本质是地球运转的时候速度发生改变，横向速度没有什么变化，纵向速度发生变化。速度和方向发生改变时，震动的频率就会发生变化，这就是《道德经》里讲的"大音希声，大象无形"，就是说天地之间有些声音我们听不到，但确实是存在的。《史记·乐书论》曰："故音乐者，所以动荡血脉，通流精神而和正心也。"所以音乐也有动荡气血的作用。

又比如说气血，无形之气我们是看不见的，也无法去测量；然而有形之血可以测量，我们现在就可以用激光多普勒血测仪来测血流量的变化。可见的光是很窄频率范围的一段电磁波，声波有一段不能用耳朵听到的叫可感声波，而体感音就是被耳朵以外的身体所感受到的声音，你把耳朵堵上之后，身体的脏腑经脉还是能感受到这段声波的。最开始是一位挪威的医学家研究发现，低频的声波能够改善儿童脑瘫之后的肌张力，这段声波不是用耳朵去听，而是用身体去感受的。

通过观察可感声波对经络、穴位气血的影响，就可以发现发生不同共振的各条经络的"标准音"，《辅行诀脏腑用药法要》被部分学者认为是《伤寒论》的前身，里面有"汤液经法图"，就包含经方的一些组方思路，就是用五味的生克制化进行补泻。延伸来看，用五音替代相对应的五行对每个脏腑进行补泻，应该也是可以调治相应的疾病的。发掘中国传统五音理论也好，学习现代物理学知识也好，都有利于中医学术传承与发展。

赵进喜：许继宗大夫讲述的内容跨度很大，从宗教文化一直讲到天文地理与音乐，说明了学习中医必须有多方面的知识修养。正如鲁兆麟老师对中医的定义——中国传统哲学指导下的自然科学，中医学在形成的过程中受到了中国传统哲学的巨大影响，同时也汲取了当时的科学技术成果。所以，提高对中国传统哲学的认知肯定是很重要的。先秦诸子百家的经典都有必要认真研读，我比较推荐司马迁的《论六家要旨》，对诸子百家评价非常到位，言其优势与弊端，可谓学习诸子指南。正如许大夫与毛老师提到"关系和属性"的那种联系，中医确实存在这种复杂关系。中医重点在解释物质的关系和功能属性，而不是仅仅着眼于结构与实质。

我们提出的三阴三阳辨体质、辨病、辨证"三位一体"诊疗模式，就借用了西方"三位一体"的概念。中医临床的特色是辨证论治，但证候就是不同的致病因素作用于不同的体质所表现出来的特定反应状态，所以辨体质、辨病、辨证是一致的、统一的，辨证实际上就是在辨体质、辨病基础上的辨证。有很多人对体质不认可，认为体质与证候是两回事，事实上证候本来就包括辨体质，与辨病也密切相关，体质与病、证候本来就有统一性，所以才把它称为"三位一体"诊疗模式。所以哲学、宗教、音乐等知识，都是非常值得大家学习的。古人云"用药如用兵"，熟读《孙子兵法》对中医治病也常有启发。如"不战而屈人之兵，善之善者也"，联系到中医扶正固本治疗肿瘤，不去着眼杀肿瘤，让病人带瘤延年，就是高明的手段。

有一次我跟国医大师陆广莘和路志正老师去中央党校做保健宣讲，陆老就拿《毛泽东选集》举例子，他讲《毛泽东选集》第一卷的第一篇就是"中国社会各阶级的分析"，第一句话就是"谁是我们的敌人，谁是我们的朋友，这是革命的首要问题。"他说中国数百年来革命鲜有成功，就是因为没有搞清楚谁是我们的敌人，谁是我们的朋友。进而谈到西医学见了细菌杀细菌，见了病毒杀病毒，见了肿瘤杀肿瘤，只是一味地寻找敌人，结果越杀敌人越多，最后超级细菌、耐药菌都出现了。反观我们中医是"务存生生之气"，要找朋友，最大限度地建立统一战线，不但要有工人阶级，还要团结贫农、贫下中农、城市小资产阶级、民族资产阶级，建立统一战线，最后打倒封建主义、帝国主义、官僚资本主义。所以我们中医说"天地之大德曰生"，以扶助正气为主。

我曾为研究生推荐必读书目，除《易经》《道德经》《论语》《孙子兵法》以外，还包括《水浒传》《三国演义》《西游记》《红楼梦》《儒林外史》等。我看《儒林外史》就经常想这里面的人物哪一个是更像我呢？我做得到位还是不到位呢？能做到杜少卿那样吗？还是范进呢？还是周进呢？还是马二先生呢？上至帝王将相，下至市井小人，其实都可以在里面找到自己的原型。所以经典著作总是能让人终身受益，不会随着经济的推进和社会的发展就失去了意义。其实每个作者，无论施耐庵还是曹雪芹，他们都对书中的人物寄予希望，把他们自己的灵魂、品质和观点通过人物表现出来了。

认真研读这些文学经典，对一个人世界观与思维习惯、治学态度的养成都有重要的意义。增强文化修养对提高中医的临床思维能力、临床疗效也非常有意义。但同时要善于结合临床实际去读书，比如看《红楼梦》的时候不要单纯琢磨阶级斗争史，重点研究中医文化；看《孙子兵法》的时候别想如何排兵布阵，想想如何能"用药如用兵"。实际上这些著作体现了以作者为代表的知识分子们的世界观和社会责任感。在学习过程中不能只从字面上看，还要更深入地看，反复地看，才能理解到精华的内容。

古人说："善言古者，必有验于今。"恩师吕仁和教授常常教导："古为今用，洋为中用，学以致用。"阅读医学经典与古今医书，是为了服务现代临床，阅读哲学、历史、文学等非专业书籍，也应该着眼于扩大眼界，提高自己认知水平，以加深对中医理论的理解，启发临床思维。但应该指出的是，阅读非专业书也不能浅尝辄止、人云亦云。读书必须认真，应该有研究的精神。古人讲："与有肝胆人交友，从无文字处读书"，又说："尽信书不如无书"。比方说，《西游记》唐僧师徒历经九九八十一难才修成正果，提示岐黄人生也需要上下求索，战胜种种困难，才能有所领悟。比方说，《论语》讲"吾日三省吾身"，一般解释为三次或多次省查自己，实际上应该理解为从敬业尽忠、诚信交友、传承学习三方面省查自己。再如兵书有围魏救赵，治病有泻南补北，许多知识都是相通的，而真正的知识都是有用的。总之，要善于结合临床实际，站在中国传统文化传承与医学科学以及全人类健康事业的高度，深入研读，才能客观认识中医的文化与学科定位，理解中医认知思维和治疗方法的科学内涵，认识古今中外经典名著字面背后的深刻思想。

詹红：读书是为现实服务，但又不能带有功利思想，尤其是阅读哲学、历史、文学等非专业书籍，不应该有太多的目的性。非功利地慢慢去看，看古代的中国人是怎么生活，怎么思维，在不知不觉中会对我们理解中医起到有益作用。博览群书的基础上，再来看中医理论，自然就可能会触发灵感，或者产生别有洞天的感觉。学中医一定要背，有些东西背后的境界你现在可能很难理解，先背下来，自己的经验积累到了，等在未来的某个场景下，就会浮现出古人的经验，明白其中的关窍，豁然开朗，成为某一瞬间临床灵感的来源。这个灵感可能就是解决医学难题的一个重要渠道，却需要长年的积累而来。

我学的是中文，中医书籍读得比较少，我可以分享一下我是怎么读中文的。记得我7岁时背过骆宾王的《在狱咏蝉》，其中有一段"露重飞难进，风多响易沉。无人信高洁，谁为表予心？"就是讲露水很大，打湿了蝉的翼，所以飞不起来，外面的风很响，声音就被遮盖了。这是我7岁时理解到的东西，很直观的描摹。后来到了大学，了解了骆宾王的身世，了解了很多历史背景，包括他为什么入狱等，但还没有结束，直到在我工作很多年之后，遇到了一些困境，一直走不出来，有一天早晨我醒了之后，整个人昏昏沉沉的，这首诗就冒出来了，那时候感觉整个心灵与千年前的骆宾王有着共鸣，我才觉得把这首诗读懂了。我说这些话的意思就是对于那些处于非传统文化教育背景下的年轻人，读中医是蛮具有挑战性的。因为中医本身就是中国传统文化的代表，我们从小接受的教育是近代的西式教育，而中国的思维被洗了100多年，已经出现了断层，年轻人很难去接受这些东西，这些都会影响年轻人在中医道路上的前进，所以我觉得学习中医很具有挑战性。这是我自己的一点想法。

赵进喜：说得很好。最后我来总结一下，如何通过读非专业书籍来启发临床思维，提高临床疗效。首先要大量阅读非专业的书籍，要像萧龙友、施今墨、干祖望等名家一样，涉猎广博，文化底蕴深厚。比如师祖秦伯未先生不但会诗词歌赋，书画也是极佳，还送给周总理一个扇面呢！这都说明文化对于中医成才是非常重要的。

中医理论体系本身受到中国哲学的影响，无论是兵书，还是武术、国画、音乐，都曾经在中医理论形成过程中起到了重要的作用，这些内容都有可能在未来的某一时刻恰好能触发你的灵感。另外，一些著作也可以直接启发你的临床思路，因为非专业书里还可能有很多秘方效方。《岳美中医话》就曾经谈论过阅读非专业书的意义。有一次他看一本清朝的杂书，在书里发现了一个处方叫普济消毒饮，与教科书上的普济消毒饮不一样，治好了一个被猫咬过之后化脓感染的人，很可能就相当于现在的狂犬病。后来岳老恰巧遇到一个被猫咬的，化脓性感染伴有高烧，病情非常危急，已经出现神昏谵语了。就用了这个方子，那个人居然得救了。虽然说像这么直接的借鉴可能比较少，但是也佐证了看非专业书的必要性。还有就是如何来读这些非专业的书籍？首先是要养成爱读书的习惯，进而要有一种研究的精神，不能以一种娱乐的态度去读，最好是结合临床来学习，要做到力透纸背，这样才能学到更深刻的内容。

结语：中医是中华优秀传统文化宝库的重要组成部分，受到了哲学、宗教、天文、地理等多元文化的影响，富有科学内涵，具有"象思维"与"道法自然""以平为期"的特色与多方面优势。所以中医成才过程中，阅读哲学、历史、文学等非专业书籍非常必要。博览群书，不仅可以开阔眼界，增加文化修养，还可启发中医临床思维。研读哲学、历史、文学等非专业书籍，必须有严谨的态度，应该结合中医临床，发掘中外经典文字背后的深刻内涵，认真体悟，以启发临床思路，提高临床疗效。

（整理者：汪伯川、袁慧婵、张耀夫）